内科临床诊疗技术

主编 王继红 安 茹 李新平

 吉林科学技术出版社

图书在版编目（ＣＩＰ）数据

内科临床诊疗技术 ／ 王继红，安茹，李新平主编
. -- 长春 ：吉林科学技术出版社，2021.9
ISBN 978-7-5578-8715-5

Ⅰ．①内… Ⅱ．①王… ②安… ③李… Ⅲ．①内科一
疾病－诊疗 Ⅳ．①R5

中国版本图书馆 CIP 数据核字(2021)第 174504 号

内科临床诊疗技术

主　　编	王继红　安　茹　李新平
出 版 人	宛　　霞
责任编辑	张丽敏
制　　版	长春市阴阳鱼文化传媒有限责任公司
封面设计	长春市阴阳鱼文化传媒有限责任公司
幅面尺寸	185mm×260mm
字　　数	320 千字
印　　张	14
印　　数	1—1500 册
版　　次	2021 年 9 月第 1 版
印　　次	2022 年 5 月第 2 次印刷

出　　版	吉林科学技术出版社
发　　行	吉林科学技术出版社
地　　址	长春市净月区福祉大路 5788 号
邮　　编	130118
发行部电话/传真	0431-81629529　81629530　81629531
	81629532　81629533　81629534
储运部电话	0431-86059116
编辑部电话	0431-81629518
印　　刷	保定市铭泰达印刷有限公司

书　　号	ISBN 978-7-5578-8715-5
定　　价	60.00 元

编 委 会

主　编　王继红 （山东省曹县中医医院）
　　　　安　茹 （山东省聊城市冠县中心医院）
　　　　李新平 （山东省武城县中医院）

前　言

　　内科学是临床医学中一门涉及面非常广泛的综合性学科，它不仅是临床医学各科的基础，且与他们存在着密切的联系。近年来，内科学领域各专业不仅在理论上，而且在临床诊断和治疗等方面都取得了突飞猛进的发展。然而医学的基础及临床研究日新月异，一些新理论、新技术层出不穷。随着人们生活水平的提高以及对疾病认识的不断加强，对医师的要求也越来越高。鉴于此，各位编者在参阅大量文献的基础上，结合自身多年临床工作经验编写此书。

　　本书内容以临床实用为主要特点，较为细致的阐述了各种内科常见病在诊断与治疗中的热点问题。本书主要对内科常见病、多发病的发病原理、临床表现、诊断与鉴别诊断进行了系统的阐述，而且还总结了每种疾病临床处理的关键点，尤其注重介绍其治疗原则。本书内容全面翔实，重点突出，深入浅出，方便阅读，适合内科医师、实习医师及医学院校在校生参考阅读。全书由多位护理专家在总结自身临床经验并参考国内外相关文献的基础上精心编纂而成。

　　本书在编写过程中，各位编者付出了巨大的努力。但由于编写经验不足加之编写时间仓促，疏漏或不足之处恐在所难免，恳请广大读者批评指正，以期再版时予以改进提高，使之逐步完善。

目 录

第一章　神经内科常见疾病

第一节　短暂性脑缺血发作

短暂性脑缺血发作(TIA)与脑梗死是用24h症状消失与否判断,即TIA产生的神经功能缺损症状在24h内完全消失。这一定义直接影响临床医生对TIA的治疗决策和预后判断。临床研究表明,典型TIA症状持续时间一般为数分钟到1h,若每次发作持续1~2h或以上可伴有神经损害。反复的TIA是脑卒中的先兆,是可干预的危险因素。

我国TIA的患病率为每年180/10万,男女比例约为3:1,患病随年龄的增加而增加,且差异较大。

一、TIA定义解析

在传统定义的基础上,美国TIA工作组于2002年提出了新的定义:"由于局部脑或视网膜缺血引起的短暂性神经功能缺损发作,典型临床症状持续不超过1h,且在影像学上无急性脑梗死的证据"。由此在有条件的医院,尽可能行相关检查,用"组织学损伤"的标准,对症状持续1h以上者,按照急性卒中流程紧急救治。如症状持续1h以上且有"组织学损伤"证据者,不再诊断为TIA。这一重新定义,有利于临床医生及时进行评价及干预。

1.TIA定义的演变

TIA研究起自20世纪50年代,然而有短暂脑缺血症状者尸检发现脑梗死的情况可追溯到19世纪。关于TIA最早的报道是1898年由苏格兰医生Bramwell报道了1例突发言语不能又在数小时内缓解的患者。1956年第二次普林斯顿脑血管会议上,Fisher做了题为《间断性脑缺血》的会议发言,首次提出了TIA的临床特征:持续数分钟到数小时,但大多数发作时间为5~10min。但他并未对发作时间的严格规定。1961年,Fisher在第三次普林斯顿会议上采用了如下TIA概念:单次或多次脑功能障碍,通常持续不到1h而没有任何残存症状,同时谈到脑梗死的诊断并无明确的时间限制。在19世纪60年代初期,北美、英国及欧洲大陆学者均支持与此相似的定义。1964年,Marshall提出TIA为"发生在颈动脉或椎基底动脉供血区内症状不超过24h的神经功能障碍"。1965年第四届普林斯顿会议着重讨论了TIA的24h定义。到1975年美国国立卫生研究院(NIH)脑血管病分类修订版中正式采用了24h定义:

"大脑局灶性或区域性缺血产生的神经功能的缺损症状,并在 24h 内完全消失"。此后,短暂 Broca 失语者的尸检发现 Broca 区病灶以及症状持续时间短暂的脑梗死患者中一部分并无大血管病变等事实,对 24h 定义提出了挑战。诸多原因促成了 TIA 定义的修改。2002 年美国 TIA 工作组起草新定义,并于 11 月由 Albers 等撰文发表。随着影像学技术的发展以及临床实践经验的积累,TIA 症状持续时间的概念被不断淡化,同时影像学在区分 TIA 与脑梗死上的意义被给予更深入的研究和探讨。2009 年 6 月美国心脏学会(AHA)和美国卒中学会(ASA)提出新的 TIA 定义:脑、脊髓和视网膜局灶性缺血所致的、未伴发急性脑梗死的短暂性神经功能障碍。在此定义下,症状持续的时间不再是关键,是否存在梗死才是 TIA 与脑梗死的区别所在。纵观三次概念的修改,对 TIA 的认识已由关注其临床症状持续时间转变到关注其引起组织学损害过程。与 1965 年 TIA 的定义比较,2002 年的定义强调了症状持续时间多数在 1h 内,并且增加了影像学是否有脑梗死的证据。2009 年最新的 TIA 定义完全取消了对症状持续时间的限制,将是否存在脑组织的梗死是 TIA 和脑梗死的唯一区别所在,同时提示无论 TIA 的临床缺血过程持续多久,都有可能存在生物学终点。从定义的变化中不难看出,症状持续时间在诊断中的比重不断下降,从 24h 到 1h,直到现在描述为"短暂性神经功能缺损";另外,提倡对 TIA 患者进行影像学检查以确认有无脑梗死并探讨其病因的重要性不断得到强化。

2.传统的 TIA 定义的局限性

传统定义下的 TIA 患者中,30%～50%已在磁共振弥散成像(DWI)图像上显示出了脑损伤。在对 10 个中心 808 名 TIA 患者进行的汇总分析中,发现 DWI 有损伤的占 33%,对这些人进行 MRI 随诊,发现 DWI 上所显示的这些损伤多进展为 T2 相上的慢性缺血灶。因此,由于 24h 的症状持续时间限制,1/3 的人虽无临床梗死证据,但影像学支持存在脑组织梗死,却被误诊为 TIA。比误诊更为严重的在于传统的 TIA 定义会延误急性卒中的治疗。急性卒中的干预,如溶栓是有时间限制的。虽然重组组织性纤溶酶原激活(rtPA)溶栓的时间窗是症状发生后的 180min 内,越早溶栓,效果越好。TIA 定义中 24h 的限制,使得那些符合溶栓标准的卒中患者都成为了潜在的 TIA 患者。临床医生对 TIA 的关注就可能比对缺血性卒中减低,他们倾向于等待缺血症状自行缓解,而延误了发现和治疗严重脑血管病变的时机。世界范围内的多组研究发现,24h 的时间限定过于宽泛。大多数的 TIA 在 1h 内症状即缓解,这其中大多数在 30min 内缓解。在一项对 TIA 患者的汇总分析中,研究者对脑缺血症状的缓解时间进行了统计,60%在 1h 之内缓解,71%在 2h 之内,只有 14%是超过 6h 缓解的。Levy 等发现,那些缺血症状在 1h 内不能缓解的患者,24h 内可获得缓解的不足 15%。NIH 的 rt-PA 溶栓试验分析发现安慰剂组患者中脑缺血所致的局限性神经功能缺损在 1h 内不能完全缓解或 3h 内不能显著改善者,在 24h 内完全缓解的只有 2%。因此,脑缺血症状的缓解与 24h 这个时间点并无显著性关联。尽管有研究证明脑梗死发生的风险随着症状持续时间的延长而增加,而且如上所述,多数的 TIA 也确实在 1h 内症状得以缓解,但 1h 这个时间点并不能因此成为判断脑组织是否损伤的绝对标准。在症状持续时间小于 1h 的 TIA 患者中,33.6%在 DWI 上已经显示出了脑梗死的病灶。目前为止,尚未有证据表明一个明确的症状持续的时间可以提示脑梗死的风险显著升高。也就是说,目前我们还无法找到一个既特异又敏感的时间点,能作为确定一个症状性脑缺血事件是否能进展为脑组织损伤的标准。

现代医学的核心是寻找疾病的病理学基础，并根据其特定的生物学过程指导治疗。脑缺血的诊断与全身其他器官的缺血一样，也应该努力寻找组织损伤证据。对于症状持续时间的限定，不论是24h还是1h，都存在着局限性。因此，该鼓励通过神经影像学为主的多种辅助检查来确定脑损伤的程度以及其背后的血管机制。

3.新定义下TIA的解析

新的TIA定义主要有两个方面的变化：一是把脊髓缺血所导致的急性短暂神经功能缺损也列为TIA的范畴，二是淡化了对TIA症状持续时间的限制，是否存在脑组织梗死才是TIA与脑卒中的区别所在。新定义TIA的特征如下：

（1）突发性：突然起病，具有明确的发病时间，症状通常在数分钟内达到高峰。

（2）无时间限定性：对于发生脑缺血事件的患者，疾病性质的诊断标准并非症状持续的时间，而是缺血的原因以及是否引起了脑组织的损伤。就像心肌梗死与心绞痛的区别不在于胸痛持续的时间，而在于前者存在心肌损伤的证据，而后者没有。新定义下，TIA与脑梗死的关系更像是心绞痛与心肌梗死的关系。虽然典型的TIA多在1h内缓解，但偶尔也会持续的更久些。如此一来，症状持续2h者如果有梗死证据则诊断为脑梗死，如无梗死证据则诊断为TIA。症状持续30min而有梗死证据，则诊断为脑梗死。传统与新定义TIA都没有规定症状持续的最短时间，临床上持续1～2s的短暂发作不考虑为TIA，TIA的最短持续时间应为15s，即黑矇最短持续15s，而手部的功能障碍或麻木最短持续时间则应为30s。

（3）完全缓解性：临床症状恢复完全，不留任何后遗症。发作缓解后无任何肢体麻木或言语不利。近年来研究发现TIA存在迟发性认知功能的损害，故其完全缓解性是指急性期的缓解。

（4）局灶性：TIA必须有脑、视网膜、脊髓的局灶性神经功能缺损症状，可定位于大脑前循环、后循环或脊髓循环的某特定的血管支配区。在脑和视网膜的缺血中，颈内动脉系统的缺血占80%，常见症状为对侧肢体的轻偏瘫，可伴一过性黑矇（TMB）及面部轻瘫；椎-基底动脉系统的缺血占20%，常见症状有眩晕、平衡障碍、眼球震颤及视力障碍，少数可伴耳鸣。值得注意的是，新定义中把脊髓短暂性缺血发作也列为TIA的范畴，间歇性跛行和下肢远端发作性无力是本病典型的临床表现，少数也可表现为发作性截瘫。

（5）反复发作性：TIA多是反复发作的，但这并非是诊断TIA的必要条件。

（6）无梗死性：这是新定义诊断TIA的核心。相比于TIA，脑梗死的定义是中枢神经系统的梗死，这种梗死可以是有临床表现的也可以临床下的，且症状的持续时间可长可短。Toole提出了"伴有短暂缺血症状的脑梗死"的概念，用来定义那些有明显脑梗死证据但可很快缓解的缺血事件。即当梗死并未累及重要的脑功能区域时，缺血的临床症状可仅表现为一过性，甚至可无临床症状。有些梗死灶即便通过最现代化的成像技术也无法显现（如位于延髓侧面的孤立梗死灶）。这种情况下，虽然缺乏影像学证据，但通过典型的临床特征如持续数天不缓解的缺血症状或是通过某一区域缺血可以解释的典型的临床综合征等，也可以诊断为梗死。有时在组织损伤的急性期，影像学检查不足以敏感到检测出病变。例如，在缺血发生的最初几小时内，颅脑计算机体层摄影术（CT）图像是无明显异常的。但如果症状持续不缓解并留有永久性的神经功能损伤,即便没有影像学证据,脑梗死的诊断也是可以成立的。也就是说,虽然影像学评估是判断有无脑梗死的重要手段,但脑梗死的诊断并不仅仅依靠 DWI 或是其他任何成像技术。脑梗死是基于组织学改变来定义的,只是由于脑组织在结构和功能上的特殊性,决定了它不能像肿瘤一样通过进行手术切除并取病理活检来作为诊断的金标准。与心肌梗死一样,脑梗死的确定需要通过临床症状、影像学检查、实验室检查相结合来推断。随着诊断技术的发展,将会出现更为特异和敏感的方法来区分 TIA 和脑梗死。但无论如何,TIA 定义的根本不会变的是有缺血症状却无梗死证据。

(7)预警性:传统观点认为 TIA 由于可以自发缓解并且不留有后遗症,因此是良性的临床经过。然而越来越多的研究表明,TIA 会增加近期内发生脑梗死的风险。研究报道,TIA 后 4% 的患者 24h 内发生脑梗死,这是急性冠脉综合征患者 24h 内发生心肌梗死或死亡比例的 2 倍;5% 的患者 2d 内发生脑梗死,8.5~12% 在 7d 内发生脑梗死,9.2% 在 30d 内发生脑梗死,10%~20% 在 90d 内发生脑梗死。在 TIA 发生后的最初几天内脑梗死的风险更高。有研究表明在 TIA 后 90d 内发生的脑梗死中,1/4~1/2 是于最初 2d 发生的。除此之外,TIA 后心脏事件的发生率也提高,一项大型临床研究表明,2.6% 的 TIA 患者在发作后 90d 内因心血管事件(心肌梗死、不稳定性心绞痛、室性心律失常等)住院治疗。上述的研究数据提示 TIA 是神经内科的急症,临床医生必须高度重视,及时的病因诊断以及二级预防是非常必要的。TIA 患者的症状、潜在的病因和发病机制多种多样,其后再发脑梗死的危险性在不同的临床和病因亚型中也存在差异。关于 TIA 的发病机制有动脉粥样硬化性血栓形成及微栓子学说,血流动力学障碍及盗血综合征学说等,TIA 之所以是脑梗死的前兆,这是因为这两者是在共同的病理变化的基础上引起的不同临床表现。从并不造成神经元损害的短暂轻微脑缺血到可造成部分神经元缺失的中度脑缺血再到可造成脑梗死的严重脑缺血是连续的疾病谱。因此,TIA 的发生提示以上病理变化已达到一定程度,是近期内发生脑梗死的强烈信号。Albers 等认为,TIA 患者潜在的发病机制是比症状的持续时间更关键的预后决定因素,然而,在每一相同机制范畴内,TIA 的持续时间越长预示再发脑梗死的风险越大。伴有大动脉粥样硬化疾病的 TIA 患者,其 7d 和 30d 脑梗死发生的危险分别是 4.0% 和 12.6%。而腔隙性梗死患者相同时间内脑梗死再发风险仅为 0% 和 2%。TIA 在不同的卒中亚型中的发生率也不同,研究者发现动脉粥样硬化血栓形成所致的脑梗死之前 TIA 的发生率为 50%,而腔隙性梗死之前的 TIA 的发生率只有 10%~15%。

(8)新定义的局限性:由于新定义下 TIA 的诊断,很大程度上依赖于影像学检查,而 CT、MRI、DWI 对脑梗死的敏感性不同,将直接影响 TIA 的诊断水平,使得不同条件单位、地区的流行病学资料缺乏可比性。但从另一个角度来说,相信这必将会推动和促进 TIA 诊断技术的发展。

(9)急性神经血管综合征的定义:Kidwell 等效仿"急性冠脉综合征"的定义,提出了"急性缺血性脑血管综合征(AICS)"的概念,用来笼统地描述那些在急性期我们尚不能确定是 TIA 还是脑梗死的脑缺血事件。并根据临床特点、实验室检查和影像学证据将 AICS 分为四型。2009 年 6 月,AHA、ASA 在新指南中提出了急性神经血管综合征的概念。它与 AICS 的本质是一致的,提高了临床实践的可操作性。这个概念适用于缺血症状在短期内是缓解还是持续进展不明确的患者;症状出现后因不能及时进行影像学评估而不能区分是 TIA 还是脑梗死的患者。相比于 AICS,急性神经血管综合征的概念范围更广,涵盖了脊髓缺血事件,这也是与 TIA 新定义中新增的脊髓缺血所导致的急性短暂神经功能缺损相一致的。因此,可以把急性神经血管综合征这个概念看作是 AICS 的延伸。TIA 定义的演变过程,体现了疾病定义应为临床服务的原则,同时诊断技术的进步也深刻地影响了我们对疾病的认识。TIA 依旧是当今脑血管疾病领域研究的热点,其确切定义仍未取得一致的意见。TIA 的临床表现、发病机制和影像学表现之间的内在联系将是今后研究的方向,通过这些研究可以指导治疗并对脑梗死进行预防。也许随着研究的深入,TIA 的概念会失去存在的意义。

二、病因和发病机制

1.病因

TIA 危险因素包括以下方面:①动脉硬化,如颈动脉粥样硬化斑块形成、颈内大动脉硬化狭窄等;②心脏病,如心房颤动,瓣膜病变、卵圆孔未闭等;③高血压、高脂血症、糖尿病和肥胖等代谢综合征;④年龄大于 65 岁;⑤雌激素替代治疗;⑥吸烟;⑦过度饮酒;⑧体力运动过少。另外,有学者发现高纤维蛋白血症、高 C 反应蛋白水平也是 TIA 独立危险因素。也有研究结果说明维生素 B_6 水平降低也可能导致 TIA 发作。

2.发病机制

一般认为,根据 TIA 发病机制常分为血流动力学型和微栓塞型。血流动力学型 TIA 是在动脉严重狭窄基础上因血压波动而导致的远端一过性脑缺血,血压低于脑灌注代偿阈值时发生 TIA,血压升高脑灌注恢复时症状缓解。微栓塞型 TIA 又分为动脉-动脉源性 TIA 和心源性 TIA。其发病基础主要是动脉或心脏来源的栓子进入脑动脉系统引起血管阻塞,如栓子自溶则形成微栓塞型 TIA。主要表现有:

(1)微栓塞:栓子可来源于病变血管,也可来源于心脏,脱落的栓子随血流到达微血管并将其栓塞,但栓塞后的再通可使血流迅速恢复,症状消失。

(2)血流动力学改变:在脑动脉粥样硬化或血管本身病变如狭窄等的基础上,某些因素引起低血压或血压波动时,病变血管区域血流显著下降,出现 TIA。

(3)脑血管痉挛:脑血管痉挛是脑血液循环障碍的原因之一。临床常见于蛛网膜下隙出血、急进性高血压、偏头痛发作等。

(4)其他:血黏稠度增高(如脱水、真性红细胞增多症、血小板增多症、高脂血症、血纤维蛋白原升高)、血液高凝状态、病理性血小板凝聚、糖尿病和低血糖等均可诱发 TIA 发作。近年来研究提示炎症参与了脑缺血的病理生理学的过程,继发炎症促进了脑缺血的进一步发展。

三、TIA 与脑缺血耐受机制

动物实验证实预先反复短暂脑缺血后,继而再持续性缺血所造成的脑组织损伤较轻,即为缺血耐受现象。临床研究也表明,有反复 TIA 发病史者的脑梗死范围小。但其产生的具体机制还并不十分清楚。

1.脑缺血耐受因素

(1)血管因素:动物实验证实沙鼠大脑中动脉闭塞前予以持续 14d 的低灌注能够诱导侧支循环产生,减少闭塞后鼠脑梗死面积,提示持续的低脑灌注压是有效侧支循环建立所必需的。侧支循环形成可能与下列因素有关:①血流剪切力对血管内皮细胞的激活;②单核细胞浸润;③平滑肌细胞增殖和血管扩张。生长因子和细胞活素(如血管内皮生长因子、粒细胞-巨噬细胞刺激集落因子等)也参与了脑内侧支循环的建立。

(2)腺苷:腺苷在中枢神经系统是一种重要的内源性抑制性神经递质,是缺血耐受机制中最早研究的递质。其对缺血、缺氧敏感,作用于细胞膜表面腺苷受体。在缺血脑组织中,细胞内 ATP 外流,促使腺苷大量形成,随即被运送至细胞外。另外,缺血周围组织细胞外核苷酸的破坏也引起腺苷含量升高。腺苷主要通过降低脑组织的能量代谢、减轻细胞毒性而发挥起保护神经细胞的作用。对急性期脑缺血患者血清中腺苷含量进行了测定,结果表明体内腺苷含量高于对照组。

(3)兴奋性氨基酸:脑缺血发生后,脑组织、血液及脑脊液中多种兴奋性氨基酸含量异常增高,产生神经细胞毒性作用。N-甲基-D-天门冬氨酸(NMDA)受体在缺血耐受中起重要作用,能保护鼠脑海马神经元抵抗兴奋性氨基酸毒的损害,提示缓和刺激 NMDA 受体可促进神经元生存。研究还发现缺血预处理后 NMDA 受体不仅抑制 JNK1/2(一种细胞凋亡蛋白)和 C-Jun(JNK 上游信号蛋白,启动细胞凋亡蛋白转录与表达)的活性,而且还可通过增强 Aktl(蛋白激酶 B)的活性抑制 JNK 信号传导通路的激活。NMDA 对神经元的作用是双重的,而且与其数量有关。次毒性剂量 NMDA 具有保护神经元、对抗凋亡和拮抗谷氨酸兴奋性毒性作用,并至少持续 48h,而较高浓度的 NMDA 则产生相反效应。其主要机制是毒性水平 NMDA 促使 Ca^{2+} 进入线粒体内蓄积并单向转运,对细胞膜自发动作电位产生抑制作用,以至神经元长时间地去极化,引起大量神经元衰减。虽然次毒性剂量 NMDA 也增加线粒体内的 Ca^{2+},但只是瞬间的 Ca^{2+} 高度振动,并促进神经元放电。这种 Ca^{2+} 内流可归于动作电位的产生,可随着钠通道阻断而消除。

(4)热休克蛋白(HSP):HSP 是机体细胞在受到高温、缺血、缺氧、重金属盐、病毒感染等病理刺激下产生的一组蛋白质,按分子质量不同可分为 HSP90、HSP70 和小分子量 HSP 三个家族。其中 HSP70 是一类最保守、最重要的 HSP,在脑缺血耐受中起重要作用。很早就有人发现脑缺血预处理过程能增加 HSP 的表达。在哺乳动物脑缺血预处理时突触丰富的区域 HSP 的表达明显过度,而且发现神经元的缺血耐受不仅依赖自身 HSP 的表达还能被邻近的神经胶质细胞表达的 HSP 补充。上述现象的可能机制是短暂缺血后的神经细胞通过 cGMP 信号转导途径诱导胞质内的 HSP70、Trxl 和 Bcl-2 的表达,其中 HSP70 在脑缺血耐受诱导阶段起着重要作用。

(5)低氧诱导因子-1 和促红细胞生成素:低氧诱导因子-1 是细胞内氧浓度的感受器,低氧可以诱发它产生。它产生缺血耐受的机制主要是调节了多种低氧诱导基因的表达,如促红细胞生成素、葡萄糖载体、糖酵解酶以及内皮生长因子等。促红细胞生成素(EPO)在缺血耐受的产生也发挥了重要作用。EPO 和其受体在中枢神经系统也有表达,具有潜在的神经保护作用。用每天 20mg/kg 的 3-硝基丙酸预处理兔的模型,结果发现促红细胞生成素在兔的基底节区和海马区增加明显,在大脑皮质也有所增加,证实 3-硝基丙酸诱导产生的缺血耐受与 EPO 的表达增加有关。促红细胞生成素是一种神经保护因子,对局灶性和全脑梗死均有保护作用。促红细胞生成素保护作用的机制可能与减少 NO 介导的氧自由基的形成、减轻兴奋性氨基酸的毒性作用、抑制神经元凋亡、抗炎、促进血管新生等有关。

(6)K^+-ATP 通道:在缺血/缺氧条件,Na^+-K^+-Cl^- 协同运输异构 1(NKCCl)可使星形胶质细胞内 Na^+ 浓度增加 4～7 倍。细胞内 Na^+ 负荷产生 Na^+/Ca^{2+} 交换(NCX)反转,导致线粒体和内质网内 Ca^{2+} 蓄积,触发有害的 Ca^{2+} 依赖信号传导级联反应,引起线粒体膜电位长时间去极化,触发细胞凋亡程序导致星形胶质细胞死亡。K^+-ATP 通道在低氧和缺血状态下能够开放,并能减少能量的消耗,在黑质网状神经元内 K^+-ATP 通道还直接参与脑保护,对抗弥漫性缺氧效应。其可能机制包括:①防止受缺血损伤的细胞过度去极化;②使缺血损伤的细胞膜产生低氧超极化,抵消低氧引起细胞过度去极化,提高神经元在缺血缺氧情况下的生存能力。

(7)其他:胶质细胞在缺血耐受形成中发挥一定作用。研究表明,沙土鼠脑缺血模型预处理组海马和齿状回均可见小胶质细胞和星形细胞被激活,表达增加。这说明星形细胞参与了脑缺血耐受的形成过程。抑制凋亡基因 Bcl-2 家族编码了与抑制凋亡有关的蛋白,细胞色素 C 的释放通过凋亡体的形成,激活细胞内源性凋亡途径,造成细胞死亡。这些蛋白中,Bcl-2 和 Bcl-xl 抑制了凋亡。他们还发现 Bcl-2 和 Bcl-xl 的免疫反应在 6min 缺血预处理后 48h 达到高峰,7d 达到基线水平,与缺血耐受的产生与持续时间相符。

2.影响 TIA 产生脑保护的因素

(1)TIA 发作的持续时间:缺血耐受的效果与 TIA 持续时间有关。有过 TIA 且持续 10～20min 的患者,对之后发生的脑梗死有较好的保护作用。此类患者的预后好于之前无 TIA 或有 TIA 但持续时间短于 10min 或超过 20min 的患者。推测脑缺血 20min 对是否产生脑保护是个"关键时间"。TIA 持续时间在 10～20min 的脑梗死患者与无 TIA 的脑梗死患者比较,神经功能缺损评分有显著统计学差异,而 TIA 持续时间小于 10min 或大于 20min 的脑梗死患者与无 TIA 的脑梗死患者比较则无差异。推测可能不足 10min 的 TIA 难以形成保护作用,而大于 20min 则易导致神经元坏死,也不能形成保护作用。

(2)TIA 发作频率:研究表明,TIA 发作 2～3 次后出现脑梗死的患者与病前无 TIA 发作的脑梗死患者相比,前者脑梗死后神经功能受损较轻,仅发作 1 次或 3 次以上者与未发生 TIA 者预后相似,这可能因为 1 次发作缺血时间太短,不足以产生缺血耐受;而发作大于 3 次,则可能由于累积性损伤,特别是在发作间隔短暂,神经元发生坏死时,还不能产生缺血耐受。

(3)TIA 与脑梗死间隔时间:有资料表明,缺血耐受属短暂现象,发生于第 1 次 TIA 后至少 24h,持续 5～7d。在 TIA 发作后 1 周内出现脑梗死者,其神经功能缺损较轻,预后较好。所以推测作为对后继脑梗死有保护作用的 TIA 与脑梗死的间隔期应该不超过 1 周。

(4)TIA 与脑梗死体积:研究表明,脑梗死前有 TIA 发作的患者梗死体积小,神经功能缺损程度较轻,提示 TIA 发作可以缩小梗死范围,改善脑梗死患者的近期预后。通过 MRI(磁共振成像)研究发现,TIA 发作与脑梗死发生的间隔时间小于 4 周与大于 4 周相比,前者梗死面积明显减少,梗死区血流量较多,平均血流速度和弥散加权扩散系数均好于后者。

脑缺血耐受为外界激活机体内在的保护机制所致。研究脑缺血耐受可以阐明脑缺血时机体的内源性保护机制,有助于开发神经保护药物,并可以通过提高神经元对缺血缺氧的耐受,延长缺血性脑血管病的治疗窗,减轻缺血性卒中的临床后遗症。研究脑缺血耐受可为新的脑保护药物的开发提供理论依据。

四、影像学研究进展

短暂性脑缺血发作是缺血性卒中的重要可干预独立危险因素。随着神经影像学的发展和临床经验的积累,使人们对 TIA 的概念、病理生理学机制和临床特征有了更加深入的了解,现就相关领域的研究进展做一介绍。

1.影像学发展与 TIA 概念的演变

传统的 TIA 定义可追溯到 20 世纪 50 年代,首先由 Fisher 提出,并在 1975 年由 NIH 疾病分类正式修订,即脑动脉短暂性供血障碍,导致局灶性神经功能缺损症状,并在 24h 内完全恢复。随着 70 年代 CT 和 80 年代 MRI 的临床应用,传统单纯以时间为界限的 TIA 临床定义越来越受到质疑。Bogousslavsky 等发现,28% 的 TIA 患者 CT 可见与症状相对应的局灶性脑梗死。不过,由于 CT 的分辨率较低以及对缺血灶的时相敏感性差等缺陷,尚不能很好地判断梗死灶的新旧程度。传统的 T_1 和 T_2 加权 MRI 研究表明,77%～81% 的 TIA 患者出现症状相关性梗死灶,与 CT 对梗死灶成像的不同时相特征进行对比,可初步确定约 31% 的患者可能为急性梗死灶,而其他则为早已存在并极有可能与既往发作相关而为永久性病灶。Waxman 和 Toole 将符合传统定义的 TIA 患者影像学出现梗死灶的现象称作"伴有短暂体征的脑梗死(CITS)"。因此,早期神经影像学研究对 TIA 传统定义基于脑缺血灶彻底恢复的假设提出了质疑。

目前,越来越多的神经影像学证据表明,相当一部分传统定义的 TIA 患者存在永久性脑梗死灶。2002 年,Albers 等提出了新的 TIA 定义。由于新定义存在 TIA 持续时间界限的争议,为了提高诊断可靠性的需要,Kidwell 和 Warzch 建议使用"急性缺血性脑血管综合征(AICS)"的概念,将临床特征、神经影像学和实验室证据相结合,提高了诊断的可靠性,有助于急性缺血性卒中的治疗和二级预防。同时,对于不具备影像学诊断条件的地区,为了临床日常工作应用方便的需要,Ballotta 等提出了将 TIA 的概念改成短暂性卒中(TS)的建议。

尽管对于 TIA 概念仍存在诸多不同观念,但依据是否存在病理生理学基础上的组织学改变鉴别 TIA 是目前公认的切入点,同时也促使人们选择合适的手段鉴别这种改变,其中不断发展的神经影像学技术更是研究和讨论的热点。

2.TIA 病理生理学的影像学研究

DWI 对超早期和急性期脑缺血的敏感性和特异性都非常高,因此能提供较传统的 CT 和 MRI 更准确的缺血性病变的时间信息,有利于揭示梗死灶演变过程。Inatomi 等研究显示,24% 的缺血症状持续时间在 30min 内和 62% 的症状持续时间为 30～60min 的,TIA 患者存在局灶性 DWI 异常。Kiduell 等的研究结果也显示,TIA 症状的持续时间越长,DWI 阳性率也越高。在症状持续时间小于 1h 的 TIA 患者中,DWI 异常率为 33%;而当症状持续时间为

12~24h,DWI 异常率为 71%。Engelter 等从症状持续时间角度的研究结果显示,存在 DWI 异常的 TIA 患者平均症状持续时间显著长于 DWI 正常者。另外,症状持续时间小于 5h 的 TIA 患者均未发现 DWI 异常。然而,DWI 异常也不一定是永久性梗死灶,Kidwell 等进一步研究发现,约 1/4 的 TIA 患者早期表现为 DWI 异常,而后期影像学随访却无脑梗死证据,提示 DWI 异常可逆。然而,Inatomi 等研究发现,所有超早期 DWI 异常病灶在亚急性期仍持续存在,认为所有超早期 DWI 异常均为不可逆性病灶。尽管上述结果似乎有所矛盾,但由于观察时相存在差异,因此两者之间并不能相互否定。正电子发射体层摄影(PET)研究表明,一部分 TIA 患者会出现局部灌注脑下降。由于 PET 价格高昂而且研究相对较少,Ide 等首先应用磁共振灌注加权成像(PWI)技术观察到,DWI 正常的部分 TIA 患者 PWI 存在与症状相对应的低灌注区,并且在随访 3d 后该区域 DWI 出现异常。另外,TIA 患者 DWI 表观弥散系数(ADC)变化值和高信号强度均显著低于完全性卒中患者,提示 TIA 的脑缺血程度轻于卒中。有学者采用 CT 灌注成像(CIPI)发现,TIA 患者存在低灌注现象。另外,有学者研究发现,部分症状完全缓解的 TIA 患者,PWI 异常仍持续存在。尽管目前有关 TIA 灌注成像的相关研究甚少,但现有研究提示,TIA 的低灌注现象与卒中的缺血半暗带在病理生理学方面极其相似,既可发展为永久性梗死,也能演化为一种"良性低血流状态"。因此,从病理生理学角度来看,TIA 可被视为一种具有不同持续时间的缺血半暗带,及时恢复灌注和神经保护治疗甚至比完全性卒中更为重要和有益。

尽管 TIA 与卒中的病因相同,包括颅内外大、小血管病变或来自心脏的栓子,然而传统定义下的 TIA 患者 DWI 呈现的多样性使人们初步认识到 TIA 与卒中的不同病理生理学过程,而区别这两种不同过程的关键是有无永久性脑梗死灶。根据多模式 MRI 检查结果,Saver 和 Kidwell 对 TIA 患者多样化的病理生理学机制做了推测和归纳:短暂性局灶性脑缺血在尚未导致细胞毒性水肿的情况下,可扰乱突触传递而出现短暂性神经功能缺损,即 PWI 表现为局灶性脑低灌注区,而对早期细胞毒性水肿敏感的和对后期脑实质细胞间水含量增高敏感的 T_2 加权成像(永久性脑实质损害的标志)均可不出现阳性发现;当缺血状态进一步加重时,细胞供能下降,破坏了细胞膜离子梯度而导致细胞毒性水肿,但尚未出现细胞生物学的能量代谢完全终止,及时恢复血氧供应后,细胞膜离子梯度重新建立,水肿消退,DWI 出现阳性异常,而 T_2 加权成像无异常。

3.TIA 临床特征的影像学评价

TIA 是一种不稳定的脑血管征象,易进展为完全性卒中。因此,需要对 TIA 进行及时而准确的评价,寻找 TIA 的病因,及时启动正确的治疗。不断发展的神经影像学手段为 TIA 评价提供了一条有利途径。一旦症状发生,在条件允许的情况下应在当日行相关神经影像学检查。尽管非血管性因素导致的 TIA 不足 1%,但 CT 扫描仍然非常必要,以排除如脑实质出血、硬膜下血肿和肿瘤等非血管性因素引起的类似症状。

多模式 MRI 检查是较为快速和便捷的评价手段,DWI 阳性的 TIA 患者进展为完全性缺血性卒中的风险高于 DWI 阴性的 TIA 患者。Messe 和 Jauch 系统回顾了近年来 26 项 TIA 的 DWI 研究结果,DWI 异常整体阳性率为 13%~67%,差异性与 DWI 检查时机、症状持续时间、病因和入组标准有关。与传统标准 DWI 相比,采用优化的 DWI 技术获得的阳性率更高。

回顾了 19 项 DWI 异常与 TIA 临床症状联系的研究结果,与传统的脑血管病危险因素(年龄、糖尿病、高血压等)相比,TIA 的某些临床特征(持续时间、运动症状、失语、构音障碍)和潜在病因(颈动脉狭窄、心房颤动)与 DWI 阳性异常更相关,这些临床特征和病因是 TIA 发病后早期进展为完全性卒中的独立预测因素。然而,目前尚未对 TIA 患者 DM 病灶的大小和模式与预后的相关性进行过研究,其关系尚不明确。Sanossian 等发现,某些 TIA 患者在液体衰减反转恢复(FLAIR)序列呈现血管高密度征(FVH),在 MRI 检查时由于运动干扰的情况下,可弥补血管无法成像的不足,并可高度提示该血管继发完全性卒中的风险。

近年来,随着人们对 TIA 的深入认识和血管内治疗的发展,人们越来越重视 TIA 患者的神经血管影像学研究。相关研究表明,颅内、外大血管动脉 2d 后复发右侧 MCA 供血区梗死样硬化性重度狭窄或闭塞病变是 TIA 后卒中再发的最主要危险因素,90d 内有近 20% 的患者复发卒中。一项包括 117 例 TIA 患者的研究表明,15 例(14%)患者在症状相关血管区存在一定程度(>50%)的动脉狭窄。在另外一项研究中,285 例 TIA 患者中有 31 例(10%)存在超过 50% 的颈动脉狭窄。颈部血管超声是筛查前循环颅外病变的常用手段,但对于需要手术治疗的患者而言,仍不能作为最终评价方法,误导率约 25%。一项汇总分析表明,与"金标准"数字减影血管造影(DSA)相比,超声诊断颅外段颈动脉狭窄程度大于 70% 病变的敏感性为 86%,特异性为 87%。然而,颈部血管超声对于确定斑块性质有其优越性,Kalogeropoulos 等通过对 88 例排除心源性因素的前循环 TIA 患者的颈动脉斑块彩色超声与 176 例无症状颈动脉斑块对比的研究结果提示,TIA 的发病风险与内膜-中膜厚度(IMT)和斑块的回声特性有关。经颅多普勒(TCD)通过血流性质和速度可间接评价颅内动脉狭窄,阳性预测值为 36%,阴性预测值为 86%,因此仅能作为颅内血管的初步筛查手段。

CT 血管成像(CTA)和磁共振血管成像(MRA)的准确率高于血管超声,两者的成像效果均有赖于检查者的操作技术和成像方法。Wright 等研究表明,对于狭窄程度超过 50% 的颈动脉颅外段狭窄,MRA 诊断的敏感性为 82%,特异性为 97%,具有很好的参考价值。然而,MRA 检测颅内动脉狭窄的阳性预测值为 59%,阴性预测值为 91%。MRA 发现大血管闭塞性病变的 TIA 患者,则继发完全性卒中的风险高。

WardLaw 等的一项汇总分析表明,CTA 检测颅外段颈动脉狭窄的敏感性为 77%,特异性为 94%。Koelemay 等的汇总分析表明,与 DSA 相比,CTA 诊断颈动脉重度狭窄的敏感性为 85%,特异性为 93%;诊断闭塞性病变的敏感性为 97%,特异性为 99%。以上结果提示,CTA 对于诊断颅外段颈动脉病变的价值和可靠性很高。肖国栋等研究发现,与 DSA 相比,双源 64 排 CTA 对钙化与非钙化颈动脉狭窄的敏感性均很高,但诊断钙化斑块的特异性略低。然而,骨伪影对于 CTA 成像有一定的干扰,尤其是判断后循环病变的准确性很容易受到影响。目前尚缺乏颅内和后循环血管 DSA 与 CTA 对比的汇总分析。DSA 仍是当前公认的诊断脑血管病变的"金标准",分辨率较高,而且可提供更多的动态血流情况和侧支循环信息。随着操作者技术水平的提高,相关并发症发生率会降低,由于是有创性检查,一般应用于非创伤性检查诊断不明确或有进一步行内膜切除术或血管内治疗意向的患者,在有神经介入操作经验的脑血管病诊治中心可成熟开展。

AHA 和 ASA 将 TIA 定义修订为脑、脊髓和视网膜局灶性缺血引起的短暂性神经功能障碍,无急性脑梗死的证据,并需进一步加强紧急干预。该定义强调了神经影像学在诊断方面的重要性。综上所述,神经影像学发展使人们对 TIA 的概念有了新的认识,并对 TIA 定义的演变有一定的促进作用。同时,神经影像学在 TIA 的病理生理学基础研究和临床诊疗过程中起着不可或缺的作用,为深入了解 TIA 的病理生理学演变过程以及对患者进行及时评价、治疗和预后判断提供了有力的手段。

五、临床表现

60 岁以上老年人多见,男多于女。多在体位改变、活动过度、颈部突然转动或屈伸等情况下发病。TIA 的症状与受累血管有关,表现多样。

1.颈动脉系统的 TIA

较椎-基底动脉系统 TIA 发作较少,但持续时间较久,且易引起完全性卒中。最常见的症状为单瘫、偏瘫、偏身感觉障碍、失语、单眼视力障碍等。亦可出现同向偏盲及昏厥等。

2.椎-基底动脉系统的 TIA

较颈动脉系统 TIA 多见,且发作次数也多,但时间较短。主要表现为脑干、小脑、枕叶、颞叶及脊髓近端缺血。神经缺损症状,常见为眩晕、眼震、站立或步态不稳、视物模糊或变形、视野缺损、复视、恶心或呕吐、听力下降、延髓性麻痹、交叉性瘫痪,轻偏瘫和双侧轻度瘫痪等。少数可有意识障碍或猝倒发作。

六、诊断及鉴别诊断

1.诊断

诊断 TIA 要明确以下方面:

(1)是否为真正的 TIA?患者如果具备突然起病、脑或视网膜的局灶性缺血症状、恢复完全、反复发作这 5 个特点,就可以做出 TIA 的临床诊断。

(2)哪个血管系统发生缺血?一般认为颈内动脉系统引起的 TIA 多为颅外动脉或心源性微小栓塞所致,发生为脑梗死的危险性较大。最常见的症状为单瘫、偏瘫、偏身感觉障碍、失语、单眼视力障碍等。亦可出现同向偏盲及昏厥等。而椎-基底动脉系统引起的 TIA 则多为血流动力学障碍所致,导致脑梗死者较少。主要表现为脑干、小脑、枕叶、颞叶及脊髓近端缺血。神经缺损症状常见为眩晕、眼震、站立或步态不稳、视物模糊或变形、视野缺损、复视、恶心或呕吐、听力下降、延髓性麻痹、交叉性瘫痪、轻偏瘫和双侧轻度瘫痪等。少数可有意识障碍或猝倒发作。

(3)明确病因及发病机制。确定 TIA 的病因必须做以下检查:尿常规、血常规、血清生化、心电图、胸片、颈椎 X 线片等,另外,头部 CT、MRI、心脏超声、颅动脉多普勒、脑血管造影等亦为不可缺少的检查项目。

2.鉴别诊断

本病临床表现具有突发性、反复性、短暂性和刻板性特点,诊断并不难。须与其他急性脑血管病和其他病因引起的眩晕、昏厥等鉴别。主要鉴别疾病有多发性硬化、偏头痛、癫痫发作、低血糖引起的昏厥、站立不稳、美尼尔综合征、周期性瘫痪等。

七、风险评估

TIA 患者早期发生卒中的风险很高，TIA 患者 7d 内的卒中风险为 4%～10%，90d 卒中风险为 8%～12%。因此，TIA 患者应进行紧急评估和治疗。

国际常用的 TIA 分层工具为 ABCD 评分系统（ABCD 和 ABCD2），其中 ABCD2 评分能很好地预测短期卒中的风险，应用最为广泛。最新的研究表明，在 ABCD2 评分基础上增加发作频率（ABCD3）和影像学检查（ABCD3-Ⅰ），能更有效的评估 TIA 患者的早期卒中风。建议疑似 TIA 患者应早期行 ABCD2 评估，并尽早进行全面检查与评估。

TIA 症状持续时间是最具预后判断价值的一项指标。TIA 患者早期发生卒中的风险很高，TIA 患者 7d 内的卒中风险为 4%～10%，90d 卒中风险为 8%～12%。一般认为 TIA 持续时间越长，发生组织坏死的可能性越大，短期内发生卒中的概率越大。研究表明以下 5 个独立因素与 3 个月内再发卒中的高度危险密切有关：年龄大于 60 岁，症状持续 10min 以上，有无力、语言障碍和糖尿病病史。临床上常用 ABCD2 评分来预测短期 TIA 患者发生卒中的风险，具体如下：低度风险（0～3 分），中度风险（4～5 分），高度风险（6～7 分）。

TIA 短期内发作的频度也具有预后判断价值，单一发作者预后要好于连续多次发作者，如患者首次就诊后 24h 之内又发作两次或以上，或就诊前 72h 之内发作三次或以上，即所谓的渐强型或频发型 TIA，很容易演变成脑梗死。

TIA 后发生卒中危险还与血管分布区有关，表现为单眼一过性黑矇（TMVL）的 TIA，其早期和长期的卒中危险比表现为半球症状的 TIA 要低，对于仅有 TMVL 而无半球症状的患者，TMVL 的发作次数和持续时间对同侧卒中的发生均无影响。以往认为后循环系统 TIA 预后较好，然而有证据显示，前、后循环系统 TIA 的长期预后没有差别，而且后循环系统 TIA 早期卒中危险还要高于前循环。其他具有预后判断价值的表现者包括：语言障碍、运动障碍和广泛的皮层症状。TIA 后再发脑卒中的临床表现者包括有半球症状的 TIA 或卒中史，间歇性跛行，年龄大于 75 岁，男性。

TIA 的影像学及脑血管超声亦具有判断预后的价值。颅脑 CT 发现新发梗死的 TIA 患者短期内发生卒中危险性高。动脉粥样斑块多见于 TIA 及卒中患者。表面严重不规则斑块与卒中和 TIA 明显有关，而管腔外形和斑块的部位不能预测卒中的危险。还有学者认为颈动脉狭窄超过 50% 的患者，颈总动脉僵硬度与卒中和 TIA 明显相关。

根据 TIA 研究专家共识，TIA 患者应进行全面的检查及评估：

1. 一般检查

检查包括心电图、全血细胞计数、血电解质、肾功能及快速血糖和血脂等项目。

2. 血管检查

应用 CTA、MRA、血管超声可发现重要的颅内外血管病变。全脑 DSA 是颈动脉内膜剥脱术（CEA）和颈动脉支架治疗（CAS）术前评估的金标准。

3.侧支循环代偿及脑血流储备评估

应用 DSA、脑灌注成像和经颅彩色多普勒超声(TCD)检查等评估侧支循环代偿及脑血流储备,对于鉴别血流动力学型 TIA 及指导治疗非常必要。

4.易损斑块的检查

易损斑块是动脉栓子的重要来源。颈部血管超声、血管内超声、MRI 及 TCD 微栓子监测有助于对动脉粥样硬化的易损斑块进行评价。

5.心脏评估

疑为心源性栓塞时或 45 岁以下颈部和脑血管检查及血液学筛选未能明确病因者,推荐进行经胸超声心动图(ITE)和经食道超声心动图(TEE)检查,可能发现心脏附壁血栓、房间隔的异常(房室壁瘤、卵圆孔未闭、房间隔缺损)、二尖瓣赘生物以及主动脉弓粥样硬化等多种栓子来源。

6.其他相关检查

根据病史做其他相关检查。

八、治疗

急性脑缺血发作是一种内科急症。一过性症状并不能排除发生脑梗死的可能性。TIA 新定义强调,当患者发生急性脑缺血症状时必须采取紧急行动。

1.内科治疗

(1)栓塞性 TIA:

①心源栓塞性 TIA:持续性或阵发性心房颤动的 TIA 患者,建议长期口服华法林抗凝治疗(感染性心内膜炎患者除外),其目标国际标准化比值(INR)为 2.5(范围:2.0～3.0)(Ⅰ类,A 级证据)。对于禁忌抗凝药物的患者,推荐其单用阿司匹林(75～150mg/d)(Ⅰ类,A 级证据)。如果阿司匹林不能耐受者,应用氯吡格雷(75mg/d)联合阿司匹林,这与华法林出血风险相似,因此不推荐用于具有华法林出血禁忌证的患者(Ⅲ类,B 级证据)。对于具有较高卒中风险(3 个月内卒中或 TIA,CHADS2 评分 5～6 分,人工瓣膜或风湿性瓣膜病)的房颤患者,当需要暂时中断口服抗凝药物时,逐渐改用皮下注射低分子肝素治疗是合理的(Ⅱa 类,C 级证据)。

②非心源栓塞性 TIA:不推荐使用口服抗凝药物(Ⅰ类,A 级证据)。建议其进行长期的抗血小板治疗。阿司匹林(50～325mg/d)单药治疗(Ⅰ类,A 级证据)(Ⅰ类,B 级证据)和氯吡格雷(75mg/d)单药治疗(Ⅱa 类,B 级证据),均是初始治疗的可选方案。如果患者对阿司匹林过敏或者不能耐受,并且患者具有卒中高危复发风险(大于 15%/年)或者已复发 1 次动脉源性缺血事件,建议使用氯吡格雷。

对于由于颅内大动脉狭窄导致的 TIA 患者,推荐使用阿司匹林而非华法林(Ⅰ类,B 级证据)。对于由于颅内大动脉狭窄导致的卒中或 TIA 患者,长期维持血压(<140/90mmHg)和总胆固醇水平[<5.2mmol/L(200mg/dL)]可能是合理的(Ⅱb 类,B 级证据)。

(2)血流动力学性 TIA:除抗血小板聚集、降脂治疗外,应停用降压药物及血管扩张剂,必要时给以扩容治疗,有条件的医院,可以考虑血管内、外科治疗。在大动脉狭窄已经解除的情况下,可以考虑将血压控制到目标值以下。

2.外科手术及血管内治疗

颅外颈动脉粥样硬化性狭窄可根据北美症状性颈动脉内膜切除试验(NASCET)测量标准,症状性颈动脉重度狭窄(狭窄为70%～99%)的新发(6个月内)TIA患者,推荐在有条件的医院(围术期卒中和死亡事件发生率小于6%)行CEA(Ⅰ类,A级证据)。新发TIA、症状性颈动脉中度狭窄(狭窄程度为50%～69%)的患者建议根据具体情况(年龄、性别、并发症及发作时症状的严重程度或最佳内科治疗无效者)行CEA(Ⅰ类,B级证据)。狭窄程度小于50%时不建议行CEA或CAS(Ⅲ类,A级证据)。对于没有早期血管再通干预禁忌证的患者,建议CEA手术在TIA发病2周内完成(Ⅱa类,B级建议)。具有中低危血管内操作并发症风险的患者,当颈内动脉狭窄程度大于70%(非侵袭性影像检查)或大于50%(导管成像检查)时,需要CAS作为CEA的替代方案(Ⅰ类;B级证据)。对于症状性严重狭窄(狭窄程度>70%)患者,当狭窄超出手术所能及、内科情况大大增加手术风险或存在其他特殊情况,例如出现CEA后放射诱导的狭窄或再狭窄时,可以考虑进行CAS(Ⅱb类;B级证据)。当证实操作者的围操作期患病率和死亡率为4%～6%,与其他CEA和CAS试验观察到的相似时,在上述情况下进行CAS是合理的(Ⅱa类;B级证据)。对于症状性颅外颈动脉闭塞患者,不推荐常规进行EC/IC旁路手术(Ⅲ类;A级证据)。

(1)椎-基底动脉粥样硬化性狭窄:对于颅外椎动脉狭窄患者,尽管使用最佳药治疗(包括抗栓药,他汀类药和相关危险因素控制)但仍出现症状时,可以考虑血管内和手术治疗(Ⅱb类,C级证据)。

(2)颅内动脉粥样硬化性狭窄:对于由于颅内大动脉狭窄50%～99%导致的TIA患者,血管造影术和支架植入术的作用尚属未知,需要继续研究(Ⅱb类,C级证据)(新建议)。对于由于颅内大动脉狭窄50%～99%导致的卒中或TIA患者,不推荐进行EC/IC旁路手术(Ⅲ类,B级证据)。

九、预后

发生卒中的预测因素包括年龄超过60岁,有糖尿病史,TIA持续时间超过10min,肢体无力和语言困难。可能再发TIA的因素包括年龄超过60岁,肢体麻木,TIA持续时间小于10min、既往有TIA多次发作史,DWI异常的患者持续时间越长预示着更大的卒中危险。Landi等研究发现,影响TIA预后的高危因素包括颈动脉狭窄大于70%,同侧粥样斑块伴溃疡,高危的心源性栓子,表现为半球症状的TIA,年龄超过65岁,男性,距上次TIA小于24h。Brown等指出,首次TIA或卒中后短期内再发卒中的危险比心血管事件的危险要高。Rothwell等最近提出了6点"ABCD"评分法来判断TIA患者的预后,研究发现,评分大于等于5的患者中,早期再发卒中的危险为27.0%;而评分小于5的患者中,7d内卒中的发生率仅为0.4%;评分小于4者也可能发生TIA,甚至出现梗死灶。TIA被公认为缺血性卒中最重要的危险因素,研究结果显示,50%的缺血性卒中患者有TIA史。近期频繁发作的TIA是脑梗死的特级警报。约1/3的TIA患者将发展为脑梗死。国内报道,在初次TIA发作后1月约

21%发生脑梗死,对短期内将要发展成脑梗死的 TIA 患者,应引起临床医师关注,积极治疗这类 TIA 患者至关重要。TIA 进展至脑梗死的相关因素分析主要考虑血管重度狭窄并血压波动,其次为微栓子因素和少见的红细胞增多等血液因素。TIA 反复发作可能反映了血流动力学障碍持续存在而未得到纠正或产生微栓子的病灶活动性较强。TIA 持续时间长短及发作时神经功能缺损程度则可反映栓子的大小、血流动力学障碍的严重程度及侧支循环的情况。当 TIA 发作次数越多、单次持续时间越长,发生脑梗死的危险性相应增加。动脉粥样硬化是缺血性卒中的重要危险因素,因种族差异,亚洲人动脉粥样硬化好发于颅内动脉,而欧美人好发于颅外动脉;62%的 TIA 患者存在颈部或颅内血管狭窄,而颅内血管狭窄最为常见。高血压是脑梗死的独立危险因素。糖尿病极易引起脑部微小动脉疾病及腔隙性脑梗死,是大动脉粥样硬化的危险因素,也是公认脑梗死的重要危险因素。脂蛋白(a)具有强烈的致动脉粥样硬化和使血栓形成作用,其水平的高低可反映动脉狭窄程度;脂蛋白(a)中的载脂蛋白 A 与纤溶酶原有高度同源性,可通过干扰纤溶系统使凝血及纤溶功能异常,导致高凝状态和血栓形成前状态,促使血栓形成。国外研究表明,缺血性脑血管病血浆 D-二聚体增高时,D-二聚体微结晶容易析出,沉积于血管壁,直接损伤血管内膜 D-二聚体还能促进血小板黏附、聚集,使体内处于高凝状态。脂蛋白(a)及 D-二聚体在 TIA 的发生发展中均起一定作用。阿司匹林在缺血性脑血管病二级预防中的作用已得到广泛证实,TIA 急性期应用阿司匹林实际上就是早期的二期预防。TIA 发作后给予抗凝治疗可为粗糙的斑块表面提供一次修复的机会,血栓形成的减少使 TIA 发生的次数减少,也减少了进展为脑梗死的机会。国内一项多中心随机对照研究显示,使用巴曲酶 3d 内可使 68.97%的频发 TIA 得到控制,其中 12h 内停止发作者占 38.46%。巴曲酶的作用机理是能降低纤维蛋白原,促使纤溶酶形成,降低血液黏度,抑制红细胞凝聚和沉降,增加红细胞通过毛细血管的能力,从而改善循环,迅速控制 TIA 发作,防止脑梗死的发生。

综上所述,可以认为 TIA 进展至脑梗死有许多危险信号,如高血压、高血糖、高水平脂蛋白(a)及 D-二聚体的升高。另外,对 TIA 发作频率高、持续时间长、发作时神经功能缺损程度重的患者应高度警惕。积极给予临床干预治疗,根据个体差异给予抗血小板聚集、抗凝、降纤治疗,能明显降低进展至脑梗死的机会。未经治疗的 TIA 患者,约 1/3 缓解,1/3 将反复发作,1/3 发展为脑梗死。临床研究发现,脑卒中患者中 15%发病前有 TIA,近 50%卒中发生在 TIA 后 48h 内。因此必须积极治疗 TIA。高龄体弱、高血压、糖尿病、心脏病等均影响预后,主要死亡原因系完全性脑卒中和心肌梗死。

第二节 脑梗死

因脑动脉急性闭塞所致的脑组织坏死称为脑梗死。脑梗死不是一类同质性的疾病,因为导致脑梗死的疾病可以完全不相同,譬如心脏疾病、脑动脉自身疾病以及血液系统疾病都可以导致脑梗死。因此,在脑梗死发生之前心脏、脑动脉或血液系统已经有异常改变,尽早发现这些异常改变可更有效地采取预防卒中的措施。在急性脑梗死发生后,也要尽快采取相应检查进行病因学诊断,才能更好地进行急性期治疗和采取更适宜的二级预防措施。

一、病理生理机制

1.造成脑组织缺血损伤的血管壁及血管内病理

造成脑组织缺血损伤的血管壁及血管内病理改变包括动脉粥样硬化、小动脉玻璃样变（也称小动脉硬化）、其他原因的血管壁改变以及血栓形成。颅外颈部动脉的粥样硬化好发于主动脉弓、颈内动脉起始处、椎动脉起始和锁骨下动脉起始处。颅内动脉粥样硬化好发生于大脑中动脉、颈内动脉虹吸、椎动脉颅内段、基底动脉和大脑后动脉起始处。发出穿支的载体动脉的粥样斑块可堵塞穿支动脉。穿支动脉口也可发生微小粥样斑块并会堵塞穿支动脉。高血压引起的脂质玻璃样变或纤维玻璃样变主要累及穿支动脉，造成中膜增生和纤维样物质沉积，致使原本很小的管腔更加狭窄。还可以有其他原因导致的血管壁改变，如外伤性或自发性血管壁撕裂引起的动脉夹层、动脉炎、肌纤维营养不良（内膜与中膜过度增生）、烟雾病（内膜层状增厚中层变薄）、感染等。

血栓形成发生在血管壁和血管内，损伤血管的表面可继发血栓形成，如上述提到的动脉粥样硬化性、动脉夹层、动脉炎、肌纤维营养不良、烟雾病、感染等所致的动脉病变处都可继发血栓形成；血管明显狭窄或收缩会继发血栓形成（极度狭窄处血流紊乱，可引起血流缓慢，尤其在系统性低灌注时，局部血流更加缓慢，更易导致血栓形成）；血管局部扩张也会导致血栓形成（局部扩张处血流缓慢）；凝血系统改变可继发血管内血栓形成（红细胞增多症、血小板增多症或全身高凝状态）。

动脉粥样硬化性血管损害是最常见的血管壁损害类型，其基本损害是大中型动脉内膜局部呈斑块状增厚，由于动脉内膜积聚的脂质外观呈黄色粥样，因此称为动脉粥样硬化。脑动脉粥样硬化的进展是一个动态的病理过程，从内中膜增厚、粥样斑块形成、血管重塑、斑块破裂、斑块表面或腔内血栓形成、斑块体积间断增加至最终形成重度狭窄。动脉粥样硬化斑块有稳定和易损斑块两种类型，易损斑块指的是将会变成"罪犯斑块"的斑块。颈动脉易损斑块的病理特点主要包括薄纤维冒大脂核、斑块表面溃疡、破裂、血栓形成、斑块内出血、炎症浸润等。管腔狭窄、大脂核以及斑块内新生血管床形成可能是颅内动脉粥样易损斑块的病理特点。

2.导致脑组织损伤的心脏病理

心脏的很多疾病都有导致脑栓塞的风险，临床上称作心源性栓塞或心源性卒中。心源性栓塞是来源于心脏的栓子或经过心脏异常分流的栓子随血流进入脑循环阻塞脑动脉而导致梗死。这些可能已经存在的心脏疾病包括：①心律失常，特别是心房颤动和病态窦房结综合征；②心脏瓣膜疾病，特别是二尖瓣狭窄、人工心脏瓣膜、感染性心内膜炎和非细菌性心内膜炎；③心肌疾病或心内膜病，特别是心肌梗死、心内膜炎和扩张性心肌病；④心内病变如黏液瘤、左心室室壁瘤、左心室附壁血栓；⑤右向左分流，特别是房间隔缺损和卵圆孔未闭，来源于深静脉的栓子可经此通道进入体循环引起反常栓塞。

3.导致脑组织缺血损伤的机制

导致脑组织缺血损伤的机制有栓塞及低灌注。栓塞可来源于心脏（心源性）和动脉（动脉源性）。心脏的栓子脱落后随血循环进入到脑动脉，栓塞了脑部的某一条或多条动脉导致脑组织损伤。起源于大动脉的栓子,譬如主动脉弓、颅外颈部动脉、颅内大动脉的栓子,顺血流脱落到远端堵塞脑部的一条或多条动脉导致脑组织损伤。栓塞还可来源于静脉系统,但静脉系统的血凝块常在心脏有由向左分流,譬如房间隔缺损或卵圆孔未闭时才有可能入脑。由于栓塞而堵塞的脑动脉本身可以没有病变,如心源性栓塞堵塞了右侧大脑中动脉导致大面积梗死,被栓塞的大脑中动脉本身没有病变。如由于颈内动脉或大脑中动脉粥样硬化斑块表面形成的血栓、斑块碎片、胆固醇结晶等脱落堵塞了同侧大脑中动脉分支导致该分支供血区梗死,被堵塞的这条大脑中动脉分支本身没有病变。还有一些比较少见的栓子,譬如空气、脂肪、肿瘤细胞等进入心脏然后栓塞到脑动脉。不同大小、性质和来源的栓子可堵塞不同动脉。来源于心脏的大栓子可栓塞颅外大动脉,来源于心脏或外周血管中形成的较小栓子,以及来自于主动脉弓和颈动脉的较小栓子常栓塞颅内主干动脉和(或)其分支,如大脑中动脉、大脑前动脉、大脑后动脉、椎动脉和基底动脉。最常栓塞的动脉是大脑中动脉及其分支。来源于颅内主干动脉如大脑中动脉、椎动脉和基底动脉的较小栓子可栓塞其远端的分支动脉。更微小的栓子可栓塞小穿支动脉、眼动脉及视网膜动脉。

低灌注性脑缺血包括两种,一种是系统性低灌注,即全身灌注压下降导致脑组织的血流减少,常见的原因为心脏泵衰竭(心肌梗死或严重心律失常)和低血压。另一种是颈部或颅内大动脉严重狭窄或闭塞后低灌注导致的脑缺血。动脉支配的交界区低灌注更明显,因此,低灌注梗死常发生在上述区域,称为分水岭梗死。

在动脉粥样硬化性狭窄导致脑梗死的发病机制中,斑块不稳定导致的动脉到动脉栓塞较单纯低灌注导致的梗死更常见。在一些发生在分水岭区的梗死灶还有可能是微小栓子栓塞与低灌注协同作用所致。

对于颈内动脉起始和椎动脉颅外段病变而言,斑块表面的血栓形成会加重狭窄程度,继而可能导致完全闭塞。颈动脉粥样硬化血栓形成性狭窄或闭塞有以下几个特点:①如果斑块碎片或血栓形成不脱落,而且 Willis 环侧支代偿良好的话,则不出现梗死灶;②如果斑块碎片或血栓形成不脱落,但 Willis 环侧支代偿不好,在血压下降等诱发血流灌注不足因素存在的情况下,可能会导致分水岭梗死;③如果斑块碎片或血栓形成脱落至远端,则可能导致该动脉供血区域内各种梗死类型的发生,包括皮质、区域性梗死、分水岭区梗死或多发梗死。椎动脉病变梗死的发病机制类似颈内动脉颅外段。

对于颅内大动脉而言,譬如大脑中动脉,斑块表面形成的血栓会加重狭窄程度,继而可能导致完全闭塞。大脑中动脉粥样硬化血栓形成性狭窄或闭塞有以下几个特点:①如果斑块碎片或血栓不脱落,也没有堵塞穿支动脉,而且皮质软脑膜侧支代偿良好,供应穿支动脉区的新生侧支血管丰富,整个大脑中动脉供血区经历了长时间缺血耐受,因此,即使完全闭塞,在其供血区可以不出现梗死灶;②如果斑块碎片或血栓不脱落,也没有堵塞穿支动脉,但侧支代偿不够丰富,在血压下降等诱发血流灌注降低因素存在的情况下,可能会导致分水岭区梗死;③如果血栓形成堵塞穿支动脉口,则造成穿支动脉区梗死灶;④如果斑块碎片或血栓脱落到远端,则可能导致该动脉供血区域内各种梗死类型的发生,包括皮质、区域性梗死、分水岭区梗死或多发梗死。基底动脉病变梗死的发病机制类似大脑中动脉。

4.脑组织缺血损伤的组织病理

(1)梗死灶病理改变:当局部脑组织血流下降时,受累脑组织能否存活取决于缺血的程度、持续时间和侧支循环的代偿能力。动物实验提供了以下脑缺血阈值:CBF降至20mL/(100g·min)脑组织时脑电活动开始受到影响,降至10mL/(100g·min)脑组织以下时,细胞膜与细胞正常功能受到严重影响,降至5mL/(100g·min)脑组织以下时,神经元会在短时间内死亡。脑组织缺血后会发生一系列代谢改变,钾离子到细胞外,钙离子进入细胞内并导致线粒体功能衰竭,缺氧导致的氧自由基生成可使细胞内或细胞膜中的脂肪酸发生过氧化。缺氧还会使葡萄糖发生无氧代谢,从而导致乳酸堆积而引起酸中毒,进一步损伤细胞的代谢功能。此外,缺血脑组织中兴奋性神经递质活性增高加大细胞死亡风险。上述代谢改变引发恶性循环,最终使神经元损伤程度不断加重甚至死亡。当达到某一个阈值时,即使缺血脑组织得到富含氧气和葡萄糖的血液再灌注,缺血脑组织损伤也是不可逆的了。在某些情况下,缺血程度不足以引起神经元坏死,但有可能引起细胞凋亡。

某一动脉供血区血流量下降发生脑缺血后,在供血区域内的不同部位缺血程度不同。血流量最低部位缺血损伤最严重,成为梗死核心。而在梗死核心的周围,由于侧支循环的存在和建立,血流量尽管已经降低到可能导致脑细胞膜电衰竭,但未达到神经元死亡的阈值,此区域称为"缺血半暗带"。

(2)影响缺血事件严重程度有以下因素:血管堵塞的速度、侧支代偿能力、责任动脉或被栓塞动脉内局部变化、血糖、血氧含量、全身灌注情况等。①如果血管闭塞(无论颅外还是颅内动脉)是逐渐缓慢形成的,则往往已建立丰富的侧支循环,接受其供血的脑组织可能不发生严重缺血。如果血管堵塞是突然的,尤其是颅内动脉突然堵塞,往往导致其供血区严重缺血。②Willis环侧支代偿不足(先天发育不良或参与代偿的动脉有病变)、皮质软脑膜侧支建立不好以及穿支小动脉代偿不足(侧支不足或小动脉玻璃样变)会影响缺血程度。③无论责任动脉壁(如动脉粥样硬化或动脉夹层)的血栓形成还是来自于近心端(心源性或动脉源性)的血栓栓塞都可能沿管腔向近端或远端进一步生长,尤其是血栓栓塞不会一直黏附于血管壁,血栓会溶解,如果顺血流继续脱落到远端则造成更多血管床的缺血,进一步生长的血栓还有可能堵塞了潜在的侧支都加重缺血程度。管腔突然被堵塞还可能引起反应性血管痉挛进一步加重狭窄程度。④高血糖会对缺血脑组织造成损伤,但低血糖也会增加脑细胞死亡的风险。⑤低氧血症可使脑损害加重。⑥全身灌注不足,如心力衰竭、低血容量以及血黏度增高均可能降低脑血流量。

二、临床表现

从症候学角度出发,急性脑梗死可以导致运动障碍(如偏瘫)、语言功能障碍(包括各种类型的失语以及构音障碍)、感觉异常、共济失调、头痛、眼动障碍、视物异常、眩晕、不自主运动、癫痫和意识障碍等。急性起病的上述症状需要警惕脑梗死的可能性。反复脑梗死或者慢性期患者可以出现痴呆,精神行为异常及步态异常等症状。

与其他非血管性疾病不同的是,脑梗死的临床表现多数符合血管分布区特点。以下分别从不同供血动脉梗死角度出发,以血管解剖综合征形式描述脑梗死的症状。

1.大脑中动脉供血区梗死

(1)皮质支梗死:完全的皮质支闭塞典型表现为突发起病的偏侧面瘫及肢体瘫痪(上肢重、远端重)、偏身感觉障碍,优势半球可出现失语(混合型失语或者运动型失语)、Gerstmannr's syndrome(左右失认、手指失认、失算和书写困难),非优势半球可出现视空间障碍。此外可以出现对侧偏盲、象限盲或者凝视障碍等。根据受累分支不同,上述症状可以单独或者合并出现。

(2)豆纹动脉梗死:也称深穿支动脉梗死,豆纹动脉主要的供血区域包括内囊前肢的上半部、整个内囊和放射冠的上半部、外囊、豆状核以及尾状核头和体的上半部分。因此相应的穿支闭塞可以导致以下腔隙综合征的表现,如纯运动偏瘫、偏身感觉运动障碍、构音障碍——手笨拙综合征、构音障碍——面瘫综合征,少见的还有失语、偏侧忽视以及结构性失用等,后者有时与皮质支梗死不好鉴别,一般来说出现这些症状往往提示病灶范围较大。如果病变位于尾状核,还可以出现舞蹈症等不自主运动。

2.大脑前动脉供血区梗死

肢体瘫痪是 ACA 梗死最常见的症状,下肢突出,上肢症状相对轻,一般不出现面瘫。如果 ACA 的分支 Heubner 动脉梗死累及尾状核头,壳核以及内囊前部时,临床症状也可以面瘫和上肢瘫痪突出,不同于常见的 ACA 梗死。亦可出现偏身感觉异常,此外皮质分支受累尚可以表现额叶的部分症状,如无动性缄默症、精神行为异常、遗忘、病理性抓握现象以及言语障碍等,后者临床上因为无肢体瘫痪等症状,急性起病时常需要与脑炎等其他疾病鉴别。此外 ACA 梗死可以累及旁中央小叶从而导致尿失禁或尿潴留。

3.脉络膜前动脉梗死

起源及解剖走行和供血区域变异较大,常见供血区域包括视束、视放射、外侧膝状体、内囊后肢的后 2/3、苍白球以及大脑脚的中 1/3 部分。另外也供应侧脑室后角旁的放射冠区域。经典的临床症状三联征包括偏瘫、偏身感觉障碍和同向偏盲,但是多数患者仅表现为上述症状的一部分,临床并无特异性,以不伴失语、意识改变等与 MCA 梗死鉴别。尽管不多见,有时还可以表现皮质受累的症状。多数脉络膜前动脉梗死临床仅表现单一的腔隙综合征。少见的症状包括偏瘫对侧的上睑下垂,眼球上下视障碍等(累及中脑)。

4.大脑后动脉及分支梗死

临床症状依赖于 PCA 闭塞部位。PCA 起始部闭塞可以累及中脑、颞顶枕叶及丘脑,临床表现为不同程度的意识改变、不自主运动、动眼神经麻痹,对侧偏瘫、偏身感觉障碍和偏盲,后者如果单独出现似 MCA 梗死,临床需要鉴别。PCA 后交通动脉发出以远闭塞时,临床常无偏瘫出现(因中脑未受累),以此与近端病变鉴别。大脑后动脉远端闭塞累及皮质时最常见的症状是对侧视野缺损,多为同向偏盲,亦可为象限盲,症状轻重取决于梗死范围,黄斑区保留,因此视力常不受累。双侧 PCA 梗死临床少见,表现为双侧颞枕叶症状如皮质盲,言语障碍或者认知行为异常等。

丘脑梗死临床常见,血供主要来源于 PCA。外侧丘脑梗死最常见(丘脑膝状体动脉梗死),临床常表现 3 组征:单纯对侧偏身感觉障碍,症状较轻;偏身感觉(包括深感觉)及运动障碍;症状广泛时可以同时出现异常运动如舞蹈——手足徐动症及共济失调(累及锥体外系及小脑束),但是认知和行为能力相对保留。丘脑旁中央梗死(丘脑穿动脉供血)临床表现急性起病的意识障碍、精神异常及眼球垂直凝视障碍。脉络膜后动脉梗死常见的症状是累及外侧膝状体所致的视野缺损。

5.椎-基底动脉及其分支梗死

后循环梗死特征性的临床症状包括眼球垂直运动障碍、复视、脑神经症状及交叉瘫等。急性椎-基底动脉闭塞可表现意识障碍、四肢瘫痪、共济失调、高热及眩晕呕吐等,临床出现上述症状时要高度警惕危及生命的后循环梗死可能。

(1)基底动脉穿支闭塞可以出现中脑或脑桥梗死,中脑旁中央动脉梗死临床常出现动眼神经麻痹或者眼球垂直运动障碍,可表现以下综合征:①Weber综合征表现为同侧动眼神经麻痹和对侧肢体的偏瘫。②Claude综合征表现为同侧动眼神经麻痹和对侧小脑症状。③Benedikt综合征表现为同侧动眼神经麻痹和对侧不自主运动(震颤或者舞蹈症)。脑桥旁中央梗死,常累及皮质脊髓束,皮质——桥——小脑束以及皮质——核束,临床表现包括构音障碍——手笨拙综合征、纯运动偏瘫、共济失调性偏瘫、凝视障碍(双眼凝视向偏瘫侧)等。脑桥梗死可出现以下综合征:①Millard-Gubler综合征表现为同侧外展和面神经瘫痪,对侧偏瘫;②Foville综合征表现为同侧凝视麻痹、周围性面瘫和对侧偏瘫。针尖样瞳孔是脑桥病变特征性的体征。

(2)基底动脉尖端综合征,1980年Caplan首次报道,基底动脉末端分出双侧小脑上动脉和大脑后动脉。基底动脉尖端综合征临床症状与累及部位(包括中脑、小脑上部、丘脑、颞叶内侧及枕叶)有关,可表现为眼球垂直运动障碍及瞳孔异常,动眼神经麻痹,核间性眼肌麻痹,意识水平下降,病变对侧偏盲或者皮质盲以及严重的记忆障碍。临床上急性出现上述部分症状时需要高度警惕基底动脉尖端综合征的可能性,及时的诊断有利于及时的治疗。

(3)小脑及其供血动脉梗死。小脑上动脉梗死,常同时合并脑干受累,常见症状包括同侧辨距不良、同侧Horner征、对侧偏身痛温觉减退及对侧滑车神经麻痹;小脑前下动脉供应脑桥背侧、小脑和小脑中脚等,可表现眩晕、呕吐、耳鸣和构音障碍,查体可发现同侧面瘫、听力减退、三叉神经感觉障碍、Horner征、辨距不良和对侧躯干肢体痛温觉减退。小脑后下动脉闭塞综合征,也称延髓背外侧综合征,临床最常见表现眩晕、呕吐和眼球震颤(前庭神经核)、交叉性感觉障碍(三叉神经脊束核及交叉过来的脊髓丘脑束)、同侧Horner征(下行的交感神经纤维受累)、饮水呛咳、吞咽困难和声音嘶哑(疑核)、同侧小脑性共济失调。但是临床常见的多为不全延髓背外侧综合征,因为小脑后下动脉解剖变异很多。

三、诊断和鉴别诊断

脑梗死的诊断主要依据临床表现和影像检查两方面。急性起病,迅速达高峰的局灶性神经功能缺损,后者符合血管分布特征,头颅CT或MRI(特别是DWI)未见出血改变,或者出现典型的低密度责任病灶,除外其他疾病,基本可以诊断。头颅磁共振+弥散加权成像(DWI)对于早期脑梗死的诊断具有特异性,即DWI显示病灶处高信号,相应的表观弥散系数(ADC)值减低的影像特征。因此临床表现不典型,或疑诊后循环脑梗死时,及时的DWI成像检查非常必要。

需要分析梗死灶类型及关注受累血管分布,并最终做出脑梗死的病因诊断。梗死灶类型:皮质梗死或区域性梗死、分水岭梗死和穿支动脉区梗死。梗死灶还应区分为单一或多发梗死。头颅CT对皮质微小梗死灶以及某些内分水岭区梗死灶不敏感,因此,头颅CT仅发现穿支动脉区梗死灶,未必表示其他部位没有梗死灶,因为梗死灶类型和分布对于造成梗死灶的源头及最终的病因诊断很重要。受累血管分布是否仅限于前循环、仅限于后循环或前后循环均累及。受累血管分布不同也往往有提示病变源头的价值。

脑梗死不是一种病,而是由多种疾病导致的综合征,因此,对于每一个脑梗死患者,都应尽可能找到导致卒中的病因。病因学分型中应用最广的依然是TOAST分型以及在此基础上的改良分型。脑梗死病因区分为:大动脉粥样硬化性、心源性栓塞、小动脉闭塞、其他病因和病因不明。以下从不同病因学角度出发,分析不同病因导致脑梗死的临床特点、梗死灶分布特点、诊断依据、注意要点等。

1.大动脉粥样硬化性脑梗死

因主动脉弓和颅内外大动脉粥样硬化性狭窄或粥样硬化斑块不稳定而导致的脑梗死,是缺血性卒中最常见的亚型。以下分别阐述主动脉弓、颈内动脉、大脑中动脉和椎-基底动脉粥样硬化性脑梗死的诊断。

(1)主动脉弓粥样硬化性:主动脉弓相关脑梗死有时容易忽视,临床表现无特异性,有时表现同颈部或颅内动脉粥样硬化性梗死,症状出现在一侧颈内动脉供血区或仅限于后循环,有时表现同心源性栓塞,可同时出现前后循环受累的临床表现。如果影像学检查病灶仅累及单一系统动脉的分布区,譬如仅累及一侧颈内动脉分布区或仅累及后循环分布区,梗死灶为皮质、流域性或多发梗死,但其近端相应颅内外大动脉未发现能解释病灶的严重狭窄性病变,且已排除心房颤动等心源性栓塞的潜在原因,此时应高度怀疑主动脉弓病变。或者病灶同时累及双侧前循环或前后循环均累及,而且已排除心房颤动等心源性栓塞的潜在原因,此时也应高度怀疑主动脉弓病变。经食管超声、高分辨磁共振及多排CT发现主动脉弓粥样硬化易损斑块(斑块≥4mm,或有血栓形成)可以帮助诊断。研究发现隐源性卒中患者主动脉弓发现溃疡斑块的概率明显高于已知病因的卒中及对照组,提示临床上隐源性卒中患者需要注意主动脉弓的筛查。

(2)颈内动脉粥样硬化性狭窄导致脑梗死:临床可表现为累及该动脉供血区的TIA或脑梗死,临床表现多样,症状与被堵塞的颅内动脉有关,最常见的是累及大脑中动脉供血区的某个或数个分支供血区所导致的症状。影像学上梗死病灶的分布可以是大脑中或大脑前动脉的皮质或流域性梗死、分水岭区梗死(内分水岭、前分水岭或后分水岭)、或包括穿支动脉区梗死在内的多发梗死灶。在基底节区(深穿支动脉区)出现孤立梗死灶也有,但相对较少。当同侧PCA属于胚胎型时,即PCA起源于颈内动脉,病灶尚可位于同侧PCA分布区,此时就可能表现为前后循环都有梗死病灶,临床需要注意与心源性栓塞鉴别。此外如果病史中存在偏瘫肢体对侧单眼发作性黑矇时,需要高度警惕ICA狭窄可能,及时的血管评估非常必要。颈动脉超声、CTA、MRA或DSA等检查发现病灶同侧的ICA狭窄或有明确的易损斑块,结合上述症状及梗死灶分布基本可以诊断。当病灶仅分布于 MCA 供血区且合并存在同侧 MCA 狭窄时则需要鉴别责任动脉是 ICA 还是 MCA。如果梗死灶仅位于深穿支动脉区,则 MCA 为责任动脉的可能性比较大,如果梗死灶为其他类型,ICA 与 MCA 斑块部位的高分辨磁共振及 TCD 多深度微栓子监测(如果 MCA 狭窄前和狭窄后都有微栓子信号则提示 ICA 是责任动脉,如果仅在狭窄后监测到微栓子信号而狭窄前没有微栓子信号,则 MCA 是责任动脉的可能性更大)可能有助于鉴别,但有时鉴别还是非常困难。

(3)大脑中动脉粥样硬化狭窄导致脑梗死:临床主要表现为该供血区某一分支或某几个分支受累的症状。病灶分布有以下多种可能:基底节区或侧脑室旁的单发梗死灶(穿支动脉区梗死)、半卵圆中心或放射冠的内分水岭梗死、还可以出现前分水岭和后分水岭梗死,也可以出现上述类型混合的多发梗死灶,但一般不会出现包括整个大脑中动脉供血区的大面积脑梗死,以区别于近端栓塞源如颈内动脉、主动脉弓或心源性所致的大脑中动脉主干栓塞。血管影像检查证实梗死病灶同侧 MCA 粥样硬化性狭窄,结合以上特征可以考虑 MCA 狭窄所致脑梗死。在大脑中动脉粥样硬化性病变所致脑梗死中,穿支动脉孤立梗死灶是一常见类型,未做血管影像检查之前根据梗死病灶的大小是无法与穿支动脉自身病变所导致的梗死(也称作小动脉闭塞或腔梗)鉴别的,因此,即使梗死灶仅发生在穿支动脉区,即使头颅 CT 或 MRI 或 DWI 报告"腔梗",也不能因此而不做血管检查,因为这样的梗死灶完全有可能是这条深穿支动脉的载体动脉(大脑中动脉)粥样病变所致。另外需要注意的是当病灶位于内囊后肢外侧时,需要与脉络膜前动脉梗死鉴别。

(4)椎和基底动脉:临床表现为椎或基底动脉的某一分支或数个分支或主干闭塞的症状和体征。影像学病灶符合以下情况:双侧中脑、丘脑,枕叶及颞叶内侧多发梗死;单侧枕叶皮质大面积梗死;单侧或双侧丘脑梗死;单侧或双侧小脑半球梗死、脑桥梗死等。血管检查发现相应的 BA 或 VA 动脉粥样硬化性狭窄可以诊断。但如果仅为一侧椎动脉闭塞,对侧椎动脉和基底动脉都正常,而梗死灶发生在基底动脉供血区,则需要考虑是否为其他源头所致,譬如主动脉弓或心源性栓塞。与大脑中动脉粥样硬化性狭窄相似,基底动脉粥样硬化性狭窄也可导致穿支动脉孤立梗死灶(脑桥梗死),未做血管影像检查之前根据梗死病灶的大小是无法与穿支动脉自身病变所导致的梗死鉴别的,因此,即使梗死灶仅发生在脑桥,即使头颅 CT 或 MRI 或 DWI 报告"腔梗",也不能因此而不做血管检查,因为这样的梗死灶完全有可能是这条深穿支动脉的载体动脉(基底动脉)粥样病变所致。锁骨下动脉狭窄及椎锁骨下动脉盗血现象的存在有可能会导致后循环 TIA,但不容易导致后循环梗死,当患者发生后循环梗死,但后循环动脉检查如果仅仅发现一侧锁骨下动脉狭窄而椎及基底动脉均正常时,该狭窄动脉未必是导致梗死灶的原因,尚需要进一步查其他源头,譬如主动脉弓或心源性。

2.心源性栓塞

因心脏的各种疾病而导致的脑梗死。起病急骤,病情相对重。临床表现为累及一侧前循环、累及一侧后循环或前后循环均累及的相应症状和体征。影像学病灶分布:多为 MCA 供血区流域性梗死,易出现梗死后出血;皮质多发小梗死灶亦可见到;如果出现整个大脑中动脉区域的大面积梗死或双侧半球/前后循环同时出现多发病灶时要高度怀疑心源性栓塞。如果同时伴随其他部位的栓塞,则心源性栓塞的可能性更大。患者既往有心房颤动病史或病后心电图发现心房颤动,根据临床表现及上述梗死灶影像学检查基本可以诊断为心房颤动所致心源性栓塞。心源性栓塞的梗死灶也可仅累及一侧颈内动脉或仅限于后循环分布区,此时需要与颈内动脉系统或后循环系统大动脉病变所致脑梗死鉴别。如果梗死灶的供血动脉无明确狭窄性病变,则倾向于心源性栓塞。由于心源性栓塞除最常见的心房颤动之外还有其他原因,以及心源性栓塞还要与主动脉弓栓塞鉴别,因为两者在梗死灶分布上并无区别,因此当疑诊心源性栓塞,常规心电图又未发现有心房颤动,此时进行以下检查有助于检出更多潜在的心源性栓塞疾病或主动脉弓病变:心电监测、延长心电监测时间、经胸超声心动图、经食管超声心动图等。

3.小动脉闭塞

因为小动脉或深穿支动脉自身病变导致的梗死。临床多表现各种类型的腔隙综合征,如偏瘫、偏身感觉障碍、构音障碍——手笨拙综合征及共济失调性轻偏瘫等,影像学病灶单发,常位于 MCA、ACA、PCA 及 BA 穿支动脉供血区,如基底节、脑桥和丘脑等,血管检查显示发出该穿支动脉的载体动脉无狭窄或无动脉粥样硬化斑块,可以考虑小动脉闭塞的诊断。颈内动脉狭窄有可能导致同侧基底节孤立梗死灶,椎动脉狭窄也有可能导致脑桥孤立梗死灶,或心源性栓塞也有可能导致上述孤立梗死灶,但这样的机会不大。当临床上反复刻板发作的一侧肢体无力且大血管检查完全正常时,需要警惕内囊或脑桥预警综合征的可能,因为进一步内囊单发梗死的概率高。

4.其他病因

这类疾病的特点是种类繁多,发病率低,治疗上缺少循证医学证据,但却是儿童和青年人卒中的重要原因。由于种类繁多,各种疾病又都有其特殊性,难以一一描述。以下仅对动脉夹层和烟雾病的特点进行简单描述。动脉夹层:急性起病,近期有外伤史,伴头痛或颈痛的局灶性神经功能缺损,尤其无高危因素的青年患者,需要高度警惕夹层所致梗死的可能。颈内动脉夹层常见大脑中动脉分布区梗死,椎动脉夹层常见延髓梗死,多表现延髓背外侧综合征,急性期 CTA 和 DSA 可以辅助诊断。烟雾病:儿童、青年和成年人都可发病,血管造影显示双侧颈内动脉末端/大脑中/前动脉狭窄或闭塞,伴颅底烟雾血管形成,临床可表现为缺血也可表现为出血,诊断主要依据特征性的血管影像改变,DSA、MRA 和 CTA 均有助于诊断。

尽管经过了详细的心脏、血管、血液化验等一系列检查,仍然有一部分脑梗死的病因得不到诊断,属于病因不明的脑梗死。

脑梗死急性期需要与其他急性起病,表现类似的疾病进行鉴别,如脑出血、脑肿瘤、脑炎、代谢性脑病等,尤其当临床症状以皮质受累为主时需要注意,如脑梗死以癫痫发作、精神症状或者头痛起病时,有时临床很难与脑炎等疾病鉴别,需要详细询问病史,包括既往史及进一步的影像检查来鉴别。另外心脏疾病如阿-斯综合征,严重心律失常如室上性心动过速、室性心动过速、多源性室性期前收缩、病态窦房结综合征等,可以因为阵发性全脑供血不足,出现意识丧失有时需要与急性后循环梗死鉴别,后者常常伴有神经系统局灶性症状和体征,进一步行心电图和超声心动图检查有助于鉴别。

5.治疗

(1)急性期的治疗:

①一般治疗:卒中一般支持治疗的主要目的是尽量维持患者的内环境稳定,为卒中的特异

性治疗和卒中康复创造条件。卒中的所有早期治疗可以在卒中单元中进行。目前认为，它是组织化卒中管理较好的形式。常规的一般治疗包括：纠正低氧血症、及时处理心脏病变、积极控制感染和体温升高（>38℃给予降温）、重视营养支持等。

卒中早期的高血压处理仍没有定论，普遍认为急骤降压有可能加重卒中。作为溶栓前准备，应使收缩压<180mmHg、舒张压<100mmHg。血压持续升高，收缩压≥200mmHg 或舒张压≥110mmHg，或伴有严重心功能不全、主动脉夹层、高血压脑病，可予以谨慎降压治疗，并严密观察血压变化，必要时可静脉使用短效药物（如拉贝洛尔、尼卡地平等）。

约 40% 的患者存在脑卒中后高血糖，预后不良。在血糖超过 11.1mmol/L 时给予胰岛素治疗。低血糖可直接导致脑缺血损伤和水肿加重，同样对预后不利。因此，血糖低于 2.8mmol/L 时给予 10%～20% 葡萄糖口服或注射治疗。

②溶栓治疗：从 1995 年 NINDS 实验开始，到 2008 年 ECASSⅢ研究，国际上多项随机、双盲、对照研究证实了超早期 t-PA 静脉溶栓治疗（0.9mg/kg，最大剂量 90mg，其中 10% 在最初 1min 内静脉推注，其余持续滴注 1h）的有效性，时间窗由 3h 延长到了 4.5h。我国"九五"攻关课题"急性缺血性脑卒中 6h 内的尿激酶静脉溶栓治疗"证实了尿激酶（100～150WU，溶于生理盐水 100～200mL，持续静脉滴注 30min）的治疗作用，并已在国内广泛应用。在有条件的医院，介入动脉溶栓可以将 t-PA 的溶栓时间延长到 6h，尽管这还需要更大规模的临床研究来验证。溶栓治疗的主要风险是颅内出血，约占 6%。溶栓适应证的严格把握有助于减少这一并发症。

③抗血小板治疗：多项大样本研究证实了脑卒中后 48h 内口服阿司匹林（150～300mg/d）的疗效。阿司匹林能显著降低随访期末的病死率或残疾率，减少复发，但会轻度增加症状性颅内出血的风险。对不能耐受阿司匹林者，可考虑选用氯吡格雷等抗血小板治疗。

④恶性大面积脑梗死的减压治疗：严重脑水肿和颅内压增高是急性重症脑梗死的常见并发症。对于发病 48h 内，60 岁以下的恶性大脑中动脉梗死伴严重颅内压增高，外科减压术可以降低死亡率和致残程度。对压迫脑干的大面积小脑梗死患者也可考虑积极外科干预。

⑤其他治疗：多项抗凝治疗的研究发现，它不能降低卒中病死率和致残率，但对于严重偏瘫的患者，抗凝治疗可以用于防治下肢静脉血栓形成和肺栓塞。有关降纤、扩容、神经保护、中医药的卒中治疗研究正在进行，但目前还没有足够的证据广泛应用于临床。

（2）卒中的二级预防：即卒中复发的预防，应该从急性期就开始实施。卒中二级预防的关键在于对卒中病因的诊断及危险因素的认识，针对不同病因，对不同复发风险的患者进行分层，制订出具有针对性的个体化的治疗方案。

①危险因素控制：主要包括：a.对于高血压患者，在参考高龄、基础血压、平时用药、可耐受性的情况下，降压目标一般应该达到≤140/90mmHg，理想应达到≤130/80mmHg。b.糖尿病血糖控制的靶目标为 HbA1c<6.5%，但对于高危 2 型糖尿病患者要注意血糖不能降得过低，以免增加死亡率。c.胆固醇水平升高或动脉粥样硬化性患者，应使用他汀类药物，目标 LDL-C 水平降至 2.07mmol/L（80mg/dL）以下或使 LDL-C 下降幅度达到 30%～40%。d.戒烟限酒、增加体育活动、改良生活方式。

②大动脉粥样硬化患者的非药物治疗：这种卒中是复发率最高的分型。尽管高危因素的

药物控制可以降低该类卒中的复发,但是部分内科治疗无效的患者需要考虑介入或者外科干预治疗。主要包括:a.症状性颈动脉狭窄 70%～99%的患者,可考虑颈动脉内膜剥脱术(CEA),术后继续抗血小板治疗。b.对于无条件做 CEA 时、有 CEA 禁忌或手术不能到达、CEA 后早期再狭窄、放疗后狭窄可考虑行颈动脉支架置入术(CAS)。支架置入术前给予氯吡格雷和阿司匹林联用,持续至术后至少 1 个月。

③心源性栓塞的抗栓治疗:心源性栓塞所致卒中的二级预防基础是抗凝,从传统的口服华法林到凝血酶抑制药,依从性好的患者可以将卒中复发的概率降低 2/3。华法林的目标剂量是维持 INR 在 2.0～3.0,而凝血酶抑制药则可以不必检查 INR。对于不能接受抗凝治疗的患者,可以使用抗血小板治疗。

④非心源性卒中的抗栓治疗:大多数情况均给予抗血小板药物进行二级预防。药物的选择以单药治疗为主,氯吡格雷(75mg/d)、阿司匹林(50～325mg/d)都可以作为首选药物;有证据表明氯吡格雷优于阿司匹林,尤其对于高危患者获益更显著,但是会大幅度增加治疗花费。长期应用双重抗血小板药物(>3 个月),可能会增加出血风险,但对于有急性冠状动脉疾病(例如不稳定型心绞痛,无 Q 波心肌梗死)或近期有支架成形术的患者,可以联合应用氯吡格雷和阿司匹林。

⑤其他特殊情况:一些卒中具有非常见的病因,此类患者需要根据具体病因学进行处理。动脉夹层患者发生缺血性卒中后,可以选择抗凝治疗血小板或抗血小板治疗。常用抗凝治疗的方法为:静脉肝素,维持 APTT 50～70s 或低分子肝素治疗;随后改为口服华法林抗凝治疗(INR 2.0～3.0),通常使用 3～6 个月。药物规范治疗后仍有复发的患者可以考虑血管内治疗或者外科手术治疗。

不明原因的缺血性卒中/TIA 合并卵圆孔未闭的患者,多使用抗血小板治疗。如果合并存在下肢静脉血栓形成、房间隔瘤或者存在抗凝治疗的其他指征,如心房颤动、高凝状态,可以华法林治疗(目标 INR 2.0～3.0)。

伴有高同型半胱氨酸血症(空腹血浆水平≥16μmol/L)的卒中患者,每日给予维生素 B_6、维生素 B_{12} 和叶酸口服可以降低同型半胱氨酸水平。尽管降低同型半胱氨酸水平在卒中一级预防中的证据较充分,其是否可以降低卒中复发证据仍需进一步研究。

(3)康复:原则上在卒中稳定后 48h 就可以由专业康复医生进行。有条件的医院可以在脑卒中早期阶段应用运动再学习方案来促进脑卒中运动功能恢复。亚急性期或者慢性期的卒中患者可以使用强制性运动疗法(CIMT)。减重步行训练可以用于脑卒中后 3 个月后轻到中度步行障碍的患者。卒中后进行有效的康复能够减轻功能上的残疾,是脑卒中组织化管理中不可或缺的关键环节。

第三节 脑出血

近年来我国脑卒中的发患者数不断增加,根据 1991—2000 年世界卫生组织 MONICA 方案对我国 15 组人群(每组包括 10 万人口)脑卒中事件的监测,脑出血年发病率由 20 世纪 90

年代初期的 98.5/10 万逐渐上升至 2000 年的 138.2/10 万,排除年龄增长因素,结果亦十分惊人。

中国人出血性卒中的比例远高于欧美人群,据"九五"研究结果,国人出血性卒中约占全部卒中的32.9%,而在欧美人群仅占 10%～15%,其中自发性脑出血(SICH)是最为常见的出血性卒中类型,占出血性卒中总数的 70%～80%,而且随着年龄的增长,发病率不断增高,与长期高血压及高龄患者脑血管淀粉样变有关。其中大约 50% 为深部出血,35% 为脑叶出血,10% 为小脑内出血,6% 为脑干出血。

脑出血对社会生产力破坏极大,严重威胁人群的健康。其中自发性脑出血预后甚差,发病30 天内的死亡率为 35%～52%,且 50% 的死亡发生在发病 48 小时内。据美国对 67000 例脑内出血患者的调查结果表明:发病 6 个月后仅 20% 的患者具有独立的生活能力。

一、病因及发病机制

脑内出血的原因较多,最常见的是高血压。其他病因包括:脑动脉粥样硬化,血液病(白血病、再生障碍性贫血、血小板减少性紫癜、血友病、红细胞增多症和镰状细胞病等),以及动脉瘤、动静脉畸形、Moyamoya 病、脑动脉炎、硬膜静脉窦血栓形成、夹层动脉瘤、脑梗死继发脑出血、抗凝或溶栓治疗等。脑淀粉样血管病是脑出血的罕见原因,本病在老年患者(平均年龄 70岁)最常见,典型病例为多灶性脑叶出血。偶见原发性或转移性脑肿瘤性出血。伴发出血的肿瘤包括多形性胶质母细胞瘤、黑色素瘤、绒毛膜癌、肾细胞癌及支气管源性癌等。

长期慢性高血压,会使脑血管发生一系列的病理变化。

1.脑内小动脉玻璃样变、纤维素样坏死和动脉瘤形成

脑动脉的外膜和中膜在结构上较其他脏器血管的结构要薄弱,在长期血压逐渐升高的患者中,脑内小动脉可发生玻璃样变和纤维素样坏死,这些病变使脑动脉管壁内发育完好的内膜受到损伤。高血压可促使这种被损伤的小动脉内膜破裂,形成夹层动脉瘤,动脉瘤破裂即可引起出血。在慢性高血压时,小动脉上还可间断地发生直径约 1mm 的微动脉瘤,这种动脉瘤是经薄弱的中层膨出的内膜。当血压骤然升高,微动脉瘤或纤维素样坏死的细小动脉直接破裂,引起出血性卒中。

2.脑内小动脉痉挛

在高血压过程中,若平均动脉压迅速增高,可引起血管自动调节过强或不足,当血压超过自动调节上限而且持续时间较长,可导致弥散性血管痉挛,使进入微循环的血流量减少,引起毛细血管和神经元缺血,可使液体漏至细胞外间隙,发生脑水肿,同时毛细血管由于缺血、缺氧可导致破裂,发生点状出血,若病变广泛或呈多灶性,则可引起大片脑内出血。

二、病理

1.血肿扩大

血肿体积增大超过首次 CT 血肿体积的 33% 或 20mL 为血肿扩大。血肿扩大是脑内出血

病情进行性恶化的首要原因。血肿扩大的机制尚不清楚,目前的观点是血肿扩大是由于血管已破裂部位的持续出血或再次出血,但有证据表明血肿扩大可以是出血灶周围坏死和水肿组织内的继发性出血。这一观点与 Fujii 等观察到外形不规则的血肿更容易扩大的现象吻合,因为血肿形状不规则提示多根血管的活动性出血。

2.血肿周围脑组织损伤

脑出血后血肿周围脑组织内存在复杂的病理生理变化过程,可引起血肿周围脑组织损伤和水肿形成。

(1)血肿周围脑组织缺血:脑出血后血肿周围脑组织局部血流量下降的原因有以下几种:①血肿直接压迫周围脑组织使血管床缩小;②血肿占位效应激活脑血流——容积自我调节系统,局部血流量下降;③血肿或血肿周围组织释放的血管活性物质引起血管痉挛等。该区域内的病理改变在一定时间内是可逆性的,如果能在此时间窗内给予适当的治疗措施,可使受损组织恢复功能,因此该区域称血肿周边半影区或半暗带。

(2)血肿周围脑组织水肿:主要有间质性和细胞性两种。其产生原因分别为缺血性、渗透性、代谢性和神经内分泌性。

缺血性水肿与机械压迫和血管活性物质异常升高有关。

血肿形成后很快开始溶解,血浆中的各种蛋白质、细胞膜性成分降解物即由细胞内逸出的各种大分子物质,可经组织间隙向脑组织渗透,引起细胞外间隙的胶体渗透压升高,造成渗透性水肿。

血肿溶解可以释放细胞毒性物质引起细胞代谢紊乱,最终导致细胞死亡或细胞水肿,主要有血红蛋白、自由基、蛋白酶等。蛋白酶中以凝血酶和基质金属蛋白酶(MMPs)最重要。凝血酶可诱发脑水肿形成,凝血酶抑制剂则可阻止凝血酶诱发脑水肿形成。脑内出血后 MMPs 活性增高,血管基质破坏增加,血-脑屏障完整性破坏,通透性增加,引起血管源性水肿,使用 MMPs 抑制剂可减轻水肿。

高血压性脑内出血后血管加压素与心房利钠肽的水平失衡及由此产生的脑细胞体积调节障碍,也可能引起细胞或组织水肿。

(3)颅内压增高:脑内出血后因血肿的占位效应使颅内压增高,而且由于血肿压迫周围组织及血液中血管活性物质的释放引起的继发性脑缺血、脑水肿,可进一步使颅内压升高。

三、病理改变

新鲜的脑出血标本可见出血侧半球肿胀,体积增大,脑回变宽,脑沟变浅。中线结构向病灶对侧移位,颅内压增高,病灶侧脑组织可疝出至大脑镰下或疝入小脑幕切迹。切面可见出血灶和病灶周围脑组织水肿、软化。镜下可分 3 期:①出血期,可见大片新鲜的红细胞。出血灶边缘脑组织坏死、软化,神经细胞消失或呈局部缺血改变,常有多核细胞浸润。②吸收期,出血后 24～36 小时即可出现胶质细胞增生,小胶质细胞及来自血管外膜的细胞形成格子细胞,少数格子细胞含有含铁血黄素。星形胶质细胞增生及肥胖变性。③修复期,血液及坏死组织逐渐被清除,组织缺损部分由胶质细胞、胶质纤维及胶原纤维代替。出血量小的可完全修复,出血量大的形成囊腔。血红蛋白代谢产物高铁血红蛋白长久残存于瘢痕组织中,呈现棕黄色。

四、临床表现

脑出血好发于50～70岁,男性略多见,多在冬春季发病。患者多有高血压病史。在情绪激动或活动时易发生,发病前多无预兆,少数可有头痛、头晕、肢体麻木等前驱症状。临床症状常在数分钟到数小时内达到高峰,临床特点可因出血部位及出血量不同各异。

1.基底核内囊区出血

基底核内囊区是高血压颅内出血最常见的部位,约占全部脑内出血的60%,该区域由众多动脉供血。

(1)前部型:占12%左右,由Heubner返动脉供血(包括尾状核),主要累及尾状核头和(或)体(均称为尾状核出血),易破入侧脑室前角,严重者可同时累及第Ⅲ、Ⅳ脑室,血肿可向后外侧延伸,损伤内囊前肢与壳核前部。

临床特征:严重头痛和明显的脑膜刺激症状,类似蛛网膜下腔出血,多无意识障碍,个别患者可出现病初一过性嗜睡。若血肿向后外侧延伸累及内囊前肢和(或)壳核前部可出现程度较轻的语言障碍、对侧偏身运动、感觉功能缺损,通常预后较好。无精神异常、眼球分离、凝视、眼震、癫痫发作等症状。50%患者完全恢复正常,70%患者预后良好。

(2)中间型:占7%左右,最为罕见,由内侧豆-纹动脉供血,血肿累及苍白球及壳核中部,可向后累及内囊膝部或向前外侧破入侧脑室。

临床特征:患者意识多不受影响,可有一过性嗜睡,但几天后恢复正常。该型出血虽死亡率极低,但常导致较严重的失语和(或)偏身症状,无精神异常、眼球分离、患侧忽视、癫痫发作等症状。预后差,患者多留有较明显后遗症,50%以上存在严重残障。

(3)后中间型:占10%左右,由脉络膜前动脉供血,通常位于内囊后肢前半部分,常向内囊膝部扩展,可导致壳核中部或丘脑外侧受压。若血肿较大可破入第Ⅲ、Ⅳ脑室并导致昏迷。

临床特征:多数患者神志清楚,50%患者存在语言障碍,几乎所有患者均不同程度出现对侧面部、肢体运动障碍,60%以上患者存在偏身感觉缺失。无精神异常、眼球分离、癫痫发作等症状。预后较中间型好,多数恢复良好,近1/3患者可遗留中、重度残障,几乎没有死亡病例。

(4)后外侧型:是仅次于外侧型的常见基底核内囊区出血,所占比例近20%,由外侧豆-纹动脉后内侧支供血,血肿位于豆状核后部的内囊区域,平均出血量30mL,最大可达90mL,血肿相对较大,主要向前侧延伸,累及颞叶峡部白质、壳核前部和(或)内囊区豆状核后部,少数可经前角破入侧脑室,严重者可同时累及蛛网膜下腔。

临床特征:多数患者神志清楚或仅有一过性意识障碍,出血量大者可有昏迷及瞳孔改变。30%病例出现共轭凝视,80%以上患者有语言障碍,几乎所有患者存在不同程度对侧面部、肢体感觉及运动障碍。脑疝时有瞳孔改变,无眼球分离。预后较差,20%患者死亡,存活病例多遗留重度残障。

(5)外侧型:最为常见,占40%左右,虽该型出血多被当作壳核出血,但头MRI证实其为介于壳核和岛叶皮质之间的裂隙样出血,不直接累及壳核。由外侧豆-纹动脉的大部分外侧支供血,原发灶位于壳核外部和岛叶皮层,多为凸透镜形和卵圆形,平均出血量20mL,最大

80mL。常向前外侧扩展，可向内经前角破入侧脑室。

临床特征：多数患者神志清楚或仅有轻度意识水平下降，血肿较大者可出现昏迷。优势半球出血患者多有失语，非优势半球出血患者近 50% 出现构音障碍。出血量大患者可出现共轭凝视麻痹、瞳孔改变及癫痫发作。所有患者均存在不同程度偏身麻痹，60% 以上患者出现对侧偏身感觉障碍。50% 以上患者遗留中至重度残障，近 10% 患者死亡。

（6）大量出血型：发病率亦较高，血肿占据全部或大部分的基底核内囊区域，血肿极大（最大 144mL，平均 70mL），仅偶尔尾状核及内囊前肢得以保留，以致不能找到原发出血部位。常向前外侧延伸，50% 以上破入侧脑室及第 Ⅲ、Ⅳ 脑室，严重者可同时破入蛛网膜下腔。

临床特征：意识、言语障碍，中至重度偏身感觉、运动缺失几乎出现于所有患者，共轭凝视或眼位改变（眼球分离或固定）。血肿常导致中线移位并继发 Monro 孔梗阻导致对侧脑室扩张，严重者常在几分钟或几小时内出现枕大孔疝或颞叶沟回疝，从而引起意识水平进一步下降及四肢瘫和脑干损伤所致的眼动障碍等脑疝症状，甚至错过住院治疗时机。几乎所有患者预后差，近 50% 患者死亡。

2.丘脑出血

由丘脑膝状动脉和丘脑穿通动脉破裂所致，在脑出血中较常见，占全部脑出血的 15%～24%，致残率、病死率均高。高龄、高血压是丘脑出血的主要因素，高脂血症、糖尿病、吸烟、饮酒是相关因素。

一临床表现为突发对侧偏瘫、偏身感觉障碍、甚至偏盲等内囊性三偏症状，CT 扫描呈圆形、椭圆形或不规则形境界比较清楚的高密度血肿影，意识障碍多见且较重，出血波及丘脑下部或破入第三脑室则出现昏迷加深、瞳孔缩小、去皮质强直等中线症状。

由于丘脑复杂的结构功能与毗邻关系，其临床表现复杂多样。如为小量出血或出血局限于丘脑内侧则症状较轻；丘脑中间腹侧核受累可出现运动性震颤、帕金森综合征表现；累及丘脑底核或纹状体可呈偏身舞蹈——投掷样运动。

3.脑桥出血

约占全部脑内出血的 10%，主要由基底动脉的脑桥支破裂出血引起，出血灶多位于脑桥基底与被盖部之间。

原发性脑桥出血患者中以大量出血型和基底被盖型死亡率最高，但两者之间无明显差异，单侧被盖型死亡率最低。在实际工作中要注意：①技术上采用薄层、小间隔扫描手段；②充分重视患者症状，特别是那些无法用 CT 特征来解释的脑桥损害症状，必要时可做 MR 扫描，以提高小病灶的检出率。

4.中脑出血

罕见。但应用 CT 及 MRI 检查并结合临床已可确诊，轻症表现为一侧或双侧动眼神经不全瘫痪或 Weber 综合征；重症表现为深昏迷，四肢弛缓性瘫痪，可迅速死亡。

5.小脑内血

多由小脑齿状核动脉破裂所致，约占脑出血的 10%。自发性小脑出血的常见病因是高血压动脉硬化、脑血管畸形、脑动脉瘤、血液病及应用抗凝药，在成年人高血压动脉硬化是小脑出血的最常见原因，占 50%～70%。

发病初期大多意识清楚或有轻度意识障碍,表现眩晕、频繁呕吐、枕部剧烈头痛和平衡障碍等,但无肢体瘫痪是其常见的临床特点;轻症者表现出一侧肢体笨拙、行动不稳、共济失调和眼球震颤,无瘫痪;两眼向病灶对侧凝视,吞咽及发音困难,四肢锥体束征,病侧或对侧瞳孔缩小、对光反应减弱,晚期瞳孔散大,中枢性呼吸障碍,最后枕大孔疝死亡;暴发型则常突然昏迷,在数小时内迅速死亡。如出血量较大,病情迅速进展,发病时或发病后 12～24 小时出现昏迷及脑干受压征象,可有面神经麻痹、两眼凝视病灶对侧、肢体瘫痪及病理反射出现等。

由于小脑的代偿能力较强,小脑出血的临床征象变化多样,缺乏特异性,早期临床诊断较为困难,故临床上遇下列情况应注意小脑出血的可能:①40 岁以上并有高血压症病史;②以眩晕、呕吐、头痛起病;③有眼震、共济失调、脑膜刺激征阳性;④发病后迅速或渐进入昏迷,伴瞳孔缩小、凝视、麻痹、双侧病理征、偏瘫或四肢瘫。

6.脑叶出血

约占脑出血的 10%,常由脑动静脉畸形、Moyamoya 病、血管淀粉样病变、肿瘤等所致。出血以顶叶最常见,其次为颞叶、枕叶、额叶,也可有多发脑叶出血。常表现头痛、呕吐、脑膜刺激征及出血脑叶的局灶定位症状,如额叶出血可有偏瘫、Broca 失语、摸索等;颞叶可有 Wernicke 失语、精神症状;枕叶可有视野缺损;顶叶可有偏身感觉障碍、空间构象障碍。抽搐较其他部位出血常见,昏迷较少见;部分病例缺乏脑叶的定位症状。

7.脑室出血

占脑出血的 3%～5%,由脑室内脉络丛动脉或室管膜下动脉破裂出血,血液直流入脑室内所致,又称原发性脑室出血。原发性脑室内出血最常见的部位是侧脑室,其次是第Ⅲ脑室和第Ⅳ脑室,在中间罕见。目前未见有文献报道透明隔腔(第Ⅴ脑室)内原发出血。

多数病例为小量脑室出血,常有头痛、呕吐、脑膜刺激征,一般无意识障碍及局灶性神经缺损症状,血性 CSF,酷似蛛网膜下腔出血,可完全恢复,预后良好。大量脑室出血造成脑室铸型或引起急性梗阻性脑积水未及时解除者,其临床过程符合传统描述的脑室出血表现:起病急骤,迅速出现昏迷、频繁呕吐、针尖样瞳孔、眼球分离斜视或浮动、四肢弛缓性瘫痪及去脑强直发作等,病情危笃,预后不良,多在 24 小时内死亡。而大多数原发性脑室出血不具备这些"典型"的表现。

由于原发性脑室出血没有脑实质损害或损害较轻,若无脑积水或及时解除,其预后要比继发性脑室出血好。与继发性脑室出血相比,原发性脑室出血有以下临床特点:高发年龄分布两极化;意识障碍较轻或无;可亚急性或慢性起病;定位体征不明显,即运动障碍轻或缺如,脑神经受累及瞳孔异常少见;多以认识功能障碍或精神症状为常见表现。

五、诊断

1.病史询问

为了及时地发现和诊断脑出血,详细的病史询问是必不可少的。

(1)对症状的询问:了解发病时间,是白天起病还是晨起发病。如果患者是睡醒后发病,那么发病时间要从最后看似正常的时间算起。如果患者出现瘫痪,要了解瘫痪的发病形式,如是否急性起病,起病的诱因:如病史中有无导致全身血压下降的情况、由坐位或卧位变为直立位后发病等,肢体无力的进展和波动情况,有无麻木、疼痛、肌肉萎缩等伴随症状。如果合并头痛,要询问头痛的性质、部位、发作频率。如果出现眩晕,则要询问有无恶心、呕吐、出汗、耳鸣、听力减退、血压和脉搏的改变,以及发作的诱因和持续时间,以帮助鉴别周围性眩晕和中枢性眩晕。

（2）对既往病史的询问:对于来诊的患者要询问患者的既往病史,如有无高血压、心脏病、糖尿病等相关病史;同时了解患者既往有无类似短暂性脑缺血发作的症状,尤其要注意易被患者忽略的单眼黑蒙;如果是中青年女性,还要询问有无避孕药服用史、多次自然流产史。除了个人既往病史以外,还要简要询问患者的家族中有无类似的病史。

2.体格检查

病史采集完成后,要对患者进行神经系统体格检查和全身检查。对于脑出血患者,除了重要的神经系统检查外,还需着重检查以下几个方面。

（1）双侧颈动脉和桡动脉扪诊:检查双侧动脉搏动是否对称,同时可以初步了解心律是否齐整。

（2）测量双上肢血压。

（3）体表血管听诊:选择钟形听诊器,放在各个动脉在体表的标志。

①颈动脉听诊区:胸锁乳突肌外缘与甲状软骨连线的交点。

②椎动脉听诊区:胸锁乳突肌后缘上方,颈2、颈3横突水平。

③锁骨下动脉听诊区:锁骨上窝内侧。

④眼动脉听诊区:嘱患者轻闭双眼,将听诊器放在眼部上方。

3.结构影像学检查

影像学检查方法包括 CT 和 MRI 成像。随着 CT、MRI 成像技术的不断提高,以及密度分辨力和空间分辨力的进一步完善,CT 和 MRI 已成为脑血管病的主要检查方法之一。

（1）头部 CT 检查:头颅 CT 是诊断脑出血的首选检查。急性脑内出血的 CT 检查以平扫为主,一般不需强化检查。急性脑实质内出血在 CT 平扫图像上表现为高密度影,病灶边缘清楚。当血肿破入脑室后常常可以观察到脑室内的血液平面。

（2）头部磁共振成像:超急性期血肿发病 2～3 小时,很难产生异常信号,此时 CT 可显示血肿存在。急性期血肿发病数小时至数天,稍长 T_1,短 T_2。亚急性期血肿发病数天至数月,短 T_1,长 T_2。慢性期血肿发病数月至不定期,长 T_1,短 T_2。

梯度回波序列也称为场回波序列,是非常基本的磁共振成像序列。由于具有许多优点,在各个系统都得到了广泛的应用。发病 6 小时内急性卒中的多中心研究表明,梯度回波 MRI 在发现急性出血方面与 CT 检查一样精确,但在发现慢性出血方面优于 CT。MRI 在发现相关的血管畸形尤其是海绵状血管瘤方面也优于 CT,但是 MRI 并不像 CT 一样适于全部患者。

4.血管影像学检查

（1）头部 CTA:是一种静脉注射含碘造影剂后,利用计算机三维重建方法合成的无创性血管造影术,可以三维显示颅内血管系统。CTA 对 Willis 环周围＞4mm 的颅内动脉瘤可达到与 DSA 相同的检出率,而且可以明确 DSA 显示不理想的动脉瘤的瘤颈和载瘤动脉的情况。

对血栓性动脉瘤的检测 CTA 明显优于 DSA。CTA 对动静脉畸形（AVM）血管团的显示率达100%，其中供血动脉的显示率为 93.9%，引流静脉的显示率为 87.8%。CTA 对脑动脉狭窄的显示基本达到与 DSA 相同的效果。CTA 是有效的无创伤性血管成像技术，在很大程度上可替代有创性 DSA。

（2）头部 MRA（V）：可以很好地显示颅内大动脉的形态，以及动脉发生病变时的一些侧支循环。

MRA 对正常脑动静脉的显示和对异常血管的显示有很好的效果，除对显示前交通动脉和后交通动脉的敏感性和特异性稍低外，对显示大脑前、中、后动脉、基底动脉和颈内动脉的敏感性和特异性均接近 100%。MRA 可以显示脑 AVM 的供血动脉、血管团和引流静脉，可以显示动静脉瘘的动脉、瘘口的位置和大小、静脉的扩张程度和引流方向。对于>5mm 的动脉瘤，MRA 的显示率可达 100%，并且结合源图像可以显示那些 DSA 不能显示的有血栓形成的动脉瘤。MRA 对<5mm 直径的脑动脉瘤漏诊率较高，对发生颅内出血的脑动脉瘤患者MRA 不能替代常规脑血管造影做介入治疗。MRA 对脑动脉狭窄显示直观，与 DSA 的相关性较好，但当动脉狭窄严重程度达 75% 以上时，有过高评价的倾向。

MRV 对上下静脉窦、直窦、横窦、乙状窦、大脑内和大脑大静脉的显示率达 100%，对岩上窦和岩下窦的显示率也达 85%。MRV 可显示脑静脉血栓的范围、是否完全闭塞和侧支引流的情况等。

（3）颈部 MRA：磁共振对比增强血管三维成像（3DCE-MRA）可从任一角度观察血管的3D 血管图像。与传统非增强 MRA 相比，该技术与血液的流动增强无关，不需空间予饱和，对平行于扫描平面的血管也能很好显示，因此可通过冠状位激发扫描，显示包括颈部大血管根部至颅内 Willis 环的颈部血管全程。3DCE-MRA 可同时显示两侧头、颈部所有血管的受累情况，即受累血管段及其范围以及狭窄程度或闭塞后侧支循环血管情况。3DCE-MRA 上动脉闭塞表现为动脉血流中断和远端动脉不显影；动脉狭窄表现为动脉腔节段性狭窄，其远端动脉分支减少，或显影差，有的动脉表现为该段动脉血流中断，但其远端动脉仍显影；明显的动脉硬化表现为动脉管腔粗细不均，呈"串珠状"。因此，3DCE-MRA 可为临床血管性病变的筛选检查、制订治疗方案提供依据。

（4）血管造影：数字减影血管造影（DSA）具有很好的空间分辨率，可以显示 0.5mm 的脑血管，清晰显示脑血管各级分支的大小、位置、形态和变异。主要用于需要造影确诊或是否适合介入治疗的脑血管病。DSA 可以用于了解脑动脉狭窄的部位程度；明确脑血栓形成时血管闭塞的部位和动脉溶栓；可以显示颅内动脉瘤的情况；显示 AVM 供血动脉的来源和引流静脉的方向等，为手术和介入治疗提供详细的资料。

目前认为 DSA 是诊断脑供血动脉狭窄的金标准，同时也是判断狭窄程度的有效方法，为临床治疗提供可靠依据。

血管造影的指征包括出血伴有 SAH、局部异常钙化影、明显的血管畸形、异常的出血部位等，不明原因的出血，如孤立的脑室出血也需行血管造影。患高血压和深部出血的老年患者尽量避免血管造影检查。行血管造影检查的时间需依据患者病情平衡诊断的需要及外科手术干预的潜在时间。脑疝患者在血管造影检查前需紧急手术，病情稳定的动脉瘤或血管畸形的患者在任何干预之前应行血管造影检查。

5.头部 CT 灌注影像

是脑功能成像方法之一,通过研究脑组织的血流灌注状态以及组织血管化程度来揭示脑组织的病理解剖和病理生理改变的一种检查手段。

CT 灌注成像是临床脑出血周围组织损伤研究较为理想的方法,一次检查可同时产生有关血肿体积的解剖学信息,以及有关血肿周围组织脑血流动力学变化的功能信息。CT 灌注成像空间分辨率高,成像速度快,可对血肿周围组织脑血流动力学参数进行定量测量,有助于脑出血患者个体化救治和预后评估。

在 CT 灌注成像所用的参数中,TTP 较为敏感,所有被观察对象均清晰地显示出血肿周围 TTP 延长区,TTP 持续延长提示由血肿占位效应引起的脑微循环障碍在脑内出血慢性期可依然存在。MTT 可以敏感地显示出血管远端局部灌注压的降低,对脑组织灌注异常具有良好的预测性。rCBF 和 rCBV 可以准确地反映出脑出血后血肿周围组织的灌注状态,对于判断血肿周围组织缺血性损伤有重要的价值。

6.实验室检查

脑出血患者常规实验室检查包括血常规、电解质、BUN、肌酐、血糖、心电图、X 线胸片、凝血功能,青中年患者应行药物筛查排除可卡因的应用,育龄女性应行妊娠试验。

血糖升高可能是机体的应激反应或脑出血严重性的反应。华法林的应用,反映在凝血酶原时间或国际标准化比值(INR)的升高,是血肿扩大的一个危险因素(OR=6.2),且较未应用华法林患者血肿扩大的持续时间长。

近来研究表明,检测血清生物学标志物有助于判断 ICH 患者的预后,且能提供病理生理学线索。金属蛋白酶是降解细胞外基质的酶,脑出血发生后此酶被炎症因子激活。脑出血发生 24 小时后基质金属蛋白酶-9(MMP-9)水平与血肿相关,而 MMP-3 在卒中发生后的 24~48 小时与死亡相关,两者的水平与残腔体积相关。细胞纤维连接蛋白(c-Fn)是一种糖蛋白,具有黏附血小板至纤维蛋白的作用,是血管损伤的标志。一项研究表明:c-Fn 高于 $6\mu g/mL$ 或 IL-6 高于 $24pg/mL$ 与血肿扩大独立相关。另一项研究表明,肿瘤坏死因子-α(TNF-α)与血肿周围水肿相关,而谷氨酸盐水平则与血肿的残腔体积相关。这些血清标志物的临床应用需要进一步研究。

六、鉴别诊断

(1)壳核、丘脑及脑叶的高血压性脑出血与脑梗死难以鉴别。在某种程度上,严重的头痛、恶心、呕吐,以及意识障碍可能是发生脑出血的有用线索,CT 检查可以识别病变。脑干卒中或小脑梗死可似小脑出血,CT 扫描或 MRI 是最有用的诊断方法。

(2)外伤性脑出血是闭合性头部外伤的常见后果。这类出血可发生于受冲击处颅骨下或冲击直接相对的部位(对冲伤),最常见的部位是额极和颞极。外伤史可提供诊断线索。外伤性脑出血的 CT 扫描表现可延迟至伤后 24 小时显影,MRI 可早期发现异常。

(3)突然发病、迅速陷入昏迷的脑出血患者须与全身性中毒(酒精、药物、CO)及代谢性疾病（糖尿病、低血糖、肝性昏迷、尿毒症）鉴别，病史、相关实验室检查和头部 CT 检查可提供诊断线索。

（4）急性周围性前庭病可引起恶心、呕吐及步态共济失调等症与小脑出血极为相似。然而，发病时严重头痛、意识障碍、血压升高或高龄等均强烈支持为小脑出血。

七、治疗

脑出血病情凶险，经常有血压和颅内压升高，经常需要气管插管和辅助通气，所以脑出血患者的监测与管理应在重症监护室进行。

需要监测神经功能状态、脉搏、血压、体温和氧饱和度。氧饱和度＜95％，需要吸氧；意识水平下降或气道阻塞时，应进行气道支持和辅助通气。

1.血压的管理

脑出血的急性期血压会明显升高，血压的升高会加剧脑出血量，增加死亡风险、神经功能恶化及残疾率，因此血压的控制尤为重要。脑出血急性期后，如无明显禁忌，建议良好控制血压，尤其对于出血位于高血压性血管病变部位者。脑出血急性期后，推荐的血压控制目标是＜140/90mmHg，合并糖尿病和慢性肾损害者＜130/80mmHg。脑出血急性期高血压的药物治疗，推荐的一线降压药物为口服卡托普利（6.25～12.5mg），但是其作用短暂，且降压迅速。静脉用药的一线选择为半衰期短的降压药物。在美国和加拿大推荐使用静脉注射拉贝洛尔，或者盐酸艾司洛尔、尼卡地平、依那普利。静脉注射乌拉地尔的应用也日益广泛。最后，必要时应用硝普钠，但是其主要不良反应有反射性心动过速、冠状动脉缺血、抗血小板活性、增高颅内压和降低脑灌注压。静脉注射治疗高血压需要对血压进行连续监测。

2.血糖的管理

在脑出血后最初 24 小时内持续高血糖（＞140mg/dL）提示预后不良。血清葡萄糖＞185mg/dL 时，建议静脉滴注胰岛素治疗，并密切监测血糖浓度并调整胰岛素剂量，以避免发生低血糖。

3.颅内压增高的治疗

颅内压增高、脑水肿和血肿占位效应都会使脑出血后的致残率和死亡率升高。对于怀疑颅内压增高和意识水平持续下降的患者，需要进行连续有创颅内压监测，但是其应用价值是否优于临床和放射学监测仍未被证实。

对于脑出血后颅内压增高的治疗应当是一个平衡和逐步的过程。抬高床头、镇痛和镇静、渗透性利尿药（甘露醇和高张盐水）、经脑室导管引流脑脊液、过度通气，目前仍不推荐使用类固醇激素。同步监测颅内压和血压，以使脑灌注压＞70mmHg。

4.脑出血并发症预防和治疗

病情不严重的患者采取措施预防亚急性并发症，如吸入性肺炎、深静脉血栓形成和压力性溃疡等。脑出血患者临床稳定后，应进行早期活动和康复治疗。

发热：查找感染证据。治疗发热源，给发热的患者使用退热药以降低体温。

控制感染：应用适当的抗生素治疗脑出血后感染。不建议预防性应用抗生素。

预防深静脉血栓形成:有轻偏瘫或偏瘫患者使用间歇充气加压装置预防静脉血栓栓塞。如果脑出血停止,发病3～4天后,可以考虑给偏瘫患者皮下注射低剂量低分子肝素或普通肝素治疗。

痫性发作:脑出血患者有临床痫性发作时,给予适当抗癫痫药物治疗;脑叶出血的患者在发病后立即短期预防性应用抗癫痫药,可能降低其早期痫性发作的风险。

5.治疗凝血异常和纤维蛋白溶解引起的脑出血

使用鱼精蛋白逆转肝素引起的脑出血;华法林引起的脑出血,静脉给予维生素K以逆转华法林的效应,并给予凝血因子替代治疗;溶栓引起的脑出血使用凝血因子和血小板替代。合并严重凝血因子缺陷或严重血小板减少的患者,应该适当补充凝血因子或输注血小板。

6.脑出血的外科治疗

外科治疗的意义:对于大多数脑出血患者而言,手术的作用尚不确定;对于有手术指征的脑出血患者。血肿的清除减少了血肿量,降低颅内压,提高了受损半球的灌注压及减少神经细胞毒性水肿。

外科治疗指征:小脑出血伴神经功能继续恶化或脑干受压或脑室梗阻引起脑积水,应尽快手术清除血肿;脑叶出血超过30mL且血肿距皮质表面1cm以内者,可以考虑血肿清除术。

手术时机:超早期开颅术能改善功能结局或降低死亡率。极早期开颅术可能使再出血的风险加大。严密监测病情,及时进行手术评估。

八、预后

脑出血急性期的死亡率为35％～52％,脑出血的预后与血肿的大小、GCS评分、脑水肿、破入脑室、出血部位、中线移位、意识水平、年龄、发热、高血糖及血压等相关。脑出血的10年存活率约为24.1％。

九、康复

多数脑出血患者会发生功能残疾,因此所有的ICH患者都应当接受多方面的康复训练。如果可能的话,康复应该尽早开始并于出院后在社区继续进行,并形成良好协作的项目以实现早期出院和以家庭为基础的康复促进恢复。

第四节 偏头痛

一、概述

偏头痛是一种常见的反复发作的原发性头痛。其特点是发作性单侧头痛,少数表现为双侧头痛,常伴有恶心和呕吐,有些患者头痛发作前可有视觉、感觉和运动等先兆,可自发性缓解、反复发作、间歇期正常,可有家族史。有研究表明成年人偏头痛的患病率为 7.7%～18.7%。其中中年男性为 1%～19%,成年女性为 3%～29%。

二、病因

偏头痛的病因尚未完全明了,可能与以下因素有关。

1.遗传因素

不少患者有偏头痛的阳性家族史,其亲属出现偏头痛的概率明显高于一般人群,但未发现典型的孟德尔遗传模式,提示可能系多基因遗传的复合性疾病,并与环境因素相关。某些亚型,如有先兆的偏瘫型偏头痛,则呈常染色体显性遗传,有 3 个基因位点被确定,一个位于 Chr19p13,系电压门控钙通道基因;另 2 个位于 1 号染色体短臂附近。

2.内分泌功能异常

偏头痛主要发生在中青年妇女,青年妇女的偏头痛发作多数出现在月经期或月经前后,至更年期后有自发性缓解的趋势,这些现象提示偏头痛的发生可能与内分泌的改变有关。

3.饮食与精神因素

某些食物可诱导偏头痛的发生,包括含酪氨酸、苯丙胺的食物(如奶酪)、肉(如腊肉、火腿)、巧克力、红酒以及某些食物添加剂、香料等,利舍平等药物也有诱导偏头痛发作的作用,紧张、焦虑、应激等情绪障碍也可诱发。

三、发病机制

偏头痛的发病机制尚不十分明确,目前主要有以下几种学说。

1.血管学说

由 Wolff 等提出,已被广泛接受。偏头痛发作的早期先有颅内血管痉挛收缩,局部血流量改变,并引起相应的神经缺失症状,如一过性闪光、盲点、眼肌麻痹、失语、肢体运动感觉障碍等先兆症状。发作期主要为颅外动脉继颅内动脉痉挛后出现反应性扩张,动脉张力低,引起充血高灌注,产生头痛。偏头痛后期主要为动脉壁水肿,血管狭窄,变成持续性头痛,同时因管腔狭窄,头、颈部肌肉缺血、收缩,出现肌肉收缩性疼痛。但此学说不能解释偏头痛的单侧性特征,不能解释局灶症状、头痛、CBF 变化的复杂关系。

2.皮质扩散抑制(CSD)

CSD 由巴西生理学家 Leao 首先提出,它是指各种因素刺激大脑皮质后出现的从刺激部位向周围组织波浪式扩展的皮质电活动抑制,其扩散速度缓慢,约 3mm/min。随着 CSD 的扩散,脑血流降低区域也逐渐扩大,CSD 到达区域出现局灶性神经症状与体征。这一理论可以充分解释偏头痛发作的神经功能缺损,可能是偏头痛的一个重要发病机制。但不能解释使用血管收缩药为何能缓解头痛。

3.神经递质假说

在偏头痛前期血小板聚集明显增加,释放 5-HT,从而引起血管张力性收缩,脑血流量减少,发生前驱症状,此后由于血小板聚集力下降,5-HT 耗竭,导致颅外动脉扩张,血流量增加,出现剧烈头痛。近几年研究则认为是血栓烷 A(TXA)和前列环素(PGI)在局部的平衡障碍所致。TXA 是强烈的血管收缩药和血小板聚集药,PGI 是强力的血管扩张药和抑制血小板聚集药,偏头痛前驱期是 PGI 相对减少而 TXA 相对增加引起,头痛期是相反的变化所致。

4.三叉神经血管学说

颅内疼痛敏感组织主要为脑膜、脑膜上的血管,其上分布着来自三叉神经的无髓鞘纤维。目前普遍认为这些传入神经纤维兴奋是诱发偏头痛疼痛的原因。三叉神经血管系统或中枢神经内源性疼痛调节系统存在功能缺陷,分布于硬膜的三叉神经无髓纤维受到刺激时,释放血管活性物质,如降钙素基因相关肽(CGRP)、P 物质(SP)、神经激肽 A 等,产生神经源性炎症,使血管扩张、血浆成分外渗、肥大细胞脱颗粒和血小板激活,从而导致头痛。动物模型已经证实,高选择性曲普坦类抗偏头痛药物可以抑制三叉神经血管末梢释放神经肽,抑制血浆蛋白外渗和脑膜血管扩张,还对传入三叉神经二级神经元的冲动具有抑制作用,其药理作用也支持了三叉神经血管学说。

5.自主功能障碍

自主功能障碍很早即引起了学者们的重视。瞬时心率变异及心血管反射研究显示,偏头痛患者存在交感功能低下。24h 动态心率变异研究提示,偏头痛患者存在交感神经、副交感神经功能平衡障碍。也有学者报道偏头痛患者存在瞳孔直径不均,提示这部分患者存在自主功能异常。有人认为在偏头痛患者中的猝死现象可能与自主功能障碍有关。

6.离子通道障碍

很多偏头痛综合征所共有的临床特征与遗传性离子通道障碍有关。偏头痛患者内耳存在局部细胞外钾的积聚。当钙进入神经元时钾退出。因为内耳的离子通道在维持富含钾的内淋巴和神经元兴奋功能方面是至关重要的,脑和内耳离子通道的缺陷可导致可逆性毛细胞除极及听觉和前庭症状。偏头痛中的头痛是继发现象,这是细胞外钾浓度增加的结果。偏头痛综合征的很多诱发因素,包括紧张、月经,可能是激素对有缺陷的钙通道影响的结果。

此外,还有低镁学说、高钾诱导的血管痉挛学说、免疫理论等,都对偏头痛的发病机制有一定的阐释。所以,关于其确切的发病机制还有待进一步的深入研究。

四、临床表现

偏头痛发病常见于青春期,80%以上的患者在 30 岁以前发生。

1.无先兆性偏头痛

此型最多见,无明显前驱症状,常有家族史。头痛反复发作,每次持续 4~72h(其时间为未治疗或治疗不成功的时间;如患者在偏头痛发作期间入睡并且睡醒后偏头痛消失,计算偏头痛发作时间要计算到患者醒来的时间)。儿童发作时间一般为 1~72h。头痛通常呈搏动性,位于额颞部,呈单侧。但在儿童通常为双侧,在青春期后期或成年人早期出现偏头痛的成年模式——单侧头痛。但无论单侧或双侧枕部头痛在儿童均少见,诊断时应慎重,因为许多病例是由结构性损害引起。疼痛程度多为中或重度;常规体力活动如散步或上楼梯可加重疼痛;常伴有恶心、呕吐和(或)畏光、畏声。

2.有先兆性偏头痛

此型较普通型少见,多有家族史,其最大特点是头痛前有先兆症状。先兆症状是复杂的神经症状,出现在偏头痛发作之前或头痛发作时,是一种逐渐发展的可逆性局灶症状,持续时间通常在5～20min或以上,少于60min。

先兆为以下各种症状的组合:疲劳、注意力涣散、颈部僵硬、对光或声音敏感、恶心、闪光视野、打哈欠或面色苍白。其中视觉先兆最常见,通常表现为暗点、闪光、黑矇,部分由短暂的单眼盲或双眼的一侧视野偏盲。其他可有嗜睡、烦躁和偏侧肢体感觉或运动障碍。不太常见的是语言障碍,但有时难以分类。先兆症状通常一个随着另一个顺序出现,以视觉症状开始,随后是感觉症状和言语障碍,但是也可有相反或其他的顺序。

头痛常在先兆开始消退时出现。疼痛多始于一侧眶上、眶后部或额颞区,逐渐加重而扩展至半侧头部,甚至整个头部及颈部。头痛为搏动性,呈跳痛或钻凿样,程度逐渐加重发展成持续性剧痛。常伴恶心、呕吐、畏光、畏声。有的患者面部潮红,大量出汗,眼结膜充血;有的患者面色苍白,精神萎靡,厌食。一次发作可持续1～3d,通常睡觉后头痛明显缓解,但发作过后连续数日倦怠无力。发作间歇期一切正常。少数情况下,该头痛缺乏偏头痛的特点甚至完全不出现头痛。

3.特殊类型的偏头痛

(1)偏瘫型偏头痛:临床少见。偏瘫可为偏头痛先兆,单独发生,亦可伴偏侧麻木、失语,偏头痛消退后偏瘫持续10min至数周。可分为家族型(多呈常染色体显性遗传)和散发型(表现典型、普通型与偏瘫型偏头痛交替发作)。

(2)基底型偏头痛:或称基底动脉偏头痛。较多见于儿童和青春期女性,出现头重脚轻、眩晕、复视、眼球震颤、耳鸣、构音障碍、双侧肢体麻木及无力、共济失调、意识改变、跌倒发作和黑矇等脑干和枕叶症状,提示椎-基底动脉缺血。多见闪光、暗点、视物模糊、黑矇、视野缺损等视觉先兆,先兆持续20～30min,然后出现枕部搏动性头痛,常伴恶心、呕吐。

(3)眼肌麻痹型偏头痛:较少见,偏头痛发作时或发作后头痛消退之际,头痛侧出现眼肌瘫痪,动眼神经最常见,可同时累及滑车和展神经,持续数小时至数周。多有无先兆偏头痛病史,应注意排除颅内动脉瘤和糖尿病性眼肌麻痹。

(4)儿童周期综合征:为周期性发作的短暂性神经系统功能紊乱症状,与头痛有密切关系,故称之为偏头痛等位征,多见于儿童。表现为儿童良性发作性眩晕、周期性呕吐、腹型偏头痛等,发作时不伴有头痛,随时间推移可发生偏头痛。

(5)视网膜性偏头痛:此为有先兆偏头痛的一种亚型,由于视网膜小动脉收缩而损害单眼视力,伴或不伴闪光幻觉,随后出现头痛。临床上应与短暂性脑缺血发作相鉴别。

4.偏头痛并发症

(1)偏头痛持续状态:偏头痛发作持续时间在72h以上(其间可能有短于4h的缓解期)的称偏头痛持续状态。

(2)偏头痛性脑梗死:有以下3类。①卒中和偏头痛共存(即卒中的发生在时间上与偏头痛相隔很远);②具有偏头痛临床特征的卒中;③偏头痛诱发的卒中(即在偏头痛发作过程中诱发的卒中),这是由于偏头痛先兆期长时间的血流降低易使相应的缺血脑区发生梗死。

五、诊断和鉴别诊断

反复发作的单侧或双侧头痛,具有搏动性,伴有恶心、呕吐、畏光、畏声,头痛时日常活动受限,要考虑偏头痛的存在,如有家族史更支持诊断。

需与下列疾病鉴别。

1.紧张型头痛

又称肌收缩型头痛。其临床特点是:头痛部位较弥散,可位前额、双颞、顶、枕及颈部。头痛性质常呈钝痛,头部压迫感、紧箍感,患者常述犹如戴着一个帽子。头痛常呈持续性,可时轻时重。多有头皮、颈部压痛点,按摩头颈部可使头痛缓解,多有额、颈部肌肉紧张。多少伴有恶心、呕吐。

2.丛集性头痛

又称组胺性头痛,Horton 综合征。表现为一系列密集的、短暂的、严重的单侧钻痛。与偏头痛不同,头痛部位多局限并固定于一侧眶部、球后和额颞部。发病时间常在夜间,并使患者痛醒。发病时间固定,起病突然而无先兆,开始可为一侧鼻部烧灼感或球后压迫感,继之出现特定部位的疼痛,常疼痛难忍,并出现面部潮红,结膜充血、流泪、流涕、鼻塞。为数不少的患者出现 Horner 征,可出现畏光,不伴恶心、呕吐。诱因可为发作群集期饮酒、兴奋或服用扩血管药引起。发病年龄常较偏头痛晚,平均 25 岁,男女之比约 4∶1。罕见家族史。

3.痛性眼肌麻痹

又称 Tolosa-Hunt 综合征。是一种以头痛和眼肌麻痹为特征,涉及特发性眼眶和海绵窦的炎性疾病。病因可为颅内颈内动脉的非特异性炎症,也可能涉及海绵窦。常表现为球后及眶周的顽固性胀痛、刺痛,数天或数周后出现复视,并可有第Ⅲ、Ⅳ、Ⅵ对脑神经受累表现,间隔数月或数年后复发,需行血管造影以排除颈内动脉瘤。皮质类固醇治疗有效。

4.颅内占位所致头痛

占位早期,头痛可为间断性或晨起为重,但随着病情的发展多成为持续性头痛,进行性加重,可出现颅内高压的症状与体征,如头痛、恶心、呕吐、视盘水肿,并可出现局灶症状与体征,如精神改变、偏瘫、失语、偏身感觉障碍、抽搐、偏盲、共济失调、眼球震颤等,典型者鉴别不难。但需注意,也有表现为十几年的偏头痛,最后被确诊为巨大血管瘤者。

5.血管性头痛

如高血压或低血压、未破裂颅内动脉瘤或动静脉畸形、慢性硬膜下血肿等均可有偏头痛样头痛,部分病例有局限性神经体征,癫痫发作或认知功能障碍,颅脑 CT、MRI 及 DSA 可显示病变。

6.偏头痛性梗死

极个别情况,偏头痛可继发缺血性卒中,偏头痛渐进性病程和自发消退 2 个特点可与脑卒中区别。

六、治疗

偏头痛的治疗目的是终止头痛发作、缓解伴发症状和预防复发。因此分为发作期的治疗和预防性治疗。

(一)急性期药物治疗

1.急性期治疗目的

对患者头痛发作时的急性治疗目的是:快速止痛;持续止痛,减少本次头痛再发;恢复患者的功能;减少医疗资源浪费。

2.急性期治疗有效性的指标

多数大型随机、双盲、对照试验采用的急性期治疗有效性标准包括以下方面:2h 后无痛;2h 后疼痛改善,由中重度转为轻度或无痛(或 VAS 评分下降 50% 以上);疗效具有可重复性,3 次发作中有 2 次以上有效;在治疗成功后的 24h 内无头痛再发或无须再次服药。

对多次发作的疗效评估包括头痛对患者功能损害的评估,如 MIDAS 和 HIT-6。

3.药物及评价

偏头痛急性期的治疗药物分为非特异性药物和特异性药物两类。

(1)非特异性药物:非特异性药物包括:a.解热镇痛药,如对乙酰氨基酚、阿司匹林、布洛芬、萘普生等非甾体抗炎药(NSAIDs)及其复方制剂;b.巴比妥类镇静药;c.可待因、吗啡等阿片类镇痛药及曲马朵。

①解热镇痛药:大量研究表明,解热镇痛药及其咖啡因复合物对于成年人及儿童偏头痛发作均有效,故对于轻、中度的偏头痛发作和既往使用有效的重度偏头痛发作,可作为一线药物首选。这些药物应在偏头痛发作时尽早使用。

可单选阿司匹林(ASA)300～1000mg,或布洛芬 200～800mg,或萘普生 250～1000mg,或双氯芬酸 50～100mg,或安替比林 1000mg,或托芬那酸 200mg。对乙酰氨基酚口服、静脉注射或皮下注射均有效,但不推荐单独使用(B 级)。上述药物与其他药合用,如 ASA 与甲氧氯普胺合用、对乙酰氨基酚与利扎曲坦合用、对乙酰氨基酚与曲马朵合用等,效果优于单用。另有研究发现,伐地昔布 20～40mg 和罗非昔布 25～50mg 治疗偏头痛急性发作有效。

阿司匹林(ASA):剂型有口服剂、肛门栓剂及注射制剂。口服:1 次 300～1000mg。呕吐的患者可使用栓剂,直肠给药,1 次 300～600mg。口服本药 1000mg 2h 后头痛有效缓解率为 52%(Ⅰ级证据),疗效与口服 50mg 舒马曲坦相当。泡腾片是近年来开发应用的一种新型片剂,每片 0.3g,0.5g,服用时放入温水 150～250mL 中溶化后饮下,因其含碳酸氢钠和有机酸,遇水可放出大量二氧化碳而呈泡腾状,二氧化碳部分溶解于饮水中,喝入时有汽水般的感觉,特别适用于儿童、老年人以及吞服药丸困难的患者。阿司匹林赖氨酸盐(赖安匹林),可用于静脉或肌内注射,剂量有 0.9g(相当于阿司匹林 0.5g)及 0.5g(相当于阿司匹林 0.28g),肌内注射或静脉滴注每次 0.9～1.8g。静脉注射赖安匹林 2h 后,头痛消除率为 43.7%,疗效低于皮下注射舒马曲坦 6mg,但两者用药 24h 后,头痛复发率无差异,而赖安匹林耐受性更好。阿司匹林的常见不良反应有胃肠道症状,过敏反应,耳鸣、听力下降,肝肾功能损害及出血危险等,损害多是可逆性的;与食物同服可减少对胃肠道的刺激,这样尽管会降低药物吸收的速率,但不影响吸收量。对本药或同类药过敏者、活动性溃疡、血友病或血小板减少症、哮喘、出血体质者、孕妇及哺乳期妇女禁用。本品使布洛芬等非甾体抗炎药血浓度明显降低,两者不宜合用。

布洛芬:治疗偏头痛以口服为主(Ⅰ级证据)。口服:1次200~800mg。对于轻中度头痛患者,口服200mg或400mg,用药2h后头痛有效缓解率无差异,但对于重度头痛患者,口服400mg更有效,且能有效缓解畏光、畏声等症状。用药2h后头痛有效缓解率与口服舒马曲坦50mg基本相当。与安慰剂相比,本药能有效缓解头痛,缩短头痛持续时间,但24h持续消除头痛方面并不优于安慰剂。常见的不良反应及禁忌证同ASA。

萘普生:剂型有口服剂、肛门栓剂及注射液。口服:250~1000mg;直肠给药:1次250mg;静脉给药:1次275mg,均可缓解头痛及其伴随症状(Ⅰ级证据),疗效与口服舒马曲坦50mg类似。若头痛无缓解,可与舒马曲坦50mg合用,两者合用不增加不良反应发生。本药常见的禁忌证及不良反应同ASA,但不良反应的发生率及严重程度均较低,较适用于不能耐受阿司匹林、吲哚美辛等解热镇痛药的患者。

双氯芬酸:剂型有口服剂、肛门栓剂及注射液。口服吸收迅速且完全,起效较快,最好于饭前整片(粒)吞服。口服:1次50~100mg,但有研究发现服用100mg疗效并不优于50mg。服用胶囊起效更快,且胶囊疗效优于片剂(Ⅰ级证据)。本品疗效与口服舒马曲坦100mg类似,且改善恶心等偏头痛伴随症状优于后者,而发生不良反应更少。直肠给药:1次50mg。肌内注射:双氯芬酸钠75mg,10min后起效,30min后头痛消除率达88%,2h后头痛缓解率与肌内注射曲马朵100mg类似。本药引起的胃肠道不良反应少于阿司匹林、吲哚美辛等药物。但应注意肝损伤及粒细胞减少等不良反应。

对乙酰氨基酚:剂型有口服剂、肛门栓剂及注射液。1000mg或15mg/kg口服或静脉注射或皮下注射治疗偏头痛发作有效(Ⅰ级证据),但镇痛作用弱于阿司匹林,不推荐单独使用,可与利扎曲坦、曲马朵等合用。本药可用于对阿司匹林过敏、不耐受或不适于应用阿司匹林的患者。

上述药物可与其他药联用,后者明显优于单用,包括阿司匹林与甲氧氯普胺合用,对乙酰氨基酚与利扎曲坦合用,对乙酰氨基酚与曲马朵合用等。为了防止药物过度应用性头痛,服用单一的解热镇痛药时,应该限制在每月不超过15d,服用联合镇痛药应该限制在每月不超过10d。

布洛芬可用于年龄大于6个月儿童。双氯芬酸可用于体重大于16kg的儿童。萘普生可用于6岁以上或体重25kg以上的儿童。10岁以上的儿童可单用ASA或对乙酰氨基酚或两者与甲氧氯普胺合用,也可单用麦角胺。

②其他药物:甲氧氯普胺、多潘立酮等止吐和促进胃动力药物不仅能治疗伴随症状,还有利于其他药物的吸收和头痛的治疗,单用也可缓解头痛。

苯二氮䓬类、巴比妥类镇静药可促使镇静、入睡,促进头痛消失。因镇静药有成瘾性,故仅适用于其他药物治疗无效的严重患者。

阿片类药物有成瘾性,可导致MOH并诱发对其他药物的耐药性,故不予常规推荐。仅对仅适用于其他药物治疗无效的严重头痛者,在权衡利弊使用。肠外阿片类药物,如布托啡诺,可作为偏头痛发作的应急药物,即刻镇痛效果好(Ⅲ级证据)。

(2)偏头痛特异性药物治疗

①曲坦类药物:曲坦类药物为5-羟色胺1B/1D受体激动药,能特异地控制偏头痛的头痛。目前国内有舒马曲坦、佐米曲坦和利扎曲坦,那拉曲坦、阿莫曲坦、依来曲坦和夫罗曲坦国内尚未上市。曲坦类的疗效和安全性均经大样本、随机安慰剂对照试验证实。药物在头痛期的任何时间应用均有效,但越早应用效果越好。出于安全考虑,不主张在先兆期使用。与麦角类药物相比,曲坦类治疗24h内头痛复发率高(15%～40%),但如果首次应用有效,复发后再用仍有效,如首次无效,则改变剂型或剂量可能有效。患者对一种曲坦类无效,仍可能对另一种有效。

舒马曲坦:剂型包括口服剂(片剂、速释剂)、皮下注射剂、鼻喷剂及肛门栓剂,其中100mg片剂是所有曲坦类的疗效参照标准。皮下注射舒马曲坦6mg,10min起效,2h头痛缓解率达80%。疗效明显优于ASA 1000mg皮下注射,但不良反应亦多。鼻喷剂20mg较片剂起效快,有效率与口服50mg或100mg相当,鼻喷剂疗效可能存在种族差异。在伴有呕吐的患者中应使用栓剂,其效果与口服50mg或100mg相当。应用25mg或50mg无效者中,超过50%对100mg速释剂有效。口服舒马曲坦50mg与ASA泡腾片1000mg疗效相当,口服100mg则与口服ASA 900mg加甲氧氯普胺10mg合剂疗效相似。

佐米曲坦:有2.5mg和5mg的口服和鼻喷剂。药物亲脂性,可透过血-脑屏障,生物利用度高。口服40～60min后起效,鼻喷剂比口服剂起效快,35mg起效更快并可维持6h。口服2.5mg与口服ASA 900mg加甲氧氯普胺10mg合剂疗效相似或稍优。偏头痛发作早期,鼻喷5mg,1h内可明显减轻头痛。口服2.5mg后,2h的头痛消失率与阿莫曲坦12.5mg、依来曲坦40mg、舒马曲坦50mg相当,优于那拉曲坦2.5mg;2h的疼痛减轻和消失率与利扎曲坦10mg相当。口服5mg后,2h的疼痛消失率与舒马曲坦50mg或100mg相当。

利扎曲坦:有5mg和10mg的普通和糯米纸囊口服剂型。推荐10mg为起始剂量,若头痛持续,2h后可重复一次。口服作用快速,头痛消失与疗效维持在所有曲坦类药物中最显著,头痛复发率较舒马曲坦、佐米曲坦和那拉曲坦低。10mg疗效略优于舒马曲坦100mg,但不良反应随剂量增大而增加。

其他:那拉曲坦和夫罗曲坦均为2.5mg的口服剂。在所有曲坦类药物中,两者的起效时间最长,约需4h,且疗效不如舒马曲坦50mg或100mg,但不良反应较少,药物的半衰期长达6h。阿莫曲坦有6.25mg和12.5mg两种片剂,口服40～60min起效,量效关系明显。6.25mg和12.5mg不良反应无差异。12.5mg较麦角胺咖啡因合剂治疗有效,与利扎曲坦10mg、舒马曲坦100mg疗效相似,但不良反应更低。与醋氯芬酸100mg合用比单用有效,皮肤异常性疼痛对其疗效无影响。依来曲坦有20mg和40mg两种口服剂型,40mg无效可增至80mg,但不良反应与剂量相关。在所有曲坦类药物制剂中,80mg效果最好,不良反应也最大。

②麦角胺类:麦角胺类药物治疗偏头痛急性发作的历史很长,但判断其疗效的随机对照试验却不多。试验多使用麦角胺咖啡因(分别2mg和200mg或1mg和100mg合剂)。一项研究是对比其与ASA联合甲氧氯普胺,发现其对头痛、恶心、呕吐症状的缓解不及后者。与卡马匹林合用甲氧氯普胺的对照研究也显示麦角胺咖啡因用药2h后的头痛及恶心的缓解率低

于后者。与曲坦的对比观察证实其疗效不及曲坦类。麦角胺具有药物半衰期长、头痛的复发率低的优势,适用于发作持续时间长的患者。另外,极小量的麦角胺类即可迅速导致 MOH,因此应限制药物的使用频度,不推荐常规使用。

③降钙素基因相关肽(CGRP)受体拮抗药:CGRP 受体拮抗药(gepant 类药物)通过将扩张的脑膜动脉恢复至正常而减轻偏头痛症状,且该过程不导致血管收缩。部分对曲坦类无效或者对曲坦类不能耐受的患者可能对 gepant 类药物有良好的反应。两项大规模随机双盲安慰剂(或曲坦)对照试验显示 telcagepant(MK-0974)有良好的临床疗效,300mg 口服后 2h 的头痛缓解率与利扎曲坦 10mg、佐米曲坦 5mg 相当,不良反应的发生率略高于安慰剂。

(3)复方制剂:麦角胺咖啡因复方制剂可治疗某些中-重度的偏头痛发作(Ⅱ级证据)。其他常用的复方制剂有:ASA、对乙酰氨基酚及咖啡因的复方制剂,对乙酰氨基酚与咖啡因的复方制剂,双氯酚酸与咖啡因的复方制剂,咖啡因、布他比妥和(或)颠茄的复方制剂等。其中合用的咖啡因可抑制磷酸二酯酶,减少 cAMP 的分解破坏,使细胞内的 cAMP 增加,从而发挥广泛的药理作用,包括收缩脑血管减轻其搏动幅度,加强镇痛药的疗效等。要注意,合用的咖啡因会增加药物依赖、成瘾及 MOH 的危险。

(4)急性期治疗药物的选择和使用原则:急性期治疗药物的选择应根据头痛严重程度、伴随症状、既往用药情况和患者的个体情况而定。药物选择有两种方法:①阶梯法,即每次头痛发作时均首选 NSAIDs 类药物,若治疗失败再加用偏头痛特异性治疗药物;②分层法,基于头痛程度、功能损害程度及之前对药物的反应,若为严重发作则使用特异性治疗药物,否则使用NSAIDs 类药物。不同治疗策略的致残性(DISC)研究对上述不同治疗策略进行比较后发现,分层治疗在 2h 镇痛率及每次残疾时间方面均优于阶梯法,且事后分析证明其最具经济性。

药物使用应在头痛的早期足量使用,延迟使用可使疗效下降、头痛复发及不良反应的比例增高。有严重的恶心和呕吐时,应选择胃肠外给药。甲氧氯普胺、多潘立酮等止吐和促进胃动力药物不仅能治疗伴随症状,还有利于其他药物的吸收和头痛的治疗。

不同曲坦类药物在疗效及耐受性方面略有差异。对某一个体患者而言,一种曲坦无效,可能另一曲坦有效;一次无效,可能另一次发作有效。由于曲坦类药物疗效和安全性优于麦角类,故麦角类药物仅作为二线选择。麦角类有作用持续时间长、头痛复发率低的特点,故适于发作时间长或经常复发的患者。

为预防药物过量性头痛(MOH),单纯 NSAIDs 制剂不能超过 15d/月,麦角碱类、曲坦类、NSAIDs 复合制剂则不超过 10d/月。

(二)预防性药物治疗

1.预防性治疗的目的

对患者进行预防性治疗目的是降低发作频率、减轻发作程度、减少功能损害、增加急性发作期治疗的疗效。

2.预防性治疗的有效性指标

预防性治疗的有效性指标包括偏头痛发作频率、头痛持续时间、头痛程度、头痛的功能损害程度及急性期对治疗的反应。

3.预防性治疗的指征

总的来说,何时开始预防性治疗并没有普遍适用的指征,最重要的因素是患者生活质量受影响的程度,而非刻板地根据发作频率或严重程度来决定。通常,存在以下情况时应与患者讨论使用预防性治疗:①患者的生活质量、工作或学业严重受损(须根据患者本人的判断);②每个月发作频率在2次以上;③急性期药物治疗无效或患者无法耐受;④存在频繁、长时间或令患者极度不适的先兆,或为偏头痛性脑梗死、偏瘫性偏头痛、基底型偏头痛亚型;⑤连续3个月每月使用急性期治疗6~8次或以上;⑥偏头痛发作持续72h以上;⑦患者倾向(尽可能少的发作)。

4.预防性治疗药物的评价

目前应用于偏头痛预防性治疗的药物主要包括:β受体阻滞药、钙离子通道阻滞药、抗癫痫药、抗抑郁药、NSAID及其他种类的药物。

(1)β受体阻滞药:β受体阻滞药在偏头痛预防性治疗方面效果明确,有多项随机对照试验结果支持。其中证据最为充足的是非选择性β受体阻滞药普萘洛尔和选择性β受体阻滞药美托洛尔。另外,比索洛尔、噻吗洛尔和阿替洛尔可能有效,但证据强度不高。β受体阻滞药的禁忌证包括反应性呼吸道疾病、糖尿病、直立性低血压及心率减慢的某些心脏疾病。不适于运动员,可发生运动耐量减少。有情感障碍患者在使用β受体阻滞药可能会发生心境低落、甚至自杀倾向。

(2)离子通道阻滞药:非特异性钙离子通道阻滞药氟桂利嗪对偏头痛预防性治疗证据充足,剂量为每日5~10mg,女性所需的有效剂量低于男性。环扁桃酯的研究结果不一致,设计较好的研究结果为阴性,因此不推荐。多项尼莫地平预防偏头痛的研究,结果均未能显示其疗效优于安慰剂,不值得推荐。

(3)抗癫痫药:丙戊酸(至少每日600mg)的随机对照试验结果证实其对偏头痛预防有效。需定时检测血常规、肝功能和淀粉酶,对于女性患者更需注意体重增加及卵巢功能异常(如多囊卵巢综合征)。托吡酯(每日25~100mg)是另一个有试验证据支持的抗癫痫药物。托吡酯对慢性偏头痛有效,并可能对MOH有效。

拉莫三嗪不能降低偏头痛发作的频率,但可能降低先兆发生的频率。加巴喷丁在一项随机双盲安慰剂对照试验中显示有效。开放性、非对照的试验结果提示左乙拉西坦可能有助于降低头痛频率。奥卡西平试验证明无效。

(4)抗抑郁药:唯一在所有研究中均被证实有效的药物是阿米替林,4项较早的安慰剂对照试验结果均为阳性,使用剂量为每日10~150mg。但这些试验的样本量均较小,且不良反应明显。阿米替林对偏头痛的预防作用有限,但特别适用于合并有紧张型头痛或抑郁状态(常存在慢性疼痛)的患者。主要不良反应为镇静作用。每日1次用法可增加患者的依从性。大剂量使用时需进行心电图检查。

两项小样本对照试验显示选择性血清素重摄取抑制药(SSRI)非莫西汀有效。3项氟西汀的试验显示有效,1项则显示无效。氯米帕明及舍曲林的对照试验结果显示无效。其他抗抑郁药仅有开放性或非对照性试验。文拉法辛与阿米替林的双盲对照试验结果证实疗效相当,另有2项开放性研究结果阳性。

（5）NSAIDs：ASA 对偏头痛预防治疗的研究结果不一。两项大型队列研究发现每日 200～300mg 的 ASA 可降低偏头痛发作的频率。ASA 与有确定疗效药物的对比试验显示其效果相当或较差，而在与安慰剂的对照试验中却从未被证实有效。三项对照试验证明萘普生每日 1000mg 优于对照。另外，两项安慰剂对照试验显示托芬那酸有效。其他曾做过试验的药物包括酮洛芬、甲芬那酸、吲哚布芬、氟比洛芬和罗非考昔，但试验均有样本量过小且设计不足之嫌。

（6）其他药物：抗高血压药物赖诺普利及坎地沙坦各有一项对照试验结果显示对偏头痛预防治疗有效，但仍需进一步证实。

大剂量维生素 B_2（每日 400mg）及辅酶 Q_{10} 的对照试验结果显示有效。口服镁盐的结果矛盾，一项结果阴性，另一项结果为阳性。款冬根的提取物经 2 项对照试验显示有效，剂量为每日 75mg。野甘菊提取物有数项对照试验，结果不一，但最近完成的设计良好的试验显示其无效，系统分析结果亦为阴性。但由于存在阳性对照研究结果，故只能作为三线药物。

早期的可乐定、苯噻啶及二甲麦角新碱的试验提示能预防偏头痛发作。但近期设计较好的试验未能证明可乐定有效。二甲麦角新碱有效，但因严重的不良作用，仅推荐作为短期使用（治疗期最长 6 个月），经 4～6 周的洗脱期后可重新使用。苯噻啶的头晕及增加体重的不良反应明显妨碍了其临床应用。麦角类也被用于偏头痛预防治疗，双氢麦角碱的证据较弱，几项试验结果相左。双氢麦角隐亭在 1 项小样本对照试验中显示有效，且耐受性好，但效果仍需进一步证实。基于以上证据不推荐此三类药物用于预防偏头痛治疗。

早期一些试验提示肉毒毒素 A 注射可能对偏头痛有预防性作用，但对所有七项对照研究的系统分析却未能显示其较安慰剂具有显著疗效。然而，针对慢性偏头痛的预防性研究结果却提示其对慢性偏头痛有效。近期一项随机双盲对照试验显示肉毒毒素 A 较安慰剂疗效显著。多中心的随机双盲安慰剂对照试验也取得了阳性结果。比较肉毒毒素 A 注射与托吡酯、丙戊酸预防慢性偏头痛的随机双盲试验均认为其效果相当，且肉毒毒素的耐受性更好。

经随机双盲安慰剂对照试验证明无效的其他治疗包括半胱氨酸-白三烯受体拮抗药孟鲁司特、乙酰唑胺（50mg/d）及神经激肽-1 受体拮抗药拉奈匹坦。

（7）预防性治疗药物选择和使用原则：医师在使用预防性治疗药物之前须与患者进行充分的沟通，根据患者的个体情况进行选择，注意药物的治疗效果与不良反应，同时注意患者的共病、与其他药物的相互作用、每日用药次数及经济情况。通常首先考虑证据确切的一线药物，若一线药物治疗失败、存在禁忌证或患者存在以二、三线药物可同时治疗的合并症时，方才考虑使用二线或三线药物。避免使用患者其他疾病的禁忌药，及可能加重偏头痛发作的治疗其他疾病的药物。长效制剂可增加患者的顺应性。

药物治疗应小剂量单药开始，缓慢加量至合适剂量，同时注意不良反应。对每种药物给予足够的观察期以判断疗效，一般观察期为 4～8 周。患者需要记头痛日记来评估治疗效果，并有助于发现诱发因素及调整生活习惯。偏头痛发作频率降低 50% 以上可认为预防性治疗有效。有效的预防性治疗需要持续约 6 个月，之后可缓慢减量或停药。若发作再次频繁，可重新使用原先有效的药物。若预防性治疗无效，且患者没有明显的不良反应，可增加药物剂量；否则，应换用第二种预防性治疗药物。若数次单药治疗无效，才考虑联合治疗，也应从小剂量开始。

第二章 呼吸内科常见疾病

第一节 急性上呼吸道感染

急性上呼吸道感染是指鼻腔、咽或喉部急性炎症的概称。患者不分年龄、性别、职业和地区，全年皆可发病，冬春季节多发，可通过含有病毒的飞沫或被污染的用具传播，多数为散发性，但常在气候突变时流行。由于病毒的类型较多，人体对各种病毒感染后产生的免疫力较弱且短暂，并且无交叉免疫，同时在健康人群中有病毒携带者，故一个人一年内可有多次发病。

急性上呼吸道感染约70％～80％由病毒引起。主要有流感病毒（甲、乙、丙型）、副流感病毒、呼吸道合胞病毒、腺病毒、鼻病毒、埃可病毒、柯萨奇病毒、麻疹病毒、风疹病毒等。细菌感染可直接或继病毒感染之后发生，以溶血性链球菌为多见，其次为流感嗜血杆菌、肺炎链球菌和葡萄球菌等。偶见革兰阴性杆菌。其感染的主要表现为鼻炎、咽喉炎或扁桃腺炎。

当有受凉、淋雨、过度疲劳等诱发因素，使全身或呼吸道局部防御功能降低时，原已存在于上呼吸道或从外界侵入的病毒或细菌可迅速繁殖，引起本病，尤其是老幼体弱或有慢性呼吸道疾病如鼻旁窦炎、扁桃体炎、慢性阻塞性肺疾病者更易罹患。

本病不仅具有较强的传染性，而且可引起严重并发症，应积极防治。

一、诊断标准

根据病史、流行情况、鼻咽部发生的症状和体征，结合周围血常规和胸部X线检查可做出临床诊断。进行细菌培养和病毒分离，或病毒血清学检查、免疫荧光法、酶联免疫吸附法、血凝抑制试验等，可能确定病因诊断。

1.临床表现

根据病因不同，临床表现可有不同的类型。

（1）普通感冒：俗称"伤风"，又称急性鼻炎或上呼吸道卡他，以鼻咽部卡他症状为主要表现。成人多为鼻病毒引起，其次为副流感病毒、呼吸道合胞病毒、埃可病毒、柯萨奇病毒等。起病较急，初期有咽干、咽痒或烧灼感，发病同时或数小时后，可有喷嚏、鼻塞、流清水样鼻涕，2～3天后变稠。可伴咽痛，有时由于耳咽管炎使听力减退，也可出现流泪、味觉迟钝、呼吸不畅、声嘶、轻微咳嗽等。一般无发热及全身症状，或仅有低热、不适、轻度畏寒和头痛。检查可见鼻腔黏膜充血、水肿、有分泌物,咽部轻度充血。如无并发症,一般5～7天后痊愈。

(2)流行性感冒:简称"流感",是由流行性感冒病毒引起。潜伏期1～2日,最短数小时,最长3天。起病多急骤,症状变化很多,主要以全身中毒症状为主,呼吸道症状轻微或不明显。临床表现和轻重程度差异颇大。

①单纯型:最为常见,先有畏寒或寒战、发热,继之全身不适,腰背发酸、四肢疼痛,头昏、头痛。部分患者可出现食欲不振、恶心、便秘等消化道症状。发热可高达39～40℃,一般持续2～3天。大部分患者有轻重不同的喷嚏、鼻塞、流涕、咽痛、干咳或伴有少量黏液痰,有时有胸骨后烧灼感、紧压感或疼痛。年老体弱的患者,症状消失后体力恢复慢,常感软弱无力、多汗,咳嗽可持续1～2周或更长。体格检查:患者可呈重病容,衰弱无力,面部潮红,皮肤上偶有类似麻疹、猩红热、荨麻疹样皮疹,软腭上有时有点状红斑,鼻咽部充血水肿。本型中轻者,全身和呼吸道症状均不显著,病程仅1～2日,颇似一般感冒,单从临床表现颇难确诊。

②肺炎型:本型常发生在两岁以下的小儿,或原有慢性基础疾患,如二尖瓣狭窄、肺心病、免疫力低下以及孕妇、年老体弱者。其特点是在发病后24小时内可出现高热、烦躁、呼吸困难、咯血痰和明显发绀。全肺可有呼吸音减低、湿啰音或哮鸣音,但无肺实变体征。X线胸片可见双肺广泛小结节性浸润,近肺门较多,肺周围较少。上述症状可进行性加重,抗菌药物无效。病程1周至1个月余,大部分患者可逐渐恢复,也可因呼吸循环衰竭在5～10日内死亡。

③中毒型:较少见。肺部体征不明显,具有全身血管系统和神经系统损害,有时可有脑炎或脑膜炎表现。临床表现为高热不退、神志昏迷,成人常有谵妄,儿童可发生抽搐。少数患者由于血管神经系统紊乱或肾上腺出血,导致血压下降或休克。

④胃肠型:主要表现为恶心、呕吐和严重腹泻,病程约2～3日,恢复迅速。

(3)以咽炎为主要表现的感染

①病毒性咽炎和喉炎:由鼻病毒、腺病毒、流感病毒、副流感病毒以及肠病毒、呼吸道合胞病毒等引起。临床特征为咽部发痒和灼热感,疼痛不持久,也不突出。当有吞咽疼痛时,常提示有链球菌感染,咳嗽少见。急性喉炎多为流感病毒、副流感病毒及腺病毒等引起,临床特征为声嘶、讲话困难、咳嗽时疼痛,常有发热、咽炎或咳嗽。体检可见喉部水肿、充血,局部淋巴结轻度肿大和触痛,可闻及喘鸣音。

②疱疹性咽峡炎:常由柯萨奇病毒A引起,表现为明显咽痛、发热,病程约为1周。检查可见咽充血,软腭、悬雍垂、咽及扁桃体表面有灰白色疱疹及浅表溃疡,周围有红晕。多于夏季发病,多见于儿童,偶见于成人。

③咽结膜热:主要由腺病毒、柯萨奇病毒等引起。临床表现有发热、咽痛、畏光、流泪、咽及结膜明显充血。病程4～6天,常发生于夏季,游泳中传播。儿童多见。

④细菌性咽-扁桃体炎:多由溶血性链球菌引起,次为流感嗜血杆菌、肺炎链球菌、葡萄球菌等引起。起病急,明显咽痛、畏寒、发热,体温可达39℃以上。检查可见咽部明显充血,扁桃体肿大、充血,表面有黄色点状渗出物,颌下淋巴结肿大、压痛,肺部无异常体征。

2.实验室检查

(1)血常规:病毒性感染,白细胞计数多为正常或偏低,淋巴细胞比例升高。细菌感染者白细胞计数和中性粒细胞增多以及核左移。

（2）病毒和病毒抗原的测定：视需要可用免疫荧光法、酶联免疫吸附法、血清学诊断和病毒分离鉴定，以判断病毒的类型，区别病毒和细菌感染。细菌培养可判断细菌类型和进行药物敏感试验。

（3）血清 PCT 测定：有条件的单位可检测血清 PCT，有助于鉴别病毒性和细菌性感染。

二、治疗原则

上呼吸道病毒感染目前尚无特殊抗病毒药物，通常以对症处理、休息、忌烟、多饮水、保持室内空气流通、防治继发细菌感染为主。

1.对症治疗

可选用含有解热镇痛、减少鼻咽充血和分泌物、镇咳的抗感冒复合剂或中成药，如对乙酰氨基酚、双酚伪麻片、美扑伪麻片、银翘解毒片等。儿童忌用阿司匹林或含阿司匹林药物以及其他水杨酸制剂，因为，此类药物与流感的肝脏和神经系统并发症（Reye 综合征）相关，偶可致死。

2.支持治疗

休息、多饮水、注意营养，饮食要易于消化，特别在儿童和老年患者更应重视。密切观察和监测并发症，抗菌药物仅在明确或有充分证据提示继发细菌感染时有应用指征。

3.抗流感病毒药物治疗

现有抗流感病毒药物有两类：即离子通道 M_2 阻滞剂和神经氨酸酶抑制剂。其中 M_2 阻滞剂只对甲型流感病毒有效，治疗患者中约有 30% 可分离到耐药毒株，而神经氨酸酶抑制剂对甲、乙型流感病毒均有很好作用，耐药发生率低。

（1）离子通道 M_2 阻滞剂：金刚烷胺和金刚乙胺。

①不良反应：金刚烷胺和金刚乙胺可引起中枢神经系统和胃肠副反应。中枢神经系统不良反应有神经质、焦虑、注意力不集中和轻微头痛等，其中金刚烷胺较金刚乙胺的发生率高。胃肠道反应主要表现为恶心和呕吐，这些不良反应一般较轻，停药后大多可迅速消失。

②肾功能不全患者的剂量调整：金刚烷胺的剂量在肌酐清除率≤50mL/min 时酌情减少，并密切观察其不良反应，必要时可停药，血透对金刚烷胺清除的影响不大。肌酐清除率＜10mL/min 时，金刚乙胺推荐减为 100mg/d。

（2）神经氨酸酶抑制剂：目前有 2 个品种，即奥司他韦和扎那米韦。我国目前只有奥司他韦被批准临床使用。

①用法和剂量：奥司他韦：成人 75mg，每天 2 次，连服 5 天，应在症状出现 2 天内开始用药。儿童用法见表 1-2，1 岁以内不推荐使用。扎那米韦：6 岁以上儿童及成人剂量均为每次吸入 10mg，每天 2 次，连用 5 天，应在症状出现 2 天内开始用药。6 岁以下儿童不推荐作用。

②不良反应：奥司他韦不良反应少，一般为恶心、呕吐等消化道症状，也有腹痛、头痛、头晕、失眠、咳嗽、乏力等不良反应的报道。扎那米韦吸入后最常见的不良反应有头痛、恶心、咽部不适、眩晕、鼻衄等。个别哮喘和慢性阻塞性肺疾病（COPD）患者使用后可出现支气管痉挛和肺功能恶化。

③肾功能不全的患者无需调整扎那米韦的吸入剂量。对肌酐清除率＜30mL/min的患者，奥司他韦减量至75mg,每天1次。

4.抗菌药物治疗

通常不需要抗菌药物治疗。如有细菌感染,可根据病原菌选用敏感的抗菌药物。经验用药,常选青霉素、第一代和第二代头孢菌素、大环内酯类或氟喹诺酮类。

第二节　急性气管-支气管炎

一、定义及概况

急性气管-支气管炎是由生物、物理、化学刺激或过敏等因素引起的气管-支气管黏膜的急性炎症。临床主要症状有咳嗽和咳痰。常见于寒冷季节或气候突变时。也可由急性上呼吸道感染蔓延而来。

二、病因

1.微生物

可由病毒、细菌感染致病。常见病毒为腺病毒、流感病毒(甲、乙)、冠状病毒、鼻病毒、单纯疱疹病毒、呼吸道合胞病毒和副流感病毒。常见细菌为流感嗜血杆菌、肺炎链球菌、卡他莫拉菌等,衣原体和支原体感染有所增加。也可在病毒感染的基础上继发细菌感染。

2.物理、化学因素

过冷空气、粉尘、刺激性气体或烟雾(如二氧化硫、二氧化氮、氨气、氯气等)的吸入,对气管-支气管黏膜引起急性刺激和损伤。

3.过敏反应

常见的吸入致敏原包括花粉、有机粉尘、真菌孢子等;或对细菌蛋白质的过敏,引起气管-支气管炎症反应。

三、发病机制

气管、支气管的黏膜有纤毛并分泌黏液,具有清除异物的功能。气道分泌物中尚有非特异性的酶,如干扰素,能抑制病毒的复制。乳铁蛋白有抑菌作用。气管黏膜的浆细胞和淋巴细胞还能分泌分泌型IgA,在补体和溶酶体存在下,有灭菌和中和病毒的作用。

当人体遇寒、受凉和过度疲劳时,可削弱呼吸道的生理性防御功能和机体的免疫功能而发病。

近年来有人注意到急性支气管炎与气道高反应性之间的关系。在复发性急性支气管炎的病人其哮喘轻度发作较正常人群为多。反之,急性支气管炎病人既往亦多有支气管哮喘或特异质病史,提示支气管痉挛可能是急性支气管炎病人咳嗽迁延不愈的原因。

四、病理

气管、支气管黏膜发生急性炎症,黏膜充血、水肿、黏液腺体肥大,分泌物增加并有淋巴细胞、中性粒细胞浸润,纤毛上皮细胞损伤、脱落,炎症消退后,气管、支气管黏膜的结构和功能可恢复正常。

五、临床表现

(一)常见表现

起病较急,常先有急性上呼吸道感染症状。

1.症状

全身症状一般较轻,可有发热,38℃左右,多于3～5天降至正常。咳嗽、咳痰,先为干咳或少量黏液性痰,随后可转为黏液脓性或脓性,痰量增多,咳嗽加剧。咳嗽、咳痰可延续2～3周才消失,如迁延不愈,可演变成慢性支气管炎。

2.体征

体征不多,呼吸音常正常,可以在两肺听到散在干、湿性啰音。啰音部位不固定,咳嗽后可减少或消失。

(二)非典型表现

(1)咯血:少部分病人可以出现痰中带血。

(2)如支气管发生痉挛,可出现程度不等的气促,伴胸骨后发紧感,肺部可闻及哮鸣音。

六、实验室检查及器械检查

周围血中白细胞计数和分类多无明显改变。细菌感染较重时,白细胞总数和中性粒细胞增高,痰培养可发现致病菌。X线胸片检查,大多数表现正常或仅有肺纹理增粗。

七、诊断与鉴别诊断

根据病史、咳嗽和咳痰等呼吸道症状以及两肺散在干、湿性啰音等体征,结合血象和X线胸片检查,可做出临床诊断,进行病毒和细菌检查,可确定病因诊断。本病需与流行性感冒、其他急性上呼吸道感染、支气管肺炎、肺结核、肺癌、肺脓肿、麻疹、百日咳等多种疾病鉴别。

1.流行性感冒

起病急,有流行病史,除呼吸道症状外,全身症状如发热、头痛明显,病毒分离和补体结合试验阳性可鉴别。

2.上呼吸道感染

鼻塞、流涕、咽痛等症状明显,无咳嗽、咳痰,肺部无异常体征。

3.支气管哮喘

急性支气管炎病人如伴有支气管痉挛时,可出现吼喘,应与支气管哮喘相鉴别,后者有发作性呼吸困难、呼气费力、喘鸣及满肺哮鸣音及端坐呼吸等症状和体征。

八、治疗

1.一般治疗

休息、保暖、多饮水、补充足够的热量。

(1)注意保证充足的睡眠和适当的休息,发病时应增加日间卧床休息时间,调整好饮食,保证足够的能量摄入。

(2)注意大量的饮水,水是痰液的最好的生理稀释剂,每日最少饮水 2.0l。如有发热,在此基础上还需增加。

(3)保持居室的温、湿度适宜,空气新鲜,避免呼吸道的理化性刺激(如冷空气、灰尘、刺激性气味等)。

2.抗菌药物治疗

根据感染的病原体及药物敏感试验选择抗菌药物治疗。一般未能得到病原菌阳性结果前,可选用大环内酯类、青霉素类、头孢菌素类和喹诺酮类等药物。

3.对症治疗

咳嗽无痰,可用右美沙芬、喷托维林(咳必清)或可待因。咳嗽有痰而不易咳出,可选用盐酸氨溴索、溴己新(必嗽平)等,也可雾化帮助祛痰。发生支气管痉挛时,可用平喘药如茶碱类、β_2 受体激动药等。发热可用解热镇痛药。

九、预防

增强体质,防止感冒。改善劳动卫生环境,防止空气污染,净化环境。清除鼻、咽、喉等部位的病灶。

第三节　慢性阻塞性肺疾病

慢性阻塞性肺疾病(COPD)是一种具有气流受限为特征的可以预防和治疗的疾病。这种气流受限常呈进行性发展,并伴有肺部对有害尘粒或气体(吸烟)呈异常的炎症反应。尽管 COPD 影响肺,但同时对全身会产生影响,伴有显著的肺外效应,肺外效应与患者疾病的严重性相关。重视对 COPD 病因的干预可以预防 COPD 的发生,早期发现 COPD 和去除病因(如戒烟),可以预防 COPD 的进展。目前的治疗方法可以改善 COPD 的症状,也有一些研究的结果显示可以改善 COPD 的长期预后。

近年来,全球感染性疾病和心脑血管疾病的发病率呈现显著下降,而慢性阻塞性肺疾病发病率与病死率反而呈上升趋势。COPD 是全球的第四位死亡原因,预计到 2020 年将达到疾病负担第五位,并成为第三大死亡原因,国内外对 COPD 的研究及临床诊治日益重视。2001 年世界卫生组织制定了关于 COPD 的全球防治创议(GOLD),我国也于 2002 年制定了《慢性阻塞性肺疾病诊治规范》,2007 年我国又修订了慢性阻塞性肺疾病诊治指南,2009 年国际上更新了慢性阻塞性肺病全球创议(GOLD)修订版,于 2010 年 6 月英国国家卫生与临床优化研究所(NICE)更新英国慢性阻塞性肺疾病临床指南。

COPD 与慢性支气管炎和肺气肿关系密切。慢性支气管炎患者每年咳嗽、咳痰 3 个月以上,并连续 2 年,并能排除心、肺其他疾患而反复发作而能确诊。肺气肿是一种病理改变,指的是肺部终末细支气管远端气腔出现持久的扩张,包括呼吸性细支气管、肺泡管、肺泡囊和肺泡气腔增大,并伴有腔壁破坏性改变,而无明显的肺纤维化。COPD 患者咳嗽、咳痰常先于气流受限许多年出现;但不是所有的咳嗽、咳痰症状的患者均会发展为 COPD。当慢性支气管炎、肺气肿患者出现不能完全可逆的气流受限时,则能诊断为 COPD。如患者无气流受限,则不能诊断为 COPD,只能诊断为"慢性支气管炎"或者"肺气肿"。部分患者仅有不可逆气流受限改变而无慢性咳嗽、咳痰症状,根据肺功能的检测同样可以诊断为 COPD。

虽然哮喘与 COPD 都是慢性气道的炎症性疾病,但两者的发病机制不同,临床表现、治疗方法及其预后均不同。哮喘患者的气流受限具有显著的可逆性,是其鉴别于 COPD 的一个关键特征;但是,部分哮喘患者随着病程延长,可出现较明显的气道重塑和结构改变,导致气流受限,临床很难与 COPD 相鉴别。COPD 和哮喘常常可以发生于同一位患者。

病因明确或具有特异病理表现的气流受限性疾病,如支气管扩张症、肺结核纤维化病变、肺囊性纤维化、弥漫性泛细支气管炎以及闭塞性细支气管炎等,均不属于 COPD 范畴。

一、临床表现

1.症状

起病隐匿,慢性咳嗽咳痰为早期症状,冬季较重;病情严重者,咳嗽咳痰终年存在。通常咳少量黏液痰,部分患者在清晨较多;合并感染时痰量增多,呈脓性痰。早期无气短或呼吸困难,或者仅于劳力时出现,以后逐渐加重,严重者走平路甚至休息说话也感气短。部分患者尤其是重度患者有喘息,胸部紧闷感通常于劳力后发生。在疾病的进展过程中,可能会发生食欲减退、体重下降、肌肉萎缩和功能障碍、精神抑郁和焦虑等。

2.体征

COPD 早期可以没有体征。随着疾病进展,可以出现胸廓形态异常,如胸部过度膨胀、前后径增加,肋间隙饱满,严重者如桶状胸;呼吸浅快、缩唇呼吸、下肢水肿、肝脏增大。心相对浊音界缩小或消失,肝上界下移,肺部叩诊可呈过度清音。两肺呼吸音语音减低,呼气时相延长,有时可闻干性啰音或者湿性啰音,心音遥远,剑突部心音较清晰响亮。

3.并发症

(1)慢性呼吸衰竭:常发生在COPD急性加重期或重度患者,症状明显加重,出现低氧血症和(或)高碳酸血症,可具有缺氧和二氧化碳潴留的临床表现。

(2)自发性气胸:如有突然加重的呼吸困难,并伴有明显的发绀或者胸痛,患侧肺部叩诊为鼓音,听诊呼吸音减弱或消失,应考虑并发自发性气胸,通过X线检查可以确诊。

(3)慢性肺源性心脏病:由于COPD肺病变引起肺血管床减少及缺氧致肺动脉痉挛、血管重塑,导致肺动脉高压、右心室肥厚扩大,最终发生右心功能不全。

(4)胃溃疡。

(5)睡眠呼吸障碍。

(6)继发性红细胞增多症。

4.实验室检查

(1)肺功能检查:肺功能目前仍然是判断气流受限的客观指标,对COPD的诊断、严重程度分级、预测疾病进展、预后及疗效等均有重要作用。气流受限通常是以FEV_1和FEV_1/FVC来确定。吸入支气管扩张剂后FEV_1/FVC<70%者,可确定为气流受限,即可诊断COPD。FEV_1/FVC很敏感,轻度气流受限也可检出。实际FEV_1占预计值的百分比是气流受限分级指标,变异性小。COPD气流受限使肺总量(TLC)、功能残气量(FRC)和残气容积(RV)增高,肺活量(VC)减低。COPD者弥散功能也受损。

2009年版阻塞性肺病全球创议同时指出,随着年龄的变化,肺容量会有所改变。老年人存在轻微的COPD以及肺容量的下降都是正常的。而采用固定比率(FEV_1/FVC)作为肺功能参考值,会导致对老年人的过度诊断;对于年龄<45岁的个体,这一固定比率可能会导致诊断不足。

(2)影像学检查:

①胸部X线摄片:COPD早期X线胸片可无明显变化,后期可出现肺纹理增多、紊乱等改变;典型X线征为肺过度充气,肺野透亮度增高,体积增大,胸腔前后径增长,肋骨走向变平,肋间隙增宽,横膈位置下移,膈肌穹窿变平。心脏悬垂狭长,肺门血管纹理呈残根状,肺野外周血管纹理纤细稀疏,也可见肺大疱形成。

②胸部CT检查:早期CT检查比胸部X线摄片敏感,高分辨率CT对鉴别小叶中心型和全小叶型肺气肿及确定肺大疱的大小和数量有很高的特异性,对评估肺大疱切除术和外科减容手术等的效果有一定价值。

(3)血气分析:对确定COPD呼吸衰竭有重要价值。临床中可以出现动脉血PaO_2<8kPa(60mmHg)或伴动脉血$PaCO_2$>6.65kPa(50mmHg)。是呼吸衰竭治疗中临床重要的监测指标。

(4)其他实验室检查:血常规对评判合并感染和红细胞增多症有价值。细菌培养等微生物检查对确定致病微生物有意义。

二、诊断和鉴别诊断

（一）全面采集病史进行评估

诊断 COPD 时，首先应全面采集病史，包括症状、既往史和系统回顾、接触史。症状包括慢性咳嗽、咳痰、气短。既往史和系统回顾应注意除外哮喘、变态反应性疾病、感染及其他呼吸道疾病史，如结核病史；COPD 和呼吸系统疾病家族史；COPD 急性加重和住院治疗病史；有相同危险因素（吸烟）的其他疾病，如心脏、外周血管和神经系统疾病；不能解释的体重下降；其他非特异性症状，喘息、胸闷、胸痛和晨起头痛；要注意吸烟史（以包年计算）及职业、环境有害物质接触史等。

（二）诊断

COPD 的诊断应根据临床表现、危险因素接触史、体征及实验室检查等资料综合分析确定。考虑 COPD 的主要症状为慢性咳嗽、咳痰、气急、气促、气短、喘息和（或）呼吸困难等，生活质量逐渐下降，常常受各种诱因诱发急性发作。COPD 患病过程应有以下特征：①吸烟史：多有长期较大量吸烟史或者被动吸烟史。②职业性或环境有害物质接触史：如较长期粉尘、烟雾、有害颗粒或有害气体接触史。③家族史：COPD 有家族聚集倾向。④发病年龄及好发季节：多于中年以后发病，症状好发于秋冬寒冷季节，常有反复呼吸道感染及急性加重史。随病情进展，急性加重愈见频繁。⑤慢性肺源性心脏病史：COPD 后期出现低氧血症和（或）高碳酸血症，可并发慢性肺源性心脏病和右心衰竭。存在不完全可逆性气流受限是诊断 COPD 的必备条件。肺功能测定指标是诊断 COPD 的金标准。用支气管舒张剂后 $FEV_1/FVC<70\%$ 可确定为不完全可逆性气流受限。凡具有吸烟史及（或）环境职业污染接触史及（或）咳嗽、咳痰或呼吸困难史者均应进行肺功能检查。COPD 早期轻度气流受限时可有或无临床症状，提高认识和开展肺功能检查是早期发现 COPD 的重要措施。胸部 X 线检查有助于确定肺过度充气的程度及与其他肺部疾病鉴别。部分早期 COPD 可以完全没有症状。单纯依据临床表现容易导致漏诊。

（三）鉴别诊断

COPD 应与支气管哮喘、支气管扩张症、充血性心力衰竭、肺结核等鉴别。与支气管哮喘的鉴别有时存在一定困难。COPD 多于中年后起病，哮喘则多在儿童或青少年期起病；COPD 症状缓慢进展，逐渐加重，哮喘则症状起伏大；COPD 多有长期吸烟史和（或）有害气体、颗粒接触史，哮喘则常伴过敏体质、过敏性鼻炎和（或）湿疹等，部分患者有哮喘家族史；COPD 时气流受限基本为不可逆性，哮喘时则多为可逆性。

然而，部分病程长的哮喘患者已发生气道重塑，气流受限不能完全逆转；而少数 COPD 患者伴有气道高反应性，气流受限部分可逆。此时应根据临床及实验室所见全面分析，必要时作支气管舒张试验和（或）峰流速（PEF）昼夜变异率来进行鉴别。在少部分患者中这两种疾病可以重叠存在。吸烟史（以包年计算）及职业、环境有害物质接触史。

（四）分级

1.严重程度分级

按照病情严重度 COPD 分为 4 级（表 2-1）。分级主要是依据气流受限的程度,同时参考心肺功能状况。FEV_1/FVC 是诊断气流阻塞的敏感指标,目前的各种指南均采用 GOLD 提出的吸入支气管扩张剂后 $FEV_1/FVC<70\%$ 这一固定值为标准,同时可以避免 COPD 的过度诊断。气流受限是诊断 COPD 的主要指标,同时也反映了病理改变的严重程度。由于 FEV_1 下降与气流受限有很好的相关性,因此 FEV_1 的变化是分级的主要依据。而且随着 FEV_1 降低,病死率增高。但是依据 FEV_1 变化分级也有其局限性,FEV_1 相同的患者往往有不同的临床表现,气急、健康状况、运动耐力、急性加重均不同。

表 2-1　COPD 严重度分级

分级	特征
0 级（高危）	肺功能在正常范围
	有慢性咳嗽咳痰症状
Ⅰ 级（轻度）	$FEV_1/FVC<70\%$
	$FEV_1 \geqslant 80\%$ 预计值
	有或无慢性咳嗽咳痰症状
Ⅱ 级（中度）	$FEV_1/FVC<70\%$
	$50\% \leqslant FEV_1 < 80\%$ 预计值
	有或无慢性咳嗽咳痰症状
Ⅲ 级（重度）	$FEV_1/FVC<70\%$
	$50\% \leqslant FEV_1 < 50\%$ 预计值
	有或无慢性咳嗽咳痰症状
Ⅳ 级（极重度）	$FEV/FVC<70\%$
	$FEV_1 < 30\%$ 预计值或 $FEV_1 \geqslant 50\%$ 预计值

注:FEV_1 是指吸入支气管舒张剂之后的测定值。

2.其他分级方法

COPD 影响患者不仅与气流受限程度有关,还与出现的临床症状严重程度、营养状态以及并发症的程度有关。GOLD 引入了多种参数对 COPD 进行全面评估。

BMI 等于体重（kg）除以身高（m）的平方,$BMI<21kg/m^2$ 的 COPD 患者病死率增加。

功能性呼吸困难分级:可用呼吸困难量表来评价:0 级:除非剧烈活动,无明显呼吸困难;1 级:当快走或上缓坡时有气短;2 级:由于呼吸困难比同龄人步行得慢,或者以自己的速度在平地上行走时需要停下来呼吸;3 级:在平地上步行 100m 或数分钟后需要停下来呼吸;4 级:明显的呼吸困难而不能离开房屋或者当穿脱衣服时气短。

BODE 指数:如果将 FEV_1 作为反映气流阻塞的指标,呼吸困难分级作为症状的指标,BMI 作为反映营养状况的指标,再加上 6min 步行距离作为运动耐力的指标,将这 4 方面综合起来建立一个多因素分级系统（BODE 指数），作者将 4 个指标根据严重程度依次评分，归纳后的综合评分以 10 分划分。分值低者，患者症状轻；分值高者，患者症状重；生存者分值低，死亡者分值高，两者有显著差异，COPD 患者死亡与 BODE 指数高分值相关。因而认为 BODE 指数可比 FEV_1 更好地预测患者的全身情况、生活质量和病死率，反映 COPD 的预后。

生活质量评估：广泛应用于评价 COPD 患者的病情严重程度、药物治疗的疗效、非药物治疗的疗效（如肺康复治疗、手术）和急性发作的影响等。生活质量评估还可用于预测死亡风险，而与年龄，FEV_1 及体重指数无关。

3.分期

COPD 病程可分为急性加重期与稳定期。COPD 急性加重期是指患者出现超越日常状况的持续恶化，并需改变基础 COPD 的常规用药者，通常在疾病过程中，患者短期内咳嗽、咳痰、气短和（或）喘息加重，痰量增多，呈脓性或黏脓性，可伴发热等炎症明显加重的表现。COPD 患者每年急性加重平均次数＞3 次/年（3～8 次/年），为频繁加重；平均加重次数＜3 次/年（0～2 次/年），为非频繁加重。频繁加重患者需住院治疗的比例显著高于非频繁加重者（43% vs 11%）。COPD 病史越长，每年发生急性加重次数越多，频繁的急性加重显著降低患者生活质量。频繁的急性加重提高 COPD 患者病死率。

稳定期则指患者咳嗽、咳痰、气短等症状稳定或症状轻微。气流受限的基本特征持续存在，如果不作长期有效的防治，肺功能将进行性恶化。此外长期咳嗽排痰不畅，容易引起细菌繁殖，导致急性加重期发作更频繁和更严重，最终使慢阻肺的病情加速恶化。

三、治疗

COPD 治疗计划包括 4 个部分：①疾病的评估和监测。②减少危险因素。③稳定期的治疗。④加重期的治疗。

预防 COPD 的产生是根本，但进行有效的治疗在临床中举足轻重，合理的治疗能够得到如下效果：①减轻症状，阻止病情发展。②缓解或阻止肺功能下降。③改善活动能力，提高生活质量。④降低病死率。⑤预防和治疗并发症。⑥预防和治疗急性发作。

COPD 的防治包括如下方面。

（一）减少危险因素，预防疾病进展

确定危险因素，继而减少控制这些危险因素是所有疾病预防和治疗的重要途径。COPD 的危险因素包括：吸烟、职业粉尘和化学物质、室内外空气污染和刺激物等。

（二）COPD 稳定期治疗

COPD 稳定期是相对的稳定，本质上炎症是进行性发展的。因此，COPD 稳定期治疗应该强调以下观点：①COPD 强调长期规范治疗，应该根据疾病的严重发展，逐步增加治疗，哮喘治疗中强调降阶梯治疗的方法不适合于 COPD。COPD 稳定期强调整体治疗，慢阻肺全球倡议据此提出根据病情轻重，应用支气管舒张剂和抗炎剂的阶梯治疗方案。②如果没有明显的副作用或病情的恶化出现，应该继续在同一水平维持长期的规律治疗。③不同患者对治疗的反应不同，应该随访观察，及时地调整治疗方案。

1.教育与管理

(1)教育与督促患者戒烟和防止被动吸烟,远离有毒有害空气,迄今能证明有效延缓肺功能进行性下降。欧洲国家推荐,除非有禁忌证,应当为计划戒烟的COPD患者适当提供尼古丁替代治疗(NRT)、伐尼克兰或安非他酮,并酌情给予支持项目以优化戒烟率。

(2)教育要以人为本,形式多样,注意个体化,循序渐进,不断强化,逐渐深入和提高,将COPD的病理生理与临床基础知识传授给患者。

(3)掌握一般和部分特殊的治疗方法,学会如何尽可能减轻呼吸困难症状。

(4)学会自我控制病情,合理地锻炼,如腹式呼吸及缩唇呼吸锻炼等,增强体质,提高生活质量。

(5)了解赴医院就诊的时机。

(6)社区医生定期随访指导管理,建立健全定期预防和评估制度。

(7)自我管理和评估是一个有机整体,COPD患者每人每年至少应测定1次全套肺功能,包括FEV_1、肺活量、深吸气量、残气量、功能残气量、肺总量和弥散功能,以便了解肺功能下降的规律,预测预后和制定长期治疗方案。

(8)临终前有关事项。

2.控制职业性或环境污染

避免或防止职业粉尘、烟雾及有毒有害气体吸入。

3.药物治疗

COPD稳定期炎症仍在进行,药物治疗可以控制症状和预防急性加重,减少急性加重的发生频次和降低发作的严重程度,提高运动耐力和生活质量。

(1)支气管舒张剂:支气管舒张剂是控制COPD症状的主要药物(A类证据),可以松弛支气管平滑肌、扩张支气管、缓解气流受限。还可以改善肺的排空,减少肺动态充气过度,提高生活质量。短期按需应用可缓解症状,长期规律应用可预防和减轻症状,增加运动耐力,但不能使所有患者的FEV_1都得到改善。而且有时这些改变与FEV_1的改善并不相匹配。长期规律应用支气管舒张剂不会改变COPD肺功能进行性下降这一趋势。与口服药物相比,吸入剂不良反应小,因此多首选吸入治疗。

支气管舒张剂主要有β_2受体激动剂、抗胆碱药及甲基黄嘌呤类。短效支气管舒张剂较为便宜,但是规律应用长效支气管舒张剂,不仅方便,而且效果更好(A类证据)。如何选择或者如何联合用药,取决于药物是否可以获得以及不同个体的反应。联合用药可增强支气管舒张作用、减少不良反应。短期按需使用支气管舒张剂可缓解症状,长期规律使用可预防和减轻症状。β_2受体激动剂、抗胆碱药物和(或)茶碱联合应用,肺功能与健康状况可获得进一步改善。

①β_2受体激动剂:β_2受体激动剂主要作用于支气管黏膜上的β_2肾上腺素能受体,扩张支气管,按作用时间持续长短可分为两大类,即短效β_2激动剂,主要用于轻度COPD作按需短期使用。长效β_2激动剂(LABA),可用于中度以上COPD长期治疗,或用于糖皮质激素联合治疗。按照起效时间和持续时间将β_2激动剂分为4类:a.起效快,作用时间长:如吸入型富马酸福莫特罗干粉吸入剂,4.5μg/喷。b.起效较慢作用时间长:如沙美特罗粉吸入剂,50μg/喷。c.起效慢,作用时间短:如口服特布他林,口服沙丁胺醇,口服福莫特罗等。d.起效快,作用时

间短:如吸入型特布他林,包括气雾剂($250\mu g$/喷)和沙丁胺醇,包括气雾剂 $100\mu g$/喷,主要有沙丁胺醇数分钟内开始起效,$15\sim30min$ 达到峰值,维持疗效 $4\sim5h$,主要用于缓解症状,按需使用。福莫特罗、沙美特罗为长效定量吸入剂,作用持续 $12h$ 以上。福莫特罗为完全受体激动剂,速效长效,吸入后 $1\sim3min$ 迅速起效,常用剂量为 $4.5\sim9\mu g$,每日 2 次。副作用:可引起心动过速、心律失常、骨骼肌震颤和低钾血症(尤其是与噻嗪类利尿剂合用时)。另外,静息状态下可使机体氧耗量增加,血 PaO_2 可能有轻度下降。虽然对于 β_2 激动剂和远期预后的关系,在很多年前就已提出了质疑,但目前的研究表明:长期使用 β_2 激动剂不会加速肺功能的进行性下降,也不会增加病死率,更不能改变肺功能长期下降的趋势(A 级证据)。

②抗胆碱药:主要品种有溴化异丙托品和噻托溴铵,可阻断 M 胆碱受体。定量吸入时开始作用时间比沙丁胺醇等短效 β_2 受体激动剂慢,但持续时间长,$30\sim90min$ 达最大效果。维持 $6\sim8h$,剂量为每次 $40\sim80\mu g$(每喷 $20\mu g$),每日 $3\sim4$ 次。该药不良反应小,长期吸入可改善 COPD 患者健康状况。噻托溴铵选择性地作用于 M_3 和 M_1 受体,为长效抗胆碱药,作用长达 $24h$ 以上,吸入剂量为 $18\mu g$,每日 1 次。长期吸入可增加深吸气量,减低呼气末肺容积,进而改善呼吸困难、提高运动耐力和生活质量,也可减少急性加重频率。对于长效抗胆碱能药物噻托溴铵的疗效,2009 版 GOLD 的一项大规模、长期临床试验证实,在其他标准治疗中加入噻托溴铵,并未能对肺功能减退比率产生影响,并且也没有心血管风险的证据。

③茶碱类药物:茶碱是甲基黄嘌呤的衍生物,主要有氨茶碱、喘定、多索茶碱等。它是一种支气管扩张剂,可直接作用于支气管,松弛支气管平滑肌。茶碱的支气管扩张作用部分是由于内源性肾上腺素与去甲肾上腺素释放的结果。茶碱能增强膈肌收缩力,增强低氧呼吸驱动,降低易疲劳性,因此有益于改善呼吸功能。尚有微弱舒张冠状动脉、外周血管和胆管平滑肌作用;有轻微增加收缩力和轻微利尿作用。另外,还有某些抗炎作用,对 COPD 有一定效果。血茶碱浓度$>5mg/L$ 即有治疗作用,安全的血药浓度范围在 $6\sim15mg/L$。血茶碱浓度$>15\sim20mg/L$,早期多见的有恶心、呕吐、易激动、失眠、心动过速、心律失常,血清中茶碱超过 $40\mu g/mL$,可发生严重的不良反应。地尔硫䓬、维拉帕米、西咪替丁、大环内酯类和氟喹诺酮类等药物可增高其血药浓度或者增加其毒性。

对于 COPD 患者,茶碱能增强常规剂量的吸入 β_2 激动剂沙丁胺醇、沙美特罗、福莫特罗或溴化异丙托品等的作用。能够显著地提高吸入制剂所形成的 FEV_1 峰谷水平、改善症状。联合治疗的效果优于单独使用异丙托品或联合使用茶碱及沙丁胺醇。

④糖皮质激素:COPD 炎症存在于疾病各阶段,即使在疾病早期同样有炎症存在。COPD炎症越重,病情越重。肺部炎症通过全身炎症,引起全身效应。糖皮质激素可以减少细胞因子、C 反应蛋白、炎症细胞的产生。糖皮质激素可以减轻气道黏膜的炎症、水肿及分泌物亢进;上调 β_2 肾上腺受体激动剂的敏感性,降低气道高反应性;减少气流受限,减少治疗失败率,减少复发率,推迟并发症的产生,延长患者生命。长期规律的吸入糖皮质激素较适用于 $FEV_1<$ 50%预计值伴有临床症状而且反复加重的 COPD 患者,治疗中能够获得良性的肺功能反应,改善生活质量。但是,COPD 稳定期长期应用糖皮质激素吸入治疗并不能阻止其 FEV_1 自然降低的趋势。这一治疗可减少急性加重频率,减少急诊发生率,减少住院率,减少住院患者的住院天数,改善生活质量。联合吸入糖皮质激素(ICS)和 β_2(LABA)受体激动剂,比各自单用

效果好,其协同作用机制在于 LABA 和 ICS 两者的作用部位不同(LABA 主要作用于平滑肌细胞,而 ICS 则主要针对于气道上皮细胞及炎性细胞等)和作用方式不同(ICS 以针对气道炎症方面为主,LABA 以针对平滑肌功能异常为主),因此决定了两者在治疗方面具有互补的作用。同时,在分子水平上,两者又具有协同效应目前已有福莫特罗/布地奈德、氟地卡松/沙美特罗两种联合制剂。主张沙美特罗/氟地卡松用 $50/500\mu g$ 剂型。联合吸入治疗可以改善 $FEV_1<60\%$ 患者肺功能减退的比率,但是联合治疗也有增加肺炎的可能性,并且对患者病死率并无显著影响。不推荐Ⅲ级和Ⅳ级患者长期口服糖皮质激素治疗。

⑤祛痰药(黏液溶解剂):COPD 气道内可产生大量黏液分泌物,容易继发感染,并影响气道通畅,应用祛痰药似有利于气道痰液排出,改善通气。常用药物有盐酸氨溴索能使痰液中酸性糖蛋白减少,从而降低痰液稠度,易于咯出;还能刺激黏膜反射性增加支气管腺体分泌,使痰液稀释。乙酰半胱氨酸可使痰液中糖蛋白多肽链的二硫键断裂,对脱氧核糖核酸纤维也有裂解作用。故对白色黏痰或脓痰均能起溶解效应,使痰液黏度下降,易于咯出。并且还有抗炎以及抗脂质过氧化作用。桃金娘油,有较好的综合作用:调节气道分泌,增加浆液比例,恢复黏液清除功能;碱化黏液,降低其黏度;刺激纤毛运动,加快黏液运送;有一定抗炎和杀菌作用。此外,高渗氯化钠溶液(2%～3%)和高渗碳酸氢钠溶液(2%～7%)雾化吸入也可稀化痰液、降低黏滞度,促进痰液外排。

(2)抗氧化剂:COPD 气道炎症使氧化负荷加重,加重 COPD 的病理、生理变化,反过来对炎症和纤维化形成起重要作用。应用抗氧化剂谷胱甘肽(GSH)、N-乙酰半胱氨酸、维生素 C、维生素 E 及胡萝卜素等可降低疾病反复加重的频率。但目前尚缺乏长期、多中心临床研究结果,有待今后进行严格的临床研究考证。

(3)免疫调节剂:能提高免疫力,降低呼吸道感染的机会,临床常用药物有胸腺肽、核酪注射液、卡介苗,对降低 COPD 急性加重严重程度可能具有一定的作用。

(4)替代治疗:有严重 α_1 抗胰蛋白酶缺乏的患者,可进行替代治疗,对 COPD 稳定期治疗有一定作用。需每周静脉注射该酶制剂,但价格较高。

(5)疫苗:流感疫苗可减少 COPD 患者的严重程度和死亡。肺炎球菌疫苗含有 23 种肺炎球菌荚膜多糖,已在 COPD 患者中应用,但尚缺乏有力的临床观察资料。慢性阻塞性肺病患者应每年接种流感疫苗,每 6 年接种一次肺炎球菌疫苗。

(6)中医治疗:辨证施治是中医治疗的基本原则,对 COPD 的治疗亦有相当疗效。具有祛痰、支气管舒张、免疫调节等作用。

(7)其他用药:白三烯拮抗剂,磷酸二酯酶 4 抑制剂,可能有一定疗效。

4.氧气治疗

COPD 长期家庭氧疗适应证:慢性呼吸衰竭稳定期,睡眠型低氧血症,运动型低氧血症。

长期家庭氧疗(LTOT)对具有慢性呼吸衰竭的患者可延长稳定期 COPD 患者生存期;减轻呼吸困难;增强运动能力;提高生活质量;降低肺动脉压;改善血流动力学、血液学特征、肺生理和精神状态。

长期家庭氧疗应在Ⅳ级(极重度)COPD 患者应用,具体指征为血气分析:① PaO_2 ≤7.3kPa(55mmHg)或动脉血氧饱和度(SaO_2)≤88%,伴有或没有高碳酸血症。② PaO_2

7.3~8kPa(55~60mmHg),或 PaO_2 <89%,并有肺动脉高压、心力衰竭水肿或红细胞增多症(血细胞比容>0.55)。长期家庭氧疗一般是经鼻导管吸氧,低流量 1.0~2.0L/min,吸氧持续时间每日 15h。长期氧疗的目的是使患者在海平面水平,静息状态下,达到 PaO_2≥8kPa(60mmHg)和(或)使 PaO_2 升至 90%以上,这样才可维持重要器官的功能,保证周围组织的氧供。一般氧疗 4~6 周后,因缺氧引起肺动脉痉挛而导致的肺动脉高压可以获得缓解。

5.康复治疗

康复治疗可以帮助重症患者改善活动能力、提高生活质量,是 COPD 患者一项重要的治疗措施。它包括:①呼吸生理治疗,协助患者咳嗽咳痰,促进分泌物排出。缩唇呼吸促进气体交换,以及避免快速浅表的呼吸以帮助克服急性呼吸困难等措施。②肌肉训练,步行、登楼梯、踏车、腹式呼吸增强膈肌功能,全身运动提高肌肉的协调性。③营养支持,合理营养,合理饮食结构,避免高碳水化合物饮食和过高热量摄入,防止过多的二氧化碳产生,达到理想体重。④精神治疗和教育等多方面措施。

6.手术治疗

手术的总体疗效为术后长达 24 个月内,术后肺活量、患者的氧分压(PaO_2)得以提高,6min 行走距离增加,运动平板测试期间氧气使用减少。此外,手术还可减少患者静息、用力及睡眠状态下氧气的使用。

(1)肺大疱切除术:肺大疱压迫肺组织,挤压正常的肺组织影响通气,加重患者的负担,应行外科手术治疗,肺大疱在有指征的患者,术后可减轻患者呼吸困难的程度并使肺功能得到改善。术前胸部 CT 检查、动脉血气分析及术前评估是手术成败的关键。手术的原则是既要切除肺大疱、解除压力,又要尽可能保存有功能的肺组织。

(2)肺减容术(LVRS):单肺减容术和双肺减容术都有疗效,双肺减容术比单肺减容术效果更佳。通过切除部分通气换气效率低下的肺组织,减少肺过度充气,使得压缩的肺组织通气血流比得以改善,减少做功,提高患者通气换气效率,提高生活质量,但无延长患者寿命的证据。主要适应于上叶明显非均质性肺气肿,康复训练运动能力得到改善极少的部分患者。

(3)肺移植术:国外自 1983 年肺移植成功后,至今已做了各种肺移植术 1 万余例,已经积累了丰富的经验,手术技术基本成熟,我国虽然起步晚,但发展迅速。

肺移植术适合于 COPD 晚期。选择的患者年龄不超过 55~60 岁,肺功能差,活动困难,在吸氧状态下能参加室内活动,无心、脑、肝、肾疾病,FEV_1<25%预计值,PCO_2≥7.3kPa(55mmHg),预计自身疾病存活期不足 1~2 年。肺移植术可改善生活质量,改善肺功能,但寻找供体困难,且术后存在排斥反应,终身需用免疫抑制剂,并长期测血药浓度,还要随时预防肺部感染等,费用高。闭塞性支气管炎是术后的主要并发症,一年术后生存率 80%,5 年术后生存率 50%,10 年生存率 35%。

肺移植禁忌证:左心功能严重不全,冠心病,不可逆的肝肾病变,HIV(+);明显的肺外全身性疾病又无法治疗的;活动性肺外感染,又不能治愈的。

(4)慢性阻塞性肺病并发自发性气胸的胸腔镜治疗:慢性阻塞性肺病并发自发性气胸临床处理不当有较高的病死率,经胸腔镜手术治疗可提高治愈率,治愈率可达 90%。且并发症少,手术安全可靠。

胸腔镜辅助下小切口手术治疗自发性气胸、肺大疱,小切口具有等同于 VATS 创伤性小、并发症少、美观及恢复快的优点,且可以降低手术费用及缩短手术时间。

(三)COPD 急性加重期的治疗

1.确定 COPD 急性加重的原因

确定引起 COPD 加重的原因对确定治疗方案有很大的作用。COPD 急性加重的原因包括支气管-肺部感染、肺不张、胸腔积液、气胸、心律失常、左心功能不全、电解质紊乱、代谢性碱中毒、肺栓塞等,而且这些原发的疾病又酷似 COPD 急性发作的症状,需要仔细鉴别。2009 年版 GOLD 强调了 COPD 急性加重与肺栓塞的鉴别诊断。认为,对于急性加重患者,如果症状严重到需要入院治疗,就应该考虑肺栓塞的诊断,特别是对于那些肺栓塞概率为中度到高度的患者。

2.非住院治疗

COPD 频繁加重严重影响患者的生活质量,并显著提高患者的病死率。对于对 COPD 加重早期进行干预,可以降低住院费用,缩短住院时间,减慢肺功能的下降,减少发病的频度。

轻症患者可以在院外治疗,但应根据病情变化,决定继续院外治疗还是送医院治疗。COPD 加重期的院外治疗包括适当增加支气管舒张剂的剂量及增加使用频次。如果未曾使用过抗胆碱能药物,可以使用短效的异丙托溴铵或长效的噻托溴铵吸入治疗。对较重的患者,可以用大剂量的雾化吸入治疗。如沙丁胺醇 2500μg,异丙托溴铵 500μg,或沙丁胺醇 1000μg 加异丙托溴铵 250~500μg 雾化吸入,每日 2~4 次。静脉或者口服使用糖皮质激素对加重期重症治疗有效,可迅速缓解病情和恢复肺功能。基础肺功能 FEV_1<50% 预计值的患者,应同时使用支气管舒张剂,并且口服泼尼松龙每日 30~40mg,连续用 7~10 日。吸入支气管舒张剂(特别是吸入 β_2 激动剂加用或不加用抗胆碱能药)和口服糖皮质激素是有效治疗 COPD 急性加重的手段(证据 A)。糖皮质激素联合长效 β_2 受体激动剂雾化吸入是理想的治疗方法,尤其是 3~5 日之后全身激素已发挥效果。对于中重度 COPD 急性加重并需要入院治疗的患者,雾化吸入布地奈德 8mg/d 与静脉应用泼尼松龙 40mg/d 的疗效相当。吸入激素治疗是最佳的序贯治疗方法是一种有效、安全的替代全身性激素治疗 COPD 急性加重的方法,FEV_1、PaO_2 改善速度较快,对血糖影响较小。患 COPD 病程越长,每年加重的次数越频繁,COPD 症状加重期及并发症常怀疑与感染有关,或者咳痰量增多并呈脓性时应及早给予抗感染治疗。选择抗生素可以依据常见的致病菌或者患者经常复发时的细菌谱,或者结合患者所在地区致病菌及耐药流行情况,选择合适的抗生素。

3.住院治疗

COPD 急性加重病情严重者需住院治疗。COPD 急性加重到医院就诊或住院治疗的指征:①症状显著加剧,如突然出现的静息状况下呼吸困难。②出现新的体征或原有体征加重(如发绀、外周水肿)。③新近发生的心律失常。④有严重的伴随疾病。⑤初始治疗方案失败。⑥高龄 COPD 患者的急性加重。⑦诊断不明确。⑧院外治疗条件欠佳或治疗不力。

COPD 急性加重收入重症监护病房(ICU)治疗的指征:①严重呼吸困难且对初始治疗反应不佳。②精神障碍,嗜睡,昏迷。③经氧疗和无创性正压通气(NIPPV)后,低氧血症[PaO_2<6.65kPa(50mmHg)]仍持续或呈进行性恶化,和(或)高碳酸血症[$PaCO_2$>9.31kPa

(70mmHg)]无缓解甚至有恶化,和(或)严重呼吸性酸中毒(pH<7.30)无缓解,甚至恶化。

COPD加重期主要的治疗方案如下。

(1)保持气道通畅:清除口腔或气道的分泌物,部分患者痰多严重阻塞气道需要气管插管或者气管切开。

(2)控制性氧疗:及早氧疗是治疗COPD加重者的最重要的手段。应根据患者缺氧的严重程度确定给氧的浓度,如果患者发绀,呼吸微弱,或者低氧血症导致意识不清或者昏迷,应给予高浓度吸氧,达到氧合水平[PaO_2>8kPa(60mmHg)或SaO_2>90%]。对待CO_2潴留及呼吸性酸中毒的患者,应该控制吸氧的浓度,防止高浓度氧疗导致低氧对呼吸中枢的刺激减少,引起呼吸抑制导致CO_2潴留进一步加重。氧疗30min后应观察病情的变化、复查动脉血气,适时调整氧疗浓度。

(3)抗生素治疗:COPD急性加重除了与劳累心功能衰竭等有关外,主要由感染引起,AlbertoPapi等研究表明,在COPD重度急性加重患者中,感染因素占78%,其中细菌感染占29.7%,病毒感染占23.4%,混合感染占25%,非感染因素占22%。常见的细菌有肺炎链球菌、流感嗜血杆菌、卡他莫拉菌和支原体衣原体等,治疗初始,尚无微生物药物敏感试验结果。当怀疑是有感染引发急性加重时,应结合当地区常见致病菌类型及耐药流行趋势和药物敏感情况尽早选择敏感抗生素。获得微生物药物敏感性资料后,应及时根据细菌培养及药敏试验结果调整抗生素。肺炎链球菌对青霉素相对耐药,提高剂量有时能获得治疗效果。第二、三代头孢菌素以及高剂量阿莫西林、阿莫西林/克拉维酸等对大多数中度敏感肺炎链球菌有效。高耐药菌株可选择喹诺酮类(如左氧氟沙星、莫西沙星)或其他类抗生素;流感嗜血杆菌对氨苄西林耐药,可选择喹诺酮类药物治疗。通常COPDⅠ级或Ⅱ级患者急性加重时,主要致病菌多为肺炎链球菌、流感嗜血杆菌及卡他莫拉菌。Ⅲ级及Ⅳ级的COPD急性加重时,除以上述细菌外,还可以有肠杆菌科细菌、铜绿假单胞菌及耐甲氧西林金黄色葡萄球菌。发生铜绿假单胞菌的危险因素有:近期住院、频繁应用广谱抗生素、既往有铜绿假单胞菌寄植的历史等。酶抑制剂的复方制剂、第四代头孢菌素、碳青霉烯类联合氨基糖苷类或喹诺酮类是常规推荐的治疗方案。抗菌治疗应尽可能将细菌负荷降低到最低水平,以延长COPD急性加重的间隔时间。长期应用广谱抗生素和糖皮质激素易继发深部真菌感染,应密切观察真菌感染的临床征象并采用防治真菌感染措施。

为了合理经验性选择抗生素,也有将COPD急性加重(AECOPD)患者按病情严重程度分为3组,A组:轻度加重,无危险因素者。主要病原菌为肺炎链球菌、流感嗜血杆菌、卡他莫拉菌、肺炎支原体和病毒;B组:中度加重,有危险因素。主要病原菌为A组中的病原菌及其耐药菌(产β内酰胺酶细菌、耐青霉素酶的肺炎链球菌)和肠杆菌科(肺炎克雷伯菌、大肠埃希菌、变形杆菌及肠杆菌属等);C组:重度加重,有铜绿假单胞菌感染的危险因素。主要病原菌在B组基础上加铜绿假单胞菌。

(4)支气管舒张剂:解除气道痉挛,改善通气功能,可选择短效速效或长效速效β_2受体激动剂。若效果不显著,加用抗胆碱能药物(为异丙托溴铵,噻托溴铵等)。对于较为严重的COPD加重者,还可考虑静脉滴注茶碱类药物。β_2受体激动剂、抗胆碱能药物及茶碱类药物的作用机制不同,药代学及药动学特点不同,且分别作用于不同大小的气道,所以联合应用可获得更大的支气管舒张作用,并且可减少单一药物较大剂量所产生的副作用。

(5)糖皮质激素:糖皮质激素治疗 COPD 加重期疗效显著,宜在应用支气管舒张剂基础上,同时口服或静脉滴注糖皮质激素,激素的应用与并发症减少相关。口服泼尼松 30~40mg/d,连续 7~10d 后逐渐减量停药。也可以静脉给予甲泼尼龙 40mg,每日 1 次,3~5d 后改为口服。或者给予雾化吸入糖皮质激素。

(6)机械通气:无创正压机械通气(NPPV)。COPD 患者呼出气流受限,肺泡内残留的气体过多,呼气末肺泡内呈正压,称为内源性呼气末正压(PEEPi),增大了吸气负荷,肺容积增大压迫膈肌影响膈肌收缩,辅助呼吸肌参与呼吸,而且增加了氧耗量。部分患者通气血流比改变,肺泡弥散功能下降。COPD 急性加重时上述异常进一步加重,氧耗量和呼吸负荷显著增加,超过呼吸肌自身的代偿能力使其不能维持有效的肺泡通气,从而造成缺氧及 CO_2 潴留,严重者发生呼吸衰竭。应用机械通气的主要目的包括:改善通气和氧供,使呼吸肌疲劳得以缓解,通过建立人工气道以利于痰液的引流,在降低呼吸负荷的同时为控制感染创造条件。

NPPV 通过鼻罩或面罩方式将患者与呼吸机相连进行正压辅助通气,NPPV 是 AECOPD 的常规治疗手段。随机对照研究及荟萃分析均显示,NPPV 应用于 AECOPD 成功率高。可在短时间内使 pH、$PaCO_2$、PO_2 和呼吸困难改善,长时间应用可降低气管插管率,缩短住院日。因此,NPPV 可作为 AECOPD 的一项常规治疗手段。早期 NPPV 成功率高达 93%,延迟 NPPV 的成功率则降为 67%,推荐及早使用。

NPPV 并非对所有的 AECOPD 患者都适用,应具备如下条件:神志基本清楚,依从度好,能配合和有一定的理解能力,分泌物少和咳嗽咯痰能力较强,血压基本稳定。对于病情较轻[动脉血 pH>7.35,$PaCO_2$>6kPa(45mmHg)]的 AECOPD 患者宜早期应用 NPPV。对于出现轻中度呼吸性酸中毒(7.25<pH<7.35)及明显呼吸困难的 AECOPD 患者,推荐使用 NPPV。对于出现严重呼吸性酸中毒(pH<7.25)的 AECOPD 患者,在严密观察的前提下可短时间(1~2h)试用 NPPV。对于伴有严重意识障碍的 AECOPD 患者不宜行 NPPV。

机械通气初始阶段,可给高浓度氧,以迅速纠正严重缺氧,若不能达上述目标,即可加用 PEEP、增加平均气道压,应用镇静剂或肌松剂接触人机对抗;若适当吸气压力和 PEEP 可以使 SaO_2>90%,应保持最低的 FiO_2。依据症状体征、PaO_2、PEEP 水平、血流动力学状态,酌情降低 FiO_2 50%以下,并维持 SaO_2>90%。

NPPV 可以避免人工气道导致的气道损伤、呼吸机相关性肺炎的不良反应和并发症,改善预后;减少慢性呼吸衰竭呼吸机的依赖,减少患者的痛苦和医疗费用,提高生活的质量。但是由于 NPPV 存在漏气,使得通气效果不能达到与有创通气相同的水平,临床主要应用于意识状态较好的轻、中度的呼吸衰竭,或自主呼吸功能有所恢复、从有创撤机的呼吸衰竭患者,有创和无创的效果并不似彼此能完全替代的。

NPPV 禁忌证:①误吸危险性高及气道保护能力差,如昏迷、呕吐、气道分泌物多且排除障碍等。②呼吸、心跳停止。③面部、颈部和口咽腔创伤、烧伤、畸形或近期手术。④上呼吸道梗阻等。

NPPV 相对禁忌证:①无法配合 NPPV 者,神志不清者。②严重低氧血症。③严重肺外脏器功能不全,如消化道出血、血流动力学不稳定等。④肠梗阻。⑤近期食管及上腹部手术。

常用 NPPV 通气模式以双水平正压通气模式最为常用。呼气相压力(EPAP)从 0.196～0.392kPa(2～4cmH$_2$O)开始,逐步上调压力水平,以尽量保证患者每一次吸气动作都能触发呼吸机送气;吸气相压力(IPAP)从 0.392～0.784kPa(4～8cmH$_2$O)开始,待患者耐受后再逐渐上调,直至达到满意的通气水平。

应用 NPPV,要特别注意观察临床表现和 SpaO$_2$,监测血气指标。治疗有效时,1～2h 后,患者的症状、体征和精神状态均有改善;反之可能与呼吸机参数设置(吸气压力、潮气量)不当、管路或漏气等有关,应注意观察分析并及时调整。并且注意是否有严重胃肠胀气、误吸、口鼻咽干燥、面罩压迫和鼻面部皮肤损伤、排痰障碍、恐惧(幽闭症)、气压伤。

有创正压机械通气(IPPV):AECOPD 患者行有创正压通气的适应证为:危及生命的低氧血症[PaO$_2$ 小于 6.65kPa(50mmHg)或 PaO$_2$/FiO$_2$<26.6kPa(200mmHg)],PaCO$_2$ 进行性升高伴严重的酸中毒(pH≤7.20)。严重的神志障碍(如昏睡、昏迷或谵妄)。严重的呼吸窘迫症状(如呼吸频率>40 次/分、矛盾呼吸等)或呼吸抑制(如呼吸频率<8 次/分)。血流动力学不稳定。气道分泌物多且引流障碍,气道保护功能丧失。NPPV 治疗失败的严重呼吸衰竭患者。

第三章　心血管内科常见疾病

第一节　原发性高血压

原发性高血压是遗传基因与许多致病性因素相互作用而引起的多因素疾病。在高血压的形成过程中,交感神经兴奋导致心率增快,心肌收缩力增强和心输出量增加,周围小动脉收缩,外周血管阻力增大可使血压升高;肾素-血管紧张素-醛固酮系统(RAAS)通过调节水、电解质平衡以及血容量、血管张力而影响血压;另外,肾脏功能异常、内分泌功能失调、电解质紊乱及某些微量元素的缺乏也是高血压的重要影响因素。

一、诊断标准

根据《2009 年中国高血压治疗指南》对高血压的诊断标准,在未服用抗高血压药物的情况下,18 岁以上成人收缩压≥140mmHg(18.7kPa)和(或)舒张压≥90mmHg(12.0kPa)即可诊断为高血压,并根据血压水平将血压分为以下几种类型:

成人自测血压 135/85mmHg(18.0/11.3kPa)为正常值,24 小时血压监测白天<135/85mmHg(18.0/11.3kPa),夜间睡眠时<120/75mmHg(16.0/10.0kPa)为正常值,超过上述数据即为血压异常。

1.临床表现

(1)原发性高血压起病隐匿,进展缓慢,病程长。初期较少症状,患者多诉头晕、头胀、失眠、健忘、耳鸣、乏力、多梦、易激动等。部分患者出现了高血压所致的严重并发症和靶器官功能性或器质性损害的相应症状和临床表现时才就医。

(2)并发症:长期的高血压可导致左心室肥厚,心脏扩大及心功能不全。高血压也是动脉硬化及冠心病的主要危险因素,可合并闭塞性周围血管病及冠心病;血压突然显著升高可产生高血压脑病,表现为患者剧烈头痛、呕吐、视力减退、甚至抽搐、昏迷。老年高血压患者常合并脑动脉硬化,可出现短暂性脑缺血发作或脑卒中。高血压致肾损害,最终可导致慢性肾功能衰竭。

(3)高血压预后危险分层:高血压患者的治疗方案,不但要依据其血压水平,还应根据其危险因素或同时存在的其他疾病等因素综合考虑。

2.实验室检查

(1)血压测量:如为初诊高血压,应每天测量 2 次(早晚各测 1 次),连续监测 7 天。

(2)动态血压监测:动态血压是诊断和观察高血压治疗最佳方法,并可用以指导治疗。

(3)心电图:主要表现为左胸前导联高电压并可合并 T 波深倒置和 ST 段改变。此外,还可出现各种心律失常、左右束支传导阻滞的图形。

(4)超声心动图:主要表现为左室向心性肥厚,早期常有舒张功能异常,后期心脏呈离心性肥大,心室收缩与舒张功能均有异常。

(5)X 线检查:左室扩大,主动脉增宽、延长、扭曲,心影呈主动脉型心改变,左心功能不全时可出现肺淤血征象。

二、治疗原则

高血压治疗的总体原则是采取对患者影响最小的治疗方式而最大限度的保护靶器官功能。

1.非药物治疗

减肥、控制体重,超体重是高血压独立危险因素。减肥和控制体重不仅有助于减低血压和减少降压药用量,也能降低冠心病和其他心脑血管疾病及糖尿病的患病率;低盐饮食,高血压患者应将每日钠摄入量控制在 70～120mmol(即食盐 1.5～3.0g);体育运动,适当体育锻炼和体力劳动,能缓解精神紧张,也有利于减轻体重控制肥胖;戒烟酒,吸烟和饮酒与高血压明显相关,也是其他心脑血管疾病病的重要危险因素,戒烟和适当限酒有利于控制血压。

2.药物治疗

降压药的选择主要取决于药物对患者的降压效果和不良反应。对每个具体患者来说,能有效控制血压并适宜长期治疗的药物就是合理的选择。在选择过程中,还应该考虑患者靶器官受损情况和有无糖尿病、血脂、尿酸等代谢异常,以及降压药与其他使用药物之间的相互作用。目前常用降压药物有六大类,即利尿剂、β受体阻滞剂、钙通道阻滞剂、血管紧张素转换酶(ACE)抑制剂、血管紧张素 Ⅱ 受体拮抗剂和 α 受体阻滞剂。

(1)利尿剂:利尿剂使细胞外液容量降低、心排血量降低,并通过利钠作用使血压下降。单独使用首选药治疗轻度高血压,尤其适用于老年人收缩期高血压及心力衰竭伴高血压的治疗,也可与其他降压药合用治疗中、重度高血压。利尿剂包括噻嗪类、袢利尿剂和保钾利尿剂三类。

①噻嗪类:氯噻嗪:用量 125～500mg,1 日 1 次;氯噻酮用量 12.5～25mg,1 日 1 次;氢氯噻嗪 12.5～50mg,1 日 1 次;吲达帕胺 1.25～2.5mg,1 日 1 次。噻嗪类利尿剂长期应用可引起低血钾、高血糖、高尿酸血症和高胆固醇血症,因此糖尿病及高脂血症患者应慎用,痛风患者禁用。

②袢利尿剂:呋喃苯胺酸:用量 20～80mg,1 日 1～2 次;托噻米用量 2.5～10mg,1 日 1 次。袢利尿剂作用迅速,但过度作用可致低血钾、低血压。保钾利尿剂多与噻嗪类利尿剂合用以减少低钾血症的发生。

③保钾利尿剂:多联合袢利尿剂使用,醛固酮拮抗剂,如螺内酯或依普利酮,最佳适应证是用于醛固酮增多所致高血压患者,螺内酯 25~50mg,1 日 1~2 次;依普利酮 50~100mg,1 日 1~2 次;氨苯蝶啶 50~100mg,1 日 1~2 次。

（2）β受体阻滞剂

β受体阻滞剂通过降低心排血量、抑制肾素释放并通过交感神经突触前膜阻滞使神经递质释放减少,从而使血压下降。β受体阻滞剂降压作用缓慢,适用于轻、中度高血压,尤其是心率较快的中青年患者或合并有心绞痛、心肌梗死后的高血压患者。

①选择性β受体阻滞剂:美托洛尔 50~150mg,1 日 2 次;美托洛尔缓释剂 50~100mg,1 日 1次;阿替洛尔,25~100mg,1 日 1 次;比索洛尔 2.5~10mg,1 日 1 次。

②非选择性β受体阻滞剂:普萘洛尔 40~160mg,1 日 2 次;长效普萘洛尔 60~180mg,1 日 1次。

③α、β受体双重阻滞剂:卡维地洛 12.5~50mg,1 日 2 次;拉贝洛尔 200~800mg,1 日 2 次。

β受体阻滞剂对心肌收缩力、房室传导及窦性心律均有抑制,可引起血脂升高、低血糖、末梢循环障碍、乏力及加重气管痉挛。因此充血性心力衰竭、支气管哮喘、糖尿病、病态窦房结综合征、房室传导阻滞、外周动脉疾病患者不宜用。

（3）钙通道阻滞剂:抑制细胞外 Ca^{2+} 的跨膜内流,降低血管平滑肌细胞内游离 Ca^{2+},而使血管平滑肌松弛。钙通道阻滞剂还能减弱血管收缩物质如去甲肾上腺素及血管紧张素Ⅱ的升压反应。钙通道阻滞剂降压迅速,作用稳定,可用于各种程度的高血压,尤适用于老年高血压或合并稳定型心绞痛患者。钙通道阻滞剂包括维拉帕米、地尔硫䓬及二氢吡啶类三种类型,作用时间上分短效、长效或缓（控）释剂型,临床上用于降压治疗多选用长效或缓（控）释剂型。

①二氢吡啶类:硝苯地平控释片 30~60mg,1 日 1 次;硝苯地平缓释片 20~40mg,1 日 2 次;尼卡地平缓释片 60~120mg,1 日 2 次;尼索地平 10~40mg,1 日 1 次;尼群地平 10~20mg,1 日 1~2 次;尼莫地平缓释片 30~60mg,1 日 2 次;依拉地平 2.5~10mg,1 日 2 次;非洛地平 2.5~20mg,1 日 1 次;氨氯地平 2.5~10mg,1 日 1 次。

②非二氢吡啶类:地尔硫䓬缓释剂 120~540mg,1 日 1 次;长效维拉帕米 120~360mg,1 日 1次。

钙通道阻滞剂可引起心率增快、充血、潮红、头痛、下肢水肿等,缓释、控释或长效制剂副作用有所减少。维拉帕米和地尔硫䓬抑制心肌收缩及自律性和传导性,因此不宜在心力衰竭、窦房结功能低下或心脏传导阻滞患者中应用。

（4）血管紧张素转换酶抑制剂（ACEI）:通过抑制血管紧张素转换酶使血管紧张素Ⅱ生成减少,同时抑制激肽酶使缓激肽降解减少,两者均有利于血管扩张,使血压降低。ACE 抑制剂对各种程度高血压均有一定降压作用,对伴有心力衰竭、左室肥大、心肌梗死后、糖耐量减低或糖尿病肾病蛋白尿等合并症的患者尤为适宜。

临床常用 ACEI:卡托普利 25~100mg,1 日 2 次;依那普利 2.5~40mg,1 日 1~2 次;福辛普利 10~40mg,1 日 1 次;赖诺普利 10~40mg,1 日 1 次;培哚普利 4~8mg,1 日 1~2 次;雷米普利 2.5~20mg,1 日 1 次。

ACEI 最常见的副作用是干咳,可能与体内缓激肽增多有关,停药后即可消失。最严重的副作用是血管神经性水肿,但十分少见。高血钾、妊娠、肾动脉狭窄患者禁用。

(5)血管紧张素Ⅱ受体阻滞剂:通过对血管紧张素Ⅱ受体的阻滞,有效地阻断血管紧张素对血管收缩、水钠潴留及细胞增生等不利作用。适应证同 ACEI,但不引起咳嗽反应。血管紧张素Ⅱ受体阻滞剂减压作用平稳,可与大多数降压药物合用。

临床常用制剂:厄贝沙坦 150～300mg,1 日 1 次;氯沙坦 25～100mg,1 日 1 次;替米沙坦 20～80mg,1 日 1 次;缬沙坦 80～320mg,1 日 1 次;坎地沙坦 8～32mg,1 日 1 次。

血管紧张素Ⅱ受体阻滞剂加利尿剂复合制剂:厄贝沙坦 150mg＋氢氯噻嗪12.5mg 1 片,1 日 1 次;氯沙坦 50mg＋氢氯噻嗪 12.5mg 或 25mg 1 片,1 日 1 次。

(6)α 受体阻滞剂:选择性 $α_1$ 受体阻滞剂通过对突触后 α 受体阻滞,对抗去甲肾上腺素的动静脉收缩作用,使血管扩张、血压下降。非选择性类如酚妥拉明,主要用于嗜铬细胞瘤。$α_1$ 受体阻滞剂能安全、有效地降低血压,不影响血糖、血脂代谢。主要的副作用为体位性低血压,尤其老年患者用药需谨慎。

$α_1$ 受体阻滞剂:多沙唑嗪 1～16mg,1 日 1 次;哌唑嗪 2～20mg,1 日 1 次;特拉唑嗪 1～20mg,1 日 1～2 次。

中枢性 $α_2$ 受体阻滞剂:可乐定 0.1～0.8mg,1 日 2 次;可乐定贴片 0.1～0.3mg,1 周 1 次;甲基多巴 250～1000mg,1 日 2 次。

(7)周围交感神经抑制剂和直接血管扩张剂:此类药物虽有一定的降压作用,但常出现体位性低血压等副作用,且尚无心脏、代谢方面保护作用的循证医学证据,因此不宜长期服用。

周围交感神经抑制剂:利血平 0.05～0.25mg,1 日 1 次。

直接血管扩张剂:肼屈嗪 25～100mg,1 日 2 次。

(8)药物的联合应用:联合疗法有两种情况,一是每种降压药剂量固定,药厂做成复合制剂。另一种情况是两种药物或以上药物联合使用。联合疗法的优点是几种药物取长补短增强疗效,同时减少或抵消副作用。

联合用药的选择:ACE 抑制剂＋利尿剂;利尿剂＋β 受体阻滞剂;钙通道阻滞剂＋β 受体阻滞剂;ACE 抑制剂＋钙通道阻滞剂。另外,也可以考虑 β 受体阻滞剂＋α 受体阻滞剂,β 受体阻滞剂＋ACE 抑制剂,氢氯噻嗪＋钙通道阻滞剂,氢氯噻嗪＋保钾利尿剂,还可以考虑 ACE 抑制剂＋血管紧张素Ⅱ受体阻滞剂。

3.高血压合并几种特殊情况的治疗

(1)高血压脑病:患者多为长期高血压,因过度劳累、紧张和情绪激动等因素导致血压突然急剧升高,造成颅内高压或脑水肿,临床上出现头痛、呕吐、烦躁不安、视力模糊、黑矇、抽搐、意识障碍甚至昏迷等症状。

治疗原则:应尽快降压,降压速度视原有基础血压情况而定。通常将升高部分血压下降 25%～30%,然后维持数小时甚至数日再逐渐降至正常,切勿过快过度降压,避免出现脑血流低灌注。降压药物首选硝普钠,开始剂量为 $20μg/min$,视血压和病情可逐渐增至 $200～300μg/min$。近年来应用压宁定或硝酸甘油代替硝普钠,取得良好效果。由嗜铬细胞瘤所致高血压危象,可首选酚妥拉明 5～10mg 快速静脉注射,有效后静滴维持。制止抽搐可用地西泮、苯巴比妥钠等。此外,如颅内压升高或出现脑水肿,应给予脱水、利尿等处理以降低颅内压和减轻脑水肿。往往需待病情稳定后方可改为口服降压药,并积极控制诱发因素。

(2)急进型高血压:患者短期内血压突然升高且持续不降,常突然头痛、头晕、视力模糊、心悸、气促等,病情发展迅速,易引起心、脑、肾等重要靶器官的损伤及并发症。患者舒张期血压常>130mmHg,可出现眼底出血、渗出和视盘水肿,若由继发性高血压所致者有相应临床表现。

治疗原则:急进型高血压若无心、脑、肾的严重并发症,则可采用口服降压药较缓慢地降压,通常1~2周内把血压降至(140~150)/(95~100)mmHg,避免降压过多过快,造成脑供血不足和肾血流量下降而加剧脑缺血和肾功能不全。若患者出现高血压脑病、高血压危象或左心衰,则必须采用注射方法迅速降压,待血压降至安全范围(150~160)/(95~100)mmHg后,再过渡到用口服降压药维持,并将血压控制在<140/90mmHg。

(3)高血压合并左心衰:高血压是心衰的主要病因之一,长期的高血压可导致左心室肥厚及心脏扩大,不但影响左室舒张期顺应性,后期还可引起左室收缩功能障碍,进而发生左心衰。

治疗原则:高血压合并左心衰的治疗关键是尽快降低心脏前、后负荷,降低血压。降压药物首选ACEI,如出现咳嗽等不良反应,可选用血管紧张素受体拮抗剂替代。β受体阻滞剂通过抗交感过度兴奋作用,不但具有降压作用也有利于轻中度心衰的治疗。利尿剂是高血压合并心衰常被选用的药物,首选袢利尿剂。钙离子拮抗剂一般不用于高血压合并明显心衰者,除非血压难以控制,但宜选用二氢吡啶类氨氯地平或非洛地平。如患者血压显著升高的同时伴有明显心衰症状,可选用硝普钠或硝酸甘油静脉用药,以快速纠正心衰。

(4)高血压合并肾功能不全:高血压患者均有不同程度肾功能损害,尤其长期高血压且血压未控制者更易发生肾功能不全。

治疗原则:①应选用增加或不明显减少肾血流量、降压作用温和而持久的降压药;②一般宜从小剂量开始,逐渐加量,达到目标血压后改用小剂量维持;③避免使用有肾毒性作用的药物;④经肾脏代谢或排泄的降压药,剂量应控制在常规剂量的1/2~2/3;⑤伴肾功能不全的高血压患者,血压不宜降得过低,一般以降到140/90mmHg左右为宜;⑥双侧肾动脉狭窄和高钾血症者应避免使用血管紧张素转换酶抑制剂或血管紧张素Ⅱ受体拮抗剂。高血压合并肾功能损害者一般选用钙离子拮抗剂,常与β受体阻滞剂合用。

(5)高血压合并哮喘或慢性阻塞性肺病:高血压并非哮喘或慢性阻塞性肺病的致病原因,但临床上此两种情况经常同时存在。在治疗要避免使用易诱发哮喘的降压药物。

治疗原则:首选钙离子拮抗剂,其次可选用α受体阻滞剂、肼屈嗪类等。避免使用β受体阻滞剂,尤其是非选择性β受体阻滞剂,以免加重支气管痉挛。利尿剂、血管紧张素转换酶抑制剂也应慎用,必要时可用血管紧张素Ⅱ受体拮抗剂。

(6)高血压合并脑血管意外:高血压患者因情绪激动、过度紧张或疲劳引起血压突然升高,导致已病变的脑血管破裂出血,临床表现为突然剧烈头痛、呕吐,局灶性者可能出现轻度偏瘫或癫痫样发作,重者迅速意识障碍或昏迷。

治疗原则:出血量较小者可采取内科治疗,出血量较大者及时开颅手术或行脑立体定向手术清除血肿。急性期降压应小心谨慎,不宜降压过快过低。并发蛛网膜下腔出血者收缩压降至 140～150mmHg 即可,脑出血者使收缩压降至 150mmHg 左右为宜。颅内压升高者应及时降低颅内压,首选甘露醇脱水,利尿剂降低血容量。出血量较大者为防止血肿进一步扩大,可用止血剂如立止血。缺血性脑梗死一般不宜降压治疗,除非血压非常高。对于急、慢性脑血管痉挛,一般可用钙离子拮抗剂,也可用血管紧张素转换酶抑制剂及血管紧张素Ⅱ受体拮抗剂等。

(7)妊娠期高血压:多发于≤20 岁或≥35 岁的孕妇,原有高血压、肾炎、糖尿病者,精神过分紧张、羊水过多、双胞胎或巨大儿葡萄胎等亦是常见诱发因素。临床表现为妊娠 20 周后出现血压升高,轻者血压≥140/90mmHg 伴蛋白尿≥300mg/24 小时尿;重者收缩压≥160mmHg 或舒张压≥110mmHg,蛋白尿≥2.0g/24 小时尿。

治疗原则:首先应注意休息,精神放松,必要时可给予镇静剂。一般不急于降压,如血压明显升高者,降压首选钙离子拮抗剂,α、β 受体阻滞剂拉贝洛尔,直接血管扩张剂肼屈嗪等,必要时静脉滴注硝普钠快速降压。严重者如伴有抽搐应立即给予解痉止抽药物,如硫酸镁。孕期高血压在使用降压药时必须严密观察,避免血压大幅波动和降得太低影响胎儿血供,一般将血压控制在 130/85mmHg 为宜。妊娠期重度高血压 ACEI 制剂和 AngⅡ受体拮抗剂应属禁忌,若药物治疗无效,应终止妊娠。

4.围手术期高血压

由于患者对疾病、手术的恐惧可使原无高血压的患者血压升高,原发性高血压者血压进一步升高。

治疗原则:对原无高血压者或血压轻、中度升高者可不急于降压,部分患者在情绪稳定或麻醉后血压多降至正常。如血压过度升高,可经静脉应用硝酸甘油、亚宁定或硝普钠等快速把血压降到合适水平。对于选择性手术者宜将血压控制在正常或略为偏高(140～150)/(90～95)mmHg 为宜。原有高血压者术前 1 周可应用 ACEI、AngⅡ受体拮抗剂、钙离子拮抗剂或 β 受体阻滞剂将血压维持在正常偏高水平。

第二节　心律失常

正常心律起源于窦房结,成人频率 60～100 次/分。心律失常是指心脏激动的起源、频率、节律、传导速度和传导顺序等的异常。多数情况下,心律失常不是一种独立的疾病,而是众多心脏或非心脏疾病或生理情况下导致的心肌细胞电生理异常。少数情况下,以综合征的形式出现,如预激综合征、病态窦房结综合征、长 QT 综合征、短 QT 综合征等。

一、心律失常的分类

心律失常分类方法较多,尚未完全统一。根据不同的临床情况和标准有不同的分类方法。按心律失常发生的原理及心电图可分为 3 类。

按心律失常发作时心率的快慢可分为快速性和缓慢性心律失常。按发作时血流动力学是否稳定及临床表现分为:①血流动力学稳定:无症状或轻微症状。②血流动力学不稳定:晕厥前兆(头昏、头晕、乏力或虚脱、黑矇)、晕厥、心脏骤停。其中"血流动力学不稳定"虽在广泛使用但尚没有严格定义,一般的含义是:心律失常伴有低血压和组织灌注不足,如不及时治疗可能导致休克或心脏骤停。按预后可分为良性和恶性或良性、潜在致命性和致命性。按遗传可分为先天性和获得性心律失常。根据病因可分为冠心病、高血压病、先天性心脏病、心肌病(扩张型心肌病、肥厚型心肌病、致心律失常性右室心肌病)、心脏瓣膜病等。总之,上述分类方法分别或联合应用,有助于依据心律失常的发生原理、频率、严重程度及其病因指导临床医生选择恰当的治疗方案。

二、心律失常的病因

心律失常可见于各种器质性心脏病,其中以冠状动脉粥样硬化性心脏病、心肌病、心肌炎和风湿性心脏病多见,尤其在发生心力衰竭或急性心肌梗死时。发生在健康者或自主神经功能失调患者中的心律失常也不少见,也可见于非心源性疾病如慢性阻塞性肺病、急性胰腺炎、急性脑血管病、甲状腺功能亢进、甲状腺功能减退等,其他常见的病因有电解质紊乱、麻醉、低温、缺氧、胸腔或心脏手术、药物的致心律失常、电击伤、中暑等。部分患者病因不明。

三、心律失常的诊断步骤

(一)病史和体格检查

病史通常能提供足够的信息帮助建立初步的诊断。询问病史时应详细了解发作时患者的感受、心率、节律、每次发作的起止与持续时间、发作的诱因、频率、治疗经过(用过何种药物,药物治疗效果)等。发作时的伴随症状,如有无低血压、昏厥或近乎昏厥、抽搐、心绞痛或心力衰竭等表现。同时,需了解患者的既往史,是否有冠心病、高血压、心肌病等。体格检查有助于发现相关病因的体征、心律失常的某些特征及心律失常对血流动力状态的影响。

(二)辅助检查

心电图是诊断心律失常最重要的一项非侵入性检查技术,应记录 12 导联心电图、24h 动态心电图或其他心电监测装置。其他的诊断和评估方法有心电向量图、心脏电生理检查、运动试验、心室晚电位、直立倾斜试验、心率变异性、QT 间期和 QT 离散度等。对于某些特殊患者,基因检测也是诊断的重要组成部分。

四、抗心律失常药物的分类

抗快速性心律失常药物目前广泛使用的是改良的 Vaughan Williams 分类。该分类方法未对地高辛和腺苷进行分类。

腺苷的作用比较复杂,在心脏主要通过心肌细胞腺苷 A_1 受体发挥作用,腺苷的直接效应是激活位于心房、窦房结和房室结细胞的外向钾离子流,引起细胞膜超极化,导致窦房结冲动发放速率降低以及一过性房室传导阻滞。腺苷还可通过抑制细胞内环腺苷酸的生成而间接发挥作用。这些离子通道在心室肌细胞无分布,因此腺苷对心室肌无作用。一种抗心律失常药物的作用可能不是单一的,如胺碘酮同时表现Ⅰ、Ⅱ、Ⅲ、Ⅳ类的作用,还能阻滞 α、β 受体;普鲁卡因胺属Ⅰa类,但它的活性代谢产物 N_2 乙酰普鲁卡因胺(NAPA)具Ⅲ类作用;奎尼丁同时兼具Ⅰ、Ⅲ类的作用。

抗缓慢性心律失常药物主要可分为以下 3 类:β 肾上腺素能受体兴奋剂包括异丙肾上腺素、沙丁胺醇(舒喘灵)、麻黄碱、肾上腺素等;M 胆碱受体阻滞剂包括阿托品、溴丙胺太林(普鲁苯辛)、山莨菪碱(654-2)等;非特异性兴奋、传导促进剂包括糖皮质激素、乳酸钠、氨茶碱、硝苯地平、甲状腺素等。

抗心律失常药物除其治疗作用外,也有产生不良反应的危险,这些不良反应可以分为促心律失常、其他心血管作用如心动过缓或心力衰竭及其他非心血管作用。抗心律失常治疗尤其是长期治疗会有一定的风险,有些可能很高,故在治疗过程中应考虑下列情况:确定治疗是否受益、确定治疗的终点、最大限度地减少风险或治疗的风险不能大于获益、确定治疗的需求、考虑其他的替代治疗。

抗心律失常药物目前仍然是心律失常的基本治疗,药物治疗的地位如下。①控制急性发作:房颤复律、控制室率、终止室上性心动过速、室性心动过速等。②辅助电复律治疗,减少电复律后心律失常的复发。③未接受 ICD、消融治疗的替代治疗,或已置入 ICD 或已接受消融治疗的补充治疗(消融后复发、ICD 后频发放电)。④不危及生命但构成症状的心律失常的治疗。

五、心律失常的治疗

对心律失常患者的治疗,首先要有正确的心电图诊断,进一步确定引起心律失常的可能病因。心律失常是否需要治疗取决于患者的症状、基础心脏疾病的严重程度、心律失常的严重程度、对血流动力学的影响及诱因等。治疗的目的是缓解或消除心律失常引起的症状,纠正心律失常引起的血流动力学障碍,阻止心律失常对心脏及人体的进一步损害,延长患者生命。治疗措施选择取决于对心律失常病因和机制的理解,对心律失常带来的风险和治疗风险得益比的评估。

心律失常治疗原则包括:①原发疾病和诱因的治疗。②发作时终止心律失常,维持正常或接近正常的血液循环状态,减轻或消除症状,预防复发和猝死。③治疗措施有药物治疗、非药物治疗,包括电学治疗(电复律、起搏器、消融)和外科手术治疗。

(一)室上性心动过速

室上性心动过速(简称室上速)大多属阵发性,可见于无器质性心脏病及有器质性心脏病患者。室上速发生的主要电生理基础是折返,少数为自律性异常增高或触发活动异常引起,折返可以发生在心脏的任何部位,如窦房结、房室结、心房和旁路等。

1.终止急性发作

对发作时无明显血流动力学障碍的患者,有些可通过刺激迷走神经如颈动脉窦按摩、咽喉刺激、冷水浸脸、屏气等终止心动过速。抗心律失常药物的选择取决于临床医生对该药的熟悉程度,可选用静脉抗心律失常药物,如普罗帕酮、维拉帕米、地尔硫草、艾司洛尔、美托洛尔、腺苷和胺碘酮等。若血流动力学不稳定,最有效的处理方法是直流电转复。

2.预防复发

长期预防用药远不如终止发作简单,对正常心脏结构患者,若发作不频繁,发作时血流动力学影响较小者,可以不长期使用预防复发的药物;对发作频繁影响正常生活和工作、发作时产生明显血流动力学障碍、使原有心脏病症状加重或恶化者,首先考虑射频消融根治,不接受手术者才考虑药物治疗。

(二)心房颤动(房颤)

房颤是最常见的持续性心律失常,发生率随年龄而增加,人群流行病学资料表明大于 65 岁的发病率可达 6%,男性较女性稍高,房颤对临床的危害主要是增加血栓栓塞的危险,近 10 年来心房颤动的治疗取得了重大的发展。《2006 年 ACC/AHA/ESC 心房颤动治疗指南》将房颤分为阵发性房颤(可自行转复窦性心律)、持续性房颤(持续时间常大于 7d,干预后可转复窦性心律)、永久性房颤(不能转复窦性心律)。《2010 年 ESC 首次公布的心房颤动治疗指南》在原 3P 框架上将房颤分为 5 类:首次诊断的房颤(第 1 次确诊房颤,与房颤持续时间及相关症状无关)、阵发性房颤(持续<7d)、持续性房颤(7d~1 年)、长程持续性房颤(AF)(持续时间超过 1 年,拟采用节律控制治疗策略,即导管消融治疗)、永久性房颤。该《新指南》还提出了无症状房颤的概念,指房颤发生时不伴任何症状,仅偶尔在心电图检查或发生房颤相关并发症时才诊断的房颤。房颤患者治疗的目标是缓解症状、减少住院、减少心血管事件、提高生存率和生活质量,不再单纯追求严格控制心室率和恢复窦性心律。评价房颤患者临床症状的严重性推荐使用欧洲心律学会 EHRA 分级。根据患者个体风险/效益比来决定维持窦性心律或控制心室率。

1.节律控制

节律控制包括两个内容:一是恢复窦性心律,二是减少房颤复发,维持窦性心律。维持窦性心律的优点是:缓解症状、提高生活质量、减少脑卒中的危险、减轻或消除心房结构和电的重构。缺点是:可选择的药物有限、抗心律失常药物(AAD)不良反应大、维持窦性心律的比例较低,总体疗效不佳。

转复新发房颤(<48h)主要依据血流动力学是否稳定,不稳定者采用电复律立即纠正,稳定者可选胺碘酮、普罗帕酮、伊布利特等。持续时间大于 48h 或发作时间不明确的房颤患者,都应在抗凝前提下进行复律和维持窦律,或在复律前先接受超声心动图检查明确是否有血栓存在,一般药物可选胺碘酮、决奈达隆、普罗帕酮、氟卡尼、伊布利特、索他洛尔、维纳卡兰等。

由于胺碘酮在长期使用中常引起较严重的心外毒副作用,这限制了它在房颤治疗中的长期应用。荟萃分析表明,胺碘酮治疗的 1~2 年内,因药物不良反应导致的停药率高达 23%。决奈达隆是在胺碘酮分子结构上移去含碘部分,加入硫酰基构成的,其抗心律失常作用与胺碘酮相似,脂溶性低,口服后更快达到稳定的血药浓度,用药 5~7d 达到稳态血浆浓度,主要经粪便排出,对甲状腺功能几乎没有影响,主要的不良反应是恶心、呕吐、腹泻等胃肠道反应和血肌酐水平的增高。决奈达隆通过 CYP3A4 代谢,影响 CYP3A4 代谢的药物均能影响决奈达隆的代谢,酮康唑、伊曲康唑、伏立康唑、克拉霉素、泰立霉素通常被禁忌与其合用。地尔硫草、维拉帕米具有中效 CYP3A4 抑制作用,如需合用,应从低剂量给药,与他汀类辛伐他汀、洛伐他汀、阿托伐他汀合用时应注意他汀类的肌肉毒性,与地高辛合用时能使地高辛浓度增加 2.5 倍,应对地高辛浓度进行监测。与胺碘酮相比,决奈达隆的促心律失常作用尤其是引起尖端扭转性室速的危险更小。目前的临床研究结果显示其长期治疗维持窦性心律的有效率为 35% 左右,而胺碘酮的有效率为 60% 以上。决奈达隆治疗房颤的临床研究主要包括 DAFNE(决奈达隆房颤电复律后治疗研究)、ADONIS 研究(美国-澳大利亚-非洲决奈达隆治疗房颤或房扑维持窦律研究)、EURIDIS(欧洲决奈达隆治疗房颤或房扑维持窦律研究)、ERATO(决奈达隆控制心室率的有效性和安全性研究)ANDROMEDA(决奈达隆治疗中重度心衰心律失常研究)、ATHENA(决奈达隆预防房颤患者住院或死亡研究)。DAFNE 研究开始于 2003 年,是第一个有关决奈达隆前瞻性、随机、双盲、安慰剂对照的临床试验,旨在评价房颤复律后使用不同剂量决奈达隆对房颤复发的影响,入选的持续性房颤患者 270 例,多数合并高血压、缺血性心肌病和心衰等器质性心脏病,给予决奈达隆(400mg,2 次/天)或安慰剂 5~7d 的治疗,对不能转复为窦律的患者予电复律治疗,然后继续分别服用决奈达隆或安慰剂 6 个月,结果表明决奈达隆(400mg,2 次/天)和安慰剂组的第一次房颤复发的中位数时间分别是 60d 和 5.3d,6 个月时窦性心律维持率分别是 35% 和 10%。与决奈达隆(400mg,2 次/天)相比,决奈达隆(600mg,2 次/天和 800mg,2 次/天)房颤复发率未能进一步降低,但不良反应和停药的发生率明显增加,800mg 组 QTc 明显延长,但未有尖端扭转性室速的发生。ADONIS 和 EURIDIS 研究为随机、双盲、安慰剂对照的Ⅲ期临床研究,目的是评价房颤患者经电复律、药物,或自行复律后用决奈达隆维持窦律的疗效,随访时间 10~12 个月,主要研究终点是首次房颤复发时间,次要终点为房颤复发时的心室率。ADONIS 研究表明决奈达隆组和安慰剂组首次房颤复发的平均时间分别是 158d 和 59d,房颤复发率两组分别是 61.1% 和 72.8%,首次房颤复发时心室率两组分别是(104.6±27.1)次/分和(116.6±31.9)次/分,两组不良反应发生率相似;EURIDIS 研究表明决奈达隆组和安慰剂组首次房颤复发的平均时间分别是 96d 和 41d,房颤复发率两组分别是 65% 和 75%,首次房颤复发时心室率两组分别是(102.3±24.7)次/分和(117.5±29.1)次/分,两组不良反应发生率相似,但这两项研究均排除了左心功能障碍的患者。ERATO 研究是对 ADONIS 和 EURIDIS 研究的补充,研究对象为使用 β 受体阻滞剂、钙离子拮抗剂、地高辛等传统药物心室率控制不佳的永久性房颤患者,在原药物治疗基础上加用决奈达隆 400mg,2 次/天,结果表明治疗 14d 时,决奈达隆组比安慰剂组 24h 平均心室率减少 11.7次/分,达到最大运动量时心室率减少 24.5 次/分,但运动耐量未出现减少。治疗 6 个月时,决奈达隆组仍显著减少 24h 平均心室率和最大运动心室率,并且耐受性良好,未出现明显的器官毒性和促心律失常作用。ANDROMEDA 研究评估了充血性心力衰竭和左心功能不全患者对决奈达隆的耐受性,因发现决奈达隆可显著增加患者的病死率而提前中止,原因可能是决奈达隆增加患者血清肌酐水平,另外可能与不恰当停止服用 ACEI 或 ARB 药物有关。ATHENA研究是目前最大的评估抗心律失常药物安全性的临床试验,共入选 4628 例阵发性或持续性房颤/房扑患者,主要终点是心血管疾病住院或任何原因导致的死亡,平均随访 21 个月。与安慰剂组相比,决奈达隆组显著降低心血管疾病住院率(39.4%∶31.9%),减少心血管病病死率(3.9%∶2.7%)。决奈达隆已于 2009 年 7 月通过美国 FDA 认证,用于阵发性或持续性房颤/

房扑的治疗,批准用于心功能Ⅰ、Ⅱ级的心力衰竭患者,对 NYHA 心功能Ⅲ、Ⅳ级的心力衰竭和 4 周内有失代偿心衰发作的患者禁用决奈达隆。但 DIONYSOS 研究及一些荟萃分析表明:决奈达隆尽管不良反应较小,但临床疗效不如胺碘酮,而且对心功能不全的患者要慎用,故决奈达隆可能尚无法完全取代胺碘酮。

维纳卡兰是心房选择性多通道阻滞剂,属Ⅲ类抗心律失常药,有静脉和口服两种剂型,经肝细胞 P450 2D6 同工酶代谢,随尿液排出体外,半衰期约 2h。对心率、血压影响不大,临床研究显示对于新近发作的房颤经静脉急性中止、转复成功率较高,安全性较好,静脉用药方法:3mg/kg,10min 静脉推注,如果未转复窦性心律,15min 后再给予 2mg/kg,10min 静脉推注。根据 AVROSTUDY 试验,90min 内胺碘酮转复率 5.2%(6/116 例),vernakalant 转复率51.7%(60/116 例),且无尖端扭转性室性心动过速、心室颤动或多形性室性心动过速、持续性室性心动过速发生。口服疗效和安全性的评价正在进行中。美国 FDA 和欧洲人用药品委员会(CHMP)已批准其静脉注射剂用于房颤的治疗,目前推荐用于房颤发作时间≤7d 的非手术患者和心脏手术后发生房颤时间≤3d 的患者。主要不良反应为恶心、打喷嚏和味觉障碍。

2.心室率控制

心房颤动节律控制随访研究(AFFIRM)共入选 4060 例年龄大于 65 岁的房颤患者,平均随访 3.5 年,结果显示与应用抗心律失常药物进行节律控制相比,一级终点事件死亡率两组间无统计学差异(P=0.06),但心室率控制组可以轻微降低死亡率,而节律控制组死亡率有增加趋势,卒中的发生率两者没有区别,节律控制组 7.3%,心室率控制组 5.7%。荟萃分析(包括AFFIRM、HOT、CAFe、STAF、PIAF 和 RACE 对比心室率控制和节律控制策略的研究)结果显示,心室率控制和节律控制两组全因性病死率分别是 13.0% 和 14.6%(P=0.09),两组间差异无统计学意义,但心室率控制可能更好。另一项国际多中心观察性研究 Record-AF 注册研究再次验证了房颤节律和室率控制疗效相当。5604 例心房颤患者入选,入选标准为年龄≥18岁、房颤病史<1 年、适合药物治疗,除外手术后房颤和由可逆性病因所诱发的房颤患者,随访1 年。主要复合终点为治疗成功率和主要不良心脏事件[心血管死亡、心肌梗死、卒中、因短暂脑缺血(TIA)发作住院治疗等]发生率。治疗成功指满意维持窦性心律或控制心率、未发生主要不良心脏事件且无须更改治疗方案。结果显示节律控制组治疗成功的比值(OR)为 1.67,临床因素(冠心病、心力衰竭、年龄>75 岁,卒中或 TIA 病史)是治疗失败的预测因素;主要不良心脏事件发生率与临床因素相关,而与治疗策略无关;房颤患者节律控制或心率控制主要不良事件发生率相似(17% vs 18%)。故最新的观点认为窦性心律强化控制并不能改善病死率;而心室率的良好控制或许有益。控制心室率的优点是:①控制心室率能显著减轻症状,部分患者可消除症状。②与心律转复相比,控制心室率较易达到。③很少或不会引致室性心律失常作用。缺点是:①心室率不规则,部分患者仍有症状。②快速心室率被控制后血流动力学状态虽会得到改善,但不规则心室率与规则(窦性)心室率相比,后者的血流动力学状态更好些。③少数患者为维持适当心室率所需用的药物可能引起很慢的心室率,需要置入永久性起搏器。④房颤持续存在有脑卒中高危因素的患者需华法林抗凝治疗。心室率控制的目标是静息时为60~80 次/分,中等程度活动时为 90~115 次/分。另一项宽松控制心室率与严格控制心室率的前瞻性、多中心、随机开放试验 RACEⅡ研究表明:宽松控制心室率与严格控制心室率疗效相当,且未增加死亡及严重并发症的风险。宽松控制心率,即静息时心率控制在 110 次/分以下,严格控制心室率,即静息时心率控制在 80 次/分以下,中等运动时心率控制在 110 次 1min 以下。对永久性房颤患者如无症状或症状能耐受,把心率控制在 110 次/分以下即可;但如有症状或心脏扩大,则采取严格控制心率。严格控制心率者应采用动态心电图评估它的安全性,以避免产生严重窦性心动过缓。β受体阻滞剂、非二氢吡啶类药物(地尔硫䓬、维拉帕米)和地高辛仍然是控制心室率的首选药物,地高辛是心力衰竭伴房颤的首选药物。对慢性阻塞性肺部疾病者多选用地尔硫䓬或维拉帕米。

3.药物预防血栓栓塞

房颤是卒中和血栓形成的主要原因,但房颤患者卒中的风险并不一致,因此对房颤患者应进行卒中风险的评估,以进一步采用相应的抗血栓治疗。《2006 年 AHA/ACC/ESC 房颤治疗指南》血栓栓塞危险采用 CHADS$_2$ 评分,5 项是:心力衰竭 1 分,高血压 1 分,年龄≥75 岁 1 分,糖尿病 1 分,卒中或 TIA 2 分,积分≥2 分为中高危患者。低危因素是女性、年龄 65～74 岁、冠心病;中等危因素是年龄≥75 岁、心力衰竭 LVEF≤35%、高血压、糖尿病;高危因素是既往卒中、TIA 血栓栓塞史、二尖瓣狭窄、人工心脏瓣膜。

《2010 年 ESC 房颤治疗指南》提出了新的更详细的评分系统见表 3-1(CHA$_2$DS$_2$-VASc),在 CHADS 基础上增加了血管疾病、年龄 65～74 岁、性别女性 3 个危险因素,同时将年龄大于 75 岁积分由 1 分改为 2 分,最高积分为 9 分。

表 3-1　CHA$_2$DS$_2$-VASc 评分表

标记	血栓危险因素	计分
C	充血性心力衰竭(心衰)/左心室功能不全	1
H	高血压	1
A	年龄≥75 岁	2
D	糖尿病	1
S	卒中/短暂脑缺血/血栓栓塞	2
V	血管疾病*	1
A	年龄 65～74 岁	1
S	性别(女)	1

注:总分最高为 9 分。

*陈旧性心肌梗死,外周动脉疾病,主动脉斑块。

对非瓣膜性房颤患者,卒中和血栓栓塞形成的危险因素分为主要危险因素和临床相关的非主要危险因素。主要危险因素是既往卒中、TIA、血栓栓塞史,临床相关非主要危险因素是心力衰竭或中、重度左心室收缩功能减退 LVEF≤40%、高血压病、糖尿病、年龄 65～74 岁、女性、血管疾病。

由于房颤患者发生血栓栓塞的风险明显增高,故抗栓治疗是房颤治疗中的重要环节,只要没有抗凝治疗禁忌证,都应接受抗凝治疗。现阶段抗凝治疗主要是抗凝剂华法林和抗血小板药阿司匹林、氯吡格雷等。对使用华法林者,将 INR 控制在 2～3 之间。由于应用华法林较阿司匹林使严重脑出血事件增加 1.7 倍左右,为保证华法林用药的安全性和有效性,需定期监测 INR 来调整华法林的剂量。高龄是房颤的高危因素,老年患者又是房颤的主要人群,作为高出血风险的老年人尤其是年龄大于 75 岁者,是否可以采用更低的 INR 治疗窗?日本一项比较实际临床情况下老年房颤患者采用低强度华法林的研究表明 INR1.5~2.5 对老年房颤患者安全有效。目前发表的研究支持有中到高危卒中风险的房颤患者口服华法林抗凝治疗,但不适合有极高出血风险的患者。

电复律或药物复律均可导致栓塞,提前抗凝治疗有可能减少栓塞的风险,目前的建议是对房颤持续时间不明或持续时间大于 48h 的患者,在复律前 3 周及复律后 4 周使用华法林,推荐 INR 达到 2.0~3.0 后复律,对高危患者复律后应长期进行抗凝治疗。另一种方法是复律前行食管超声心动图检查,若未发现左心房血栓,静脉应用肝素后可进行复律。对房颤持续时间小于 48h 者,复律前给予肝素治疗,若无危险因素,复律后不需长期进行口服抗凝治疗。

由于华法林治疗窗口窄,需定期测定 INR,出血发生率高,患者依从性差,研究者一直致力于开发新的抗凝药以期能取代华法林,目前 2 种新药达比加群和利伐沙班有较大应用前景。

达比加群是凝血酶的直接抑制物,临床应用时无须常规检测。由 44 个国家超过 900 家单位参加,共入选 18113 例房颤合并 1 个脑卒中危险因素患者进行了为期 2 年的非劣效性随机临床研究(RELY),患者平均年龄 71 岁,男性占 63.6%,将患者随机分为 3 组,分别接受控制良好的华法林治疗(INR 2.0~3.0)、达比加群 110mg,每日 2 次、达比加群 150mg,每日 2 次治疗,华法林是开放标签,两个剂量的达比加群按照双盲设计,完成随访的患者比率达 99.9%,仅 20 例失访。结果表明,达比加群每次 110mg,每日 2 次,与对照组华法林的预防卒中和全身性栓塞效果相当,而大出血发生率减少 20%(P=0.003);达比加群每次 150mg,每日 2 次,能显著降低房颤患者脑卒中和栓塞性疾病发生的风险达 34%(P<0.001),预防效果优于华法林,而其大出血发生率与华法林相当。达比加群是成为继阿司匹林、氯吡格雷、华法林等之后治疗房颤的最有前景的抗栓新药,2010 年 10 月美国 FDA 批准达比加群用于房颤卒中的预防。

利伐沙班是口服 Xa 因子抑制剂,对血小板聚集及 II 因子没有直接作用,无须作常规临床抗凝监测。2009 年 6 月在中国与全球同步上市,商品名为拜瑞妥。利伐沙班房颤卒中预防的 III 期临床研究(ROCKETAF)结果在 2010 年 11 月 AHA 年会上公布。该研究共纳入来自 45 个国家 110 个中心的 14264 例非瓣膜性心脏病导致的房颤患者,随机分为利伐沙班组(20mg,每日 1 次)和华法林组(INR 2.0~3.0),结果表明利伐沙班疗效显著优于华法林,使卒中和非中枢神经系统栓塞事件的发生率下降 21%,出血事件和不良反应发生率和华法林相当,利伐沙班较华法林显著降低颅内出血和致死性出血的发生率。这一研究结论提示利伐沙班可替代华法林用于具有中、重度卒中风险的房颤患者。

房颤患者在开始抗凝治疗前应进行出血风险评估,对出血风险高者无论给予阿司匹林或华法林治疗均应谨慎。《2010 年 ESC 新指南》除对卒中危险性进行评估外,也对出血的风险进行了考虑,为评估出血风险,推荐使用 HAS-BLED 出血风险评分,HAS-BLED 评分≥3 者为出血高风险,抗凝治疗需谨慎,需低剂量和勤随访。

4.左心耳封堵术

对非瓣膜性房颤患者,其左心房血栓 90% 以上在左心耳。左心耳封堵术于 2001 年首先始于动物实验,后在人体身上进行研究。已在临床使用的有 PLAATO 和 WATCHMAN 左心耳封堵器装置,初步证实左心耳封堵术是安全可行的,但由于价格昂贵等因素,厂家已于 2006 年停止生产 PLAATO 装置。2005 年进行的 PROTECT-AF 研究评价了使用 WATCHMAN 左心耳封堵器和华法林对非瓣膜性房颤患者的临床疗效,共入组 707 例患者,以 2:1 比例随机分配到封堵器组和华法林组,2009 年公布的初步研究结果表明左心耳封堵术在有中度危险的脑卒中患者中有与华法林相当的预防卒中的效果,但有较高的手术并发症,需要治疗的心包积液达 5%。目前安全性是阻碍该技术在临床推广使用的主要问题,美国 FDA 只批准 WATCHMAN 封堵器用于临床研究。作为一项新技术随着器械的改良和置入经验的积累相信会得到更广泛的接受和认同。该技术对于有高危卒中和出血风险、不适宜服用华法林的房颤患者有更好的获益/风险比,是合理的,可能是一项有效的治疗方法。这一技术今后需解决的问题:更大的样本证实其可靠性及安全性;观察左心耳封堵后能否长期预防房颤患者栓塞并发症的出现,因为左心耳并非房颤患者血栓的唯一来源;对心脏功能以及内分泌的长期影响尚不明确。

5.外科手术

外科手术治疗房颤已经有 20 年历史。目前,Cox 迷宫术已经发展到Ⅲ型。经典外科迷宫术的主要缺陷是技术难度较大、手术时间和体外循环时间较长,创伤性较大,广泛开展这一技术有一定困难。现在的发展趋势是手术消融,在心脏外科手术时应用各种能量在心房内消融,消融的径线根据Ⅲ型迷宫术的切口径线和经导管消融的径线来设计,在保证房颤治疗有效性的同时可缩短手术时间、减少手术创伤,降低并发症的发生率。房颤外科治疗的主要适应证包括:需行其他心脏手术的房颤、导管消融失败的症状性房颤。

6.射频消融

目前,房颤消融病例逐年增多,对已接受合理药物治疗后仍有明显症状的患者,可考虑导管消融治疗。但对具体患者而言,在消融之前需考虑:患者的状态、房颤类型、病史、心房大小、合并的心血管疾病的严重程度、左心房是否存在血栓,能否接受抗心律失常药物及患者的个人意愿等,同时需考虑消融个体的实际获益和可能的并发症。ThermCool AF 研究表明在随访的 5 年中,63%接受射频消融治疗的患者和 17%接受抗心律失常药物治疗的患者未复发房性心律失常,射频消融显著降低房颤复发。Cappato 的第二次房颤导管消融全球调查(调查包括北美、欧洲、亚洲和澳大利亚 16309 例房颤患者)结果是阵发性房颤成功率为 83.2%,持续性房颤成功率为 75.0%,永久性房颤成功率为 72.3%;总的并发症为 4.54%。证实导管消融安全有效,能提高窦性心律的维持率。导管消融目前存在的问题是远期预后不一致。

目前房颤消融治疗主要适应证如下。

(1)房扑通常推荐消融治疗,若在消融前记录到房颤,或在消融时发生房颤,则房颤也列入消融范围,为Ⅰ类适应证、B级证据水平。

(2)阵发性房颤有症状,既往抗心律失常药物治疗无效,应考虑消融治疗,为Ⅱa类适应证、A级证据水平。

(3)有症状的持续性房颤,药物治疗无效,应选择消融治疗,为Ⅱa类适应证、B级证据水平。

（4）持续性房颤有症状，药物治疗无效，但持续时间已久，消融治疗为Ⅱb类适应证、C级证据水平。

（5）心衰的房颤患者，已接受包括胺碘酮在内的药物治疗，但不能缓解症状，消融治疗为Ⅱb类适应证、B级证据水平。

（6）无器质性心脏病有症状的阵发性房颤，在没有应用抗心律失常药物治疗之前就接受导管消融，仅作Ⅱb类适应证、B级证据水平。

当前射频消融治疗房颤的主流术式是环肺静脉大环电隔离术，又称解剖指导下的左心房线性消融或左心房基质改良术，由仿迷宫术发展而来。在CARTO或者ENSITE 3000标测系统指导下重建肺静脉和心房的模拟三维图像，然后行环形线性消融；辅助心房关键部位（如三尖瓣峡部、左房顶部、冠状静脉窦口等）的线性消融、咖啡电位消融及心房迷走神经节点消融。环肺静脉电隔离术是利用射频电流、消融肺静脉与心房之间存在的电连接突破点，形成肺静脉与心房之间的完全电隔离，即肺静脉内的自发性电活动不能传导至心房。消融终点是肺静脉电位（PVP）完全消失，处于电静止状态；或者肺静脉内虽有电活动，但其节律和频率与心房的电活动无关。现有的临床资料显示：该术式对阵发性房颤的效果较好，单次消融的成功率在50%～70%，对复发患者行2～3次消融后根治率为70%～80%。存在的问题是：①肺静脉在解剖上变异较大，消融导管始终位于肺静脉开口处有一定难度。②避免因手术造成连续、透壁的损伤仍有难度。③术后复发率较高，大于30%。因心房结构复杂，对术者的操作技术要求较高，许多部位导管仍难以到达，最终难以形成连续的消融径线。为此，近期发展了一些新技术以提高房颤的消融成功率，包括：房颤的冷冻消融（利用冷冻球囊充盈液氮完成肺静脉口隔离）、超声球囊消融术（利用超声波在肺静脉口形成永久性损伤）、心脏电机械标测系统（NOGA）指导下的机械手消融（利用NOGA系统、依靠计算机从体外引导特殊导管、在左房内完成线性消融）等方法，尽管这些方法还不成熟，但展示了临床应用的广阔前景。

7.其他

ACEI、ARB、他汀类、醛固酮拮抗剂、多不饱和脂肪酸等在维持窦性心律、控制房颤复发中可能具有作用。故对一些特定的人群，如高血压、冠心病、心力衰竭患者，这些药物可能可以作为房颤的一级预防以及维持窦性心律、防止复发的用药。

（三）室性期前收缩

室性期前收缩，简称室性早搏，可见于器质性心脏病和健康人，其预后意义因不同的心脏情况有很大差异，应对患者进行危险分层。近年的临床观察研究发现一小部分频发室早的患者可诱发心肌病，但频发室早引起心肌病的确切机制尚不清楚，推测的原因是长期频发室早可能导致心肌能量储备耗竭，心内膜下至心外膜下血流比异常，从而使冠状动脉血流引起心肌缺血，细胞外基质重构，β肾上腺素反应性降低，自由基氧化应激损伤，最终引起心功能不全。24h室性早搏数占总心搏数比例达多少时可引起心肌病的临界值尚需进一步研究，单次24h心电图检查不能真实反映心律失常负荷。有学者认为24h室早总数超过5000次有引起心肌病的可能；另有研究者认为当24h室早总数/总心搏比例超过20%时才会诱发心肌病；但亦有研究者发现24h室早总数/总心搏为4%时（其中42%为二联律，无连续5个以上室早）也可诱发心肌病。故应根据危险分层，制订个体化的治疗方案以改善室早患者的生存状况和生活质量。

(1)经详细检查确诊不伴有器质性心脏病的室性早搏,即使24h动态心电图监测属于频发或少数多形、成对、成串的,其预后一般也良好,不一定给予常规抗心律失常药物治疗。首先应去除患者的诱因,对精神紧张和焦虑者可给予镇静剂或小剂量β受体阻滞剂,以缓解患者的症状。对一些心理压力大症状严重,影响正常生活者,可考虑使用抗心律失常药(如美西律、普罗帕酮、胺碘酮等)。

(2)经详细检查确诊伴有器质性心脏病的室性早搏,特别是复杂(多形、成对、成串)同时伴有心功能不全者,一般预后较差。根据病史、室性早搏的复杂程度、左心室射血分数,并参考信号平均心电图和心律变异性分析进行危险分层。越是高危的患者越要加强治疗。在治疗原发疾病,控制诱因的基础上,可选用β受体阻滞剂及合适的抗心律失常药。我国学者证实,对非心肌梗死的器质性心脏病患者,普罗帕酮、美西律和莫雷西嗪是有效且比较安全的。对心肌梗死后的患者,β受体阻滞剂是目前唯一既可以抑制室性期前收缩,又可以降低病死率的药物。胺碘酮对治疗伴有冠心病的室性期前收缩虽然比较安全,但欧洲心肌梗死胺碘酮研究(EMIAT)和加拿大胺碘酮心肌梗死心律失常研究(CAMIAT)都未能证实胺碘酮可以降低总死亡率。

(3)对疑频发室早导致心功能减退、引起心肌病的患者,可考虑射频消融进行根治治疗(成功率高达80%),2009年欧洲和美国心律失常学会已把室早诱发的心肌病列为射频消融的适应证。医生也可以在射频手术前给予β受体阻滞剂或抗心律失常药,如果患者室早明显减少,心肌功能有明显改善,可选择继续药物。多数情况下,射频消融术前医生无法确定频发室早是否是心力衰竭的直接原因,故消融术后应定期随访,进一步确定室早和心力衰竭的关系。虽然射频消融可以改善和恢复这一人群的心功能,但能否降低其死亡率是一个有待研究的临床问题。

(四)室性心动过速

指异位激动起源于希氏束分叉以下的一组快速性心律失常,频率100~250次/分,自发的至少连续3个,心电程序刺激至少连续6个室性搏动。持续性室速指发作持续时间大于30s,或未达30s但已发生血流动力学障碍。非持续性室速指发作持续时间小于30s。室性心动过速发作时症状可以轻微,也可以表现为严重的血流动力学障碍(晕厥、心脏停搏)。根据QRS波形特征将室性心动过速分为单形性和多形性;根据起源部位分右室流出道室速、左室流出道室速、分支性室速;根据对药物的敏感性分维拉帕米敏感性室速和腺苷敏感性室速;基础心脏病分致心律失常性右室心肌病室速、缺血性室速等。在临床实践中,常把两类结合起来分为单形性持续性和非持续性室速;多形性持续性和非持续性室速。室速的分类很多,各有优缺点,这从一个侧面反映了室性心动过速的复杂性。在室性心动过速(VT)中,器质性心脏病占85%~90%,其中常见的是心肌梗死及心肌病。特发性室速是指排除了存在明显器质性心脏病的患者所发生的室速。治疗应根据患者的心脏疾病背景、室速的类型及发作时血流动力学状态选择治疗方案。

1.急性发作时的治疗

(1)对血流动力学不稳定的VT患者,应采用电复律迅速终止发作,开始选150~200J,有时情况紧急时可直接选 300～360J。对表现为反复或持续性 VT 的患者,静脉使用胺碘酮较其他抗心律失常药通常更有效。对伴发电风暴的患者 β 受体阻滞剂有效,必要时可静脉应用。当 VT 患者存在心肌缺血、电解质紊乱、低血压、缺氧、致心律失常药物等病因或诱因时,应尽早纠正。

(2)对血流动力学稳定的 VT 患者,可先静脉应用利多卡因、普鲁卡因胺、胺碘酮等终止发作,无效时可电复律。

2.长期的治疗

长期治疗的目的是在原发疾病治疗基础上应用抗心律失常的药物或非药物治疗的方法,达到根治或减少室速发作。

(1)药物治疗:心肌梗死后抗心律失常药物预防室速发生应首选 β 受体阻滞剂,如 LVEF 明显降低<35％者应选用胺碘酮,如胺碘酮不耐受,可考虑选用索他洛尔等其他抗心律失常药物。无器质性心脏病基础的特发性室速通常预后良好,猝死在这些患者中罕见。β 受体阻滞剂或钙通道阻滞剂[和(或)Ic 类药物]用于右室起源的特发性室速常有效。

(2)置入式自动复律除颤器(ICD)治疗:1980 年第一台 ICD 试用于临床,1985 年获得美国 FDA 批准在临床正式应用。ICD 应用可能的适应证及禁忌证如下。

①Ⅰ类:a.室颤或血流动力学不稳定的持续室速引起的心脏骤停存活者,经过仔细评估明确原因且完全排除可逆因素后。b.合并自发持续室速的器质性心脏病患者,无论血流动力学是否稳定。c.不明原因的晕厥患者,伴随电生理检查诱发的临床相关血流动力学不稳定持续室速或室颤。d.心肌梗死所致 LVEF＜35％,且心肌梗死 40d 以上,NYHA Ⅱ 或 Ⅲ 级。e.NYHA Ⅱ 或 Ⅲ 级,LVEF≤35％的非缺血性心肌病。f.心肌梗死所致 LVEF＜30％,且心肌梗死 40d 以上,NYHA Ⅰ 级。g.心肌梗死所致非持续室速,LVEF＜40％且电生理检查诱发出室颤或持续室速。

②Ⅱa 类:a.原因不明的晕厥,伴显著的左心室功能障碍的非缺血性心肌病。b.心室功能正常或接近正常的持续室速。c.肥厚性心肌病,有一项以上心脏性猝死主要危险因素。d.致心律失常性右心室发育不良心肌病,有一项以上心脏性猝死主要危险因素。e.服用 β 受体阻滞剂期间有晕厥和(或)室速的长 QT 综合征。f.在院外等待心脏移植。g.有晕厥史的 Brugada 综合征。h.没有引起心脏骤停,但有明确室速记录的 Brugada 综合征。i.服用 β 受体阻滞剂期间有晕厥和(或)记录到持续室速的儿茶酚胺敏感的多形性室速。j.心脏肉瘤病、巨细胞心肌炎或 Chagas 疾病。

③Ⅱb 类:a.LVEF≤35％且 NYHA Ⅰ 级的非缺血性心肌病。b.有心脏性猝死危险因素的长 QT 综合征患者。c.合并严重器质性心脏病的晕厥患者,全面的有创和无创检查不能明确病因的情况下。d.有猝死史的家族性心肌病患者。e.左心室心肌致密化不全患者。

④Ⅲ类:a.满足以上Ⅰ、Ⅱa 和Ⅱb 类指征,但患者不能以较好的功能状态生存 1 年以上。b.连续不断或发作频繁的室速或室颤患者。c.存在明显的精神疾病,且可能由于 ICD 植入而加重,或不能进行系统随访。d.NYHA Ⅳ 级,不适合心脏移植或心脏再同步化(CRT)治疗的顽固性心力衰竭。e.不合并器质性心脏病的不明原因晕厥患者,且无诱发的室性心律失常。f.手术或导管消融(如预激综合征合并快房颤所致的室颤、特发性室速,或无器质性心脏病的

分支相关性室速)可治愈的室颤或室速患者。g.无器质性心脏病患者,由完全可逆因素(如电解质紊乱、药物或创伤)引起的室性快速性心律失常。

ICD局限性主要有以下几个方面:a.清醒时电击,患者极度痛苦,轻者产生恐惧,重者精神失常。b.价格贵,蓄电量和电击次数有限,不适合儿童和心律失常频繁发作者。c.由室上性心律失常、误感知T波和肌电干扰等触发不适当电击。d.发生导线断裂、移位、穿孔和感染等并发症。e.因机械故障、不适当电击诱发室颤,电风暴时电击程序结束等因素,约5%的患者ICD未能防治心脏性猝死。

在我国的临床实践中,虽可根据《ACC/AHA/HRS指南》选择ICD治疗,但也不是唯一的选择,可结合患者的临床和经济情况,权衡药物、消融、外科手术和ICD治疗的风险和受益,选择一种最适合该患者的治疗方案。

(3)外科手术:室速的外科治疗主要是经手术切除室壁瘤或室速起源病灶组织,或切断折返环以消除室速。应用最广泛的是室速起源部位的心内膜做1~2cm深的切口以切断折返环,手术后通常也需合并应用抗心律失常药物。限制手术治疗广泛应用的主要问题是手术死亡率可高达14%,因此,只作为二线治疗手段。此外,有报道对肥厚型心肌病的肥厚室间隔切除可能有效。

(4)导管消融:主要用于室速反复发作、药物难以控制、无明显器质性心脏病的特发性室速患者。最适合消融治疗的室速类型是:起源于右室流出道的室速;起源于左室近室间隔部位的室速。这两种室速的成功率可达90%以上。对冠心病特别是陈旧性心肌梗死所致的室速患者,一般认为适用于药物不能控制频繁发作和已置入ICD,但室速反复发作致ICD频繁放电。对这类患者即使在有经验的治疗中心报道的成功率也只有60%~70%。

总之,在确定治疗方案前,应首先明确室速的类型,其次应考虑有无基础心脏疾病、心功能状态、发作时临床症状的严重程度及是否存在可逆性病因。对临床预后意义不明确者,可行电生理检查,如能诱发出持续性室速或室颤者,是ICD治疗的适应证。

(五)尖端扭转性室性心动过速

是一种特殊类型的多形性室速,于1966年由法国学者Dessertenne提出,典型的心电图特征是QRS波群的波幅和波形围绕等电线位扭转。可由多种原因导致,有较高的潜在致命性。多见于QT延长者,可以是先天性,也可以是后天获得性,少数尖端扭转性室速患者QT间期正常。多数学者认为不伴QT间期延长者应称为多形性室速。

QTc异常延长目前尚无统一的国人标准,目前采用ACC/AHA推荐的QTc异常延长的标准,即不论男性或女性,QTc>500ms都属于明显异常。

先天性长QT综合征(LQTS)是控制离子通道的基因异常所致,其缺陷的离子通道主要为钠通道、钾通道和钙通道,常染色体显性遗传是最常见的遗传形式,称为Romano-Ward综合征(RWS),后代患病的概率为50%。迄今已发现14个亚型,其中12个引起Romano-Ward综合征,致病基因分别是KCNQ1(LQT1)、KCNH2(LQT2)、SCN5A(LQT3)、Ankyrin-B(LQT4)、KCNE1(LQT5)、KCNE2(LQT6)、KCNJ2(LQT7)、Cav1.2(LQT8)、CAV3(LQT9)、SCN4B(LQT10)、AKAPC)(LQT11)和SNTA1(LQT12);2个引起伴耳聋的Jerve-landLange-Nielsen综合征(JLN),有1200多种不同的基因突变,大部分基因突变在编码钾离子通道的基因上。LQT1-3 占 90％～95％,LQT1 患者的心脏事件常由体力应激诱发,特别是潜水和游泳,LQT2 患者的心脏事件大部分由情绪应激诱发,突然的声音刺激对 LQT2 患者极其危险,LQT3 患者的猝死常发生在睡眠中。LQT1-3 和 LQT7 已确认存在基因特异性复极波波形。成人 LQT1 典型心电图的特征为基底部宽大,迟发出现或正常出现(最常见)的形态正常的单形性 T 波。LQT2 典型心电图特征为双峰 T 波,双峰 T 波可显著也可不显著。LQT3 典型心电图特征为延迟出现的高尖/双相性 T 波。LQT7 典型心电图特征为异常的 T-U 波,频发室早和双向性室速常见,但室性心律失常只起源于左室。大多数 LQTS 的心律失常表现为"全或无"形式,其特征性表现是尖端扭转性室速(TdP)。LQT1-3 患者从出生到 40 岁,其发生心脏骤停或猝死的累积概率为 5％～8％。LQT7 尽管较易发生心律失常,但其病死率较低,为 3％～5％。JLN 综合征患者 QT 间期比 RWS 综合征患者要长,发生晕厥、心律失常和心脏性猝死等恶性事件的概率较高。

获得性长 QT 综合征可由低钾、低镁、各种原因引起的严重的心动过缓、心肌缺血、心力衰竭、脑血管意外、脑炎、蛛网膜下腔出血、脑炎、创伤性脑损伤、低体温等引起,也可由药物引起以 Ⅰa、Ⅰc 类抗心律失常药物、抗组胺药阿司咪唑、三环抗抑郁药、胃肠动力学药西沙比利、抗真菌药酮康唑和氟康唑等,部分患者找不到原因。

治疗方法如下。

1.先天性长 QT 综合征

避免使用延长 QT 间期的药物,包括非心血管药物,避免基因特异性情景和环境刺激。不论是否有症状或猝死家族史,均应使用 β 受体阻滞剂,尽可能达到患者最大耐受剂量,LQT1 对 β 受体阻滞剂反应性最好,依从性是有效治疗的关键。对于口服 β 受体阻滞剂后心动过缓诱发尖端扭转型室速或者因为心动过缓不能耐受治疗的患者,建议植入心脏起搏器。对发生过心脏骤停的幸存者建议安装 ICD。对已使用足量 β 受体阻滞剂仍有晕厥发作者,或已植入 ICD 但仍有反复发作晕厥或心脏骤停且 β 受体阻滞剂无效或不能耐受时,可考虑左侧第 4～5 交感神经节切除术。

2.发作期紧急治疗措施

寻找并处理 QT 延长的原因:如纠正低血钾、低血镁停用一切可能引起或加重 QT 延长的药物,并进行连续的 QTc 间期监测。对血流动力学稳定者可采用药物终止心动过速,如硫酸镁 1～2g 加入 5％葡萄糖液稀释至 10mL,5～20min 注入,如发作仍持续,必要时可再重复一次,然后硫酸镁持续静脉滴注(2g 硫酸镁加入 100～250mL 液体中,以 2～20mg/min 速度静滴),也可试用利多卡因或苯妥英钠稀释后静注;对血流动力学不稳定者,应电复律转复,对频率较快、QRS 形态严重畸形的尖端扭转性室速患者,同步电复律常难以奏效,可采用室颤的复律方法。对心动过缓和明显长间隙依赖者可通过心脏起搏、异丙肾上腺素、阿托品等提高心率以缩短 QT 间期,预防心律失常进一步加重。

(六)缓慢性心律失常

缓慢性心律失常是临床常见的心律失常,大致分为窦房结功能失调和房室传导阻滞两大类。窦房结功能失调包括窦性心动过缓、窦性停搏、窦房传导阻滞、心动过缓—心动过速综合征。房室传导阻滞包括一度、二度、三度房室传导阻滞。缓慢性心律失常可见于各种器质性心脏病,也可由传导系统的退行性变、迷走神经兴奋、药物作用、心脏外科手术损伤、射频手术并发症、甲状腺功能减退、电解质紊乱、尿毒症等原因引起。

1.病因治疗

首先应尽可能明确病因,如急性心肌梗死引起应尽早进行冠状动脉血运重建;外科手术或射频损伤所致,可试用激素以减轻充血和水肿。

2.药物治疗

无症状者暂时无须治疗,注意随访。出现心动过缓症状者可以试用阿托品、麻黄碱或异丙肾上腺素暂时提高心率,避免使用任何可能加重传导阻滞和减慢心率的药物,如地高辛、β受体阻滞剂、维拉帕米等。临床上一度或二度Ⅰ型房室传导阻滞一般不需起搏器治疗。

3.植入永久心脏起搏器

药物治疗可作为临时的应急治疗措施,起搏治疗是有症状患者的主要治疗措施。对永久起搏治疗的关键点是看患者是否有症状,对无症状的患者是否进行永久起搏治疗的原则是清醒状态下有超过 3s 的长间隙或低于 40 次的室性逸搏心律。对伴有二度Ⅱ型房室传导阻滞的患者,推荐行电生理检查确定传导阻滞是否位于结下,如位于结下考虑起搏器治疗,但大多数二度Ⅱ型房室传导阻滞尤其是 QRS 波增宽者,多为结下阻滞,起搏器治疗是必须的。

①窦房结功能障碍永久起搏器植入适应证如下。

Ⅰ类适应证:a.窦房结功能障碍表现为症状性心动过缓,包括频繁的有症状的窦性停搏。b.因窦房结变时性不良而引起症状者。c.由于某些疾病必须使用某些类型和剂量的药物治疗,而这些药物又可引起或加重窦性心动过缓并产生症状者。

Ⅱ类适应证

Ⅱa 类:a.自发或药物诱发的窦房结功能不良,心率<40 次/分,虽有心动过缓的症状,但未证实症状与所发生的心动过缓有关。b.不明原因晕厥,合并窦房结功能不良或经电生理检查发现有窦房结功能不良。

Ⅱb 类:清醒状态下心率长期低于 40 次/分,但症状轻微。

②成人获得性完全性房室阻滞永久性起搏器植入适应证如下。

Ⅰ类适应证:a.任何阻滞部位的三度和高度房室阻滞伴下列情况之一者。有房室阻滞所致的症状性心动过缓(包括心力衰竭)或继发于房室阻滞的室性心律失常。需要药物治疗其他心律失常或其他疾病,而所用药物可导致症状性心动过缓。虽无临床症状,但业已证实心室停搏>3s 或清醒状态时逸搏心率≤40 次/分,或逸搏心律起搏点在房室结以下者。射频消融房室交界区导致的三度和高度房室传导阻滞。心脏外科手术后发生的不可逆性房室阻滞。神经肌源性疾病(肌发育不良、克塞综合征等)伴发的房室阻滞,无论是否有症状,因为传导阻滞随时会加重。清醒状态下无症状的房颤和心动过缓者,有 1 次或更多至少 5s 的长间歇。b.任何阻滞部位和类型的二度房室阻滞产生的症状性心动过缓。c.无心肌缺血情况下运动时的二度或三度房室阻滞。

Ⅱ类适应证

Ⅱa 类:a.成人无症状的持续性三度房室阻滞,清醒时平均心室率>40 次/分,不伴有心脏增大。b.无症状的二度Ⅱ型房室阻滞,心电图表现为窄 QRS 波。若为宽 QRS 波包括右束支阻滞则应列为Ⅰ类适应证。c.无症状性二度Ⅰ型房室阻滞,因其他情况行电生理检查发现阻滞部位在希氏束内或以下水平。d.一度或二度房室阻滞伴有类似起搏器综合征的临床表现。

Ⅱb类:a.神经肌源性疾病(肌发育不良、克塞综合征等)伴发的任何程度的房室传导阻滞,无论是否有症状,因为传导阻滞随时会加重。b.某种药物或药物中毒导致的房室阻滞,停药后可改善者。c.清醒状态下无症状的房颤和心动过缓者,出现多次3s以上的长间歇。

③心肌梗死急性期后永久性起搏器植入适应证如下。

Ⅰ类适应证:a.急性心肌梗死后持续存在的希氏-浦肯野系统内的二度房室阻滞伴交替性束支阻滞,或希氏-浦肯野系统内或其远端的三度房室阻滞。b.房室结以下的一过性高二度或三度房室阻滞,伴束支阻滞者。如果阻滞部位不明确则应进行电生理检查。c.持续和有症状的二度或三度房室阻滞。

Ⅱ类适应证

Ⅱb类:房室结水平的持续性二度或三度房室阻滞,无论有无症状。

4.生物起搏

人工心脏起搏器应用于临床已半个多世纪,挽救了无数患者的生命,但也存在诸多缺陷,因此寻求更加符合人体需求的生物起搏器是当前研究的热点之一,但尚处于动物实验阶段。心脏生物起搏指用细胞分子生物学及相关技术对受损自律性节律点或特殊传导系统细胞进行修复或替代,从而恢复心脏起搏和传导功能。目前研究较多的是干细胞移植生物起搏,主要采用胚胎干细胞和成人间叶干细胞移植。干细胞移植应用于临床的过程中,有许多问题有待解决:干细胞移植的促心律失常不良反应;伦理问题;如何精确地控制干细胞分化为起搏细胞?移植细胞的寿命和存活数量如何?移植细胞发挥起搏作用长期稳定性如何?移植后是否发生免疫反应?是否会导致肿瘤如畸胎瘤?若为异体细胞移植则存在排异反应;成熟的心脏起搏细胞对移植部位的适应性差等等,虽然干细胞移植起搏心脏存在很多问题未解决,但前景令人神往,一旦生物起搏器有突破性进展,能成功应用于临床,将造福于需要心脏起搏治疗的广大患者。

第三节 急性心肌梗死

一、概述

心肌梗死(MI)是冠状动脉血供急剧减少或中断,使相应的心肌严重而持久地急性缺血所致的部分心肌急性坏死。心肌梗死最常见的病因是在冠状动脉粥样硬化病变的基础上继发血栓形成所致,其他非动脉粥样硬化的原因包括冠状动脉栓塞、主动脉夹层累及冠状动脉开口、冠状动脉炎、冠状动脉先天性畸形等。

心肌梗死在欧美国家常见。美国每年约有110万人发生心肌梗死,其中45万人为再梗死。心肌梗死在我国过去少见,近年逐渐增多,现患心肌梗死约200万人,每年新发50万人。

其中城市多于农村,各地相比较以华北地区尤其是北京、天津两市最多。北京地区 16 所大中型医院每年收住院的急性心肌梗死病例,1991 年(1492 例)病例数为 1972 年(604 例)的 2.47倍。上海 10 所大医院 1989 年(300 例)病例数为 1970 年(78 例)的 3.84 倍。心肌梗死男性多于女性,国内资料比例在 1.9:1~5:1 之间。患病年龄在 40 岁以上者占 87%~96.5%。女性发病较男性晚 10 年,男性患病的高峰年龄为 51~60 岁,女性则为 61~70 岁,随年龄增长男女比例的差别逐渐缩小。

二、发病机制

(一)斑块的稳定性

回顾分析急性心肌梗死患者梗死发病前的冠状动脉造影资料,68%的梗死相关血管发病的狭窄程度<50%,86%的梗死相关血管发病前的狭窄程度<70%,即心肌梗死并非在冠状动脉严重狭窄的基础上发生。1989 年 Muller 首次提出了"易损斑块"的概念,即在冠状动脉粥样硬化的基础上,粥样斑块不稳定、裂纹或破裂,使斑块内高度致血栓形成的物质暴露于血流中,引起血小板在受损表面黏附、活化、聚集,形成血栓,导致病变血管完全性或非完全性闭塞、导致临床急性心肌梗死的发病。易损(不稳定)斑块具有如下特征:脂质核较大,纤维帽较薄,含大量的巨噬细胞和 T 淋巴细胞,血管平滑肌细胞含量较少。

近年来的研究发现,导致粥样斑块破裂的机制如下:①斑块内 T-淋巴细胞通过合成细胞因子 γ 干扰素、抑制平滑肌细胞分泌间质胶原,使斑块纤维帽结构变薄。②斑块内巨噬细胞、肥大细胞可分泌基质金属蛋白酶如胶原酶、凝胶酶、基质溶解酶等,加速纤维帽胶原的降解,使纤维帽变薄、更易破裂。③冠脉管腔内压力升高、血管张力增加或痉挛、心动过速时心室过度收缩和扩张所产生的剪切力,以及斑块滋养血管破裂均可诱发斑块与正常管壁交界处的部位破裂。

(二)血小板活化与聚集

在稳定型心绞痛患者中,也可能出现斑块破裂,甚至是多个斑块的破裂。对稳定型冠心病患者作血管内超声(IVUS)研究发现:在稳定型心绞痛患者中,约 1/3 的患者冠脉中存在多个易损斑块。斑块的破裂是急性心肌梗死发病的基础,而血小板的活化和聚集是触发血管内凝血的始动因子。由于不稳定动脉粥样斑块的破裂或表面溃烂,使内皮下基质暴露,与血小板表面受体结合,引发血小板的黏附和激活,继而形成富含血小板的血栓,同时凝血系统激活使已形成的血栓增大,部分或完全造成血管腔闭塞,最终发生急性心肌梗死。抗血小板治疗可以抑制血小板的黏附、聚集和释放功能,从而阻抑血栓形成,预防急性心肌梗死的发生。在 20 世纪80~90 年代进行的一系列大规模临床试验结果显示:对于不稳定型心绞痛患者,使用阿司匹林可显著降低 50%~72%病死率及急性心肌梗死发生率。

三、再灌注治疗

20 世纪 60 年代对急性心肌梗死缺乏特异性治疗手段,病死率高达 30%;70 年代建立

CCU后避免了一部分急性缺血性心律失常、尤其是心室颤动导致的死亡,使病死率降至20%左右。但在以后的20年内无突破性进展,直至80年代末两个有关急性心肌梗死经静脉链激酶(SK)溶栓治疗的大规模临床研究表明,急性心肌梗死发病后6h内接受SK溶栓治疗可降低30d病死率30%,急性心肌梗死再灌注治疗被临床广泛接受,成为ST段抬高型急性心肌梗死的主要治疗手段。

(一)经静脉溶栓

20世纪70年代随着急性心肌梗死冠状动脉造影的普遍开展,临床普遍认识到冠状动脉内急性血栓形成是导致急性透壁性心肌梗死的原因。因此,从70年代末即有应用溶栓药物治疗急性心肌梗死的临床报道,但由于溶栓的时机、药物的剂量、注射的速度均是探索性的,导致结论大相径庭。1986年第一个大规模的随机、单盲、多中心经静脉溶栓治疗临床研究GISSI-1得出了肯定性的结论。该临床试验入选胸痛发作12h以内的急性心肌梗死患者11806例,其心电图ST段抬高或降低,入选者随机分为SK治疗组(SK150万IU静滴60min)和对照组。结果,14～21d的病死率降低18%,SK组(10.7%)显著低于对照组(13.0%)(P=0.0002);胸痛1h以内治疗者,SK组住院病死率为8.2%,对照组15.4%,病死率降低47%(P=0.0001);ST段降低的患者住院病死率,SK组20.5%,对照组16.3%,无显著性差异。1年内的总病死率,SK组(17.2%)较对照组(19.0%)明显降低(P=0.008);但ST段下移者1年内的病死率,SK组(34.0%)较对照组(24.2%)增加(P=0.02)。该研究显示SK可降低心肌梗死患者21d内的病死率,且不增加严重合并症发生率,SK组大出血和过敏性休克发生率很低(0.3%和0.1%),脑卒中发生率低于1%,再梗死和心包炎发生率高于对照组。

1988年ISIS-2研究组报道了类似的结果。ISIS-2为双盲、安慰剂对照试验,入选疑似心肌梗死症状发作24h以内患者17000余例,随机分为SK输注(150万IU,静滴60min)加阿司匹林组(入选后立即阿司匹林162.5mg嚼服,然后每日162.5mg服用1个月)、SK输注加安慰片剂组、安慰剂输注加阿司匹林组、安慰剂输注加安慰片剂组。主要终点事件为35d病死率,SK加阿司匹林组(8.0%)较双安慰剂组(13.2%)降低42%(P<0.00001),两药合用组较SK单用组(10.4%,P<0.0001)和阿司匹林单用组(10.7%,P<0.001)均明显降低。服用阿司匹林患者8587例,阿司匹林安慰剂患者8600例,5周的心血管病死率分别为9.4%对11.8%,阿司匹林降低死亡危险性23%(2P<0.00001)。亚组分析显示SK并不降低ST段正常和下移患者的病死率。SK和对照组相比,低血压和心动过缓(10%对2%)、变态反应(4.4%对0.9%)、大出血(0.5%对0.2%)、脑出血(n=7对n=0)和其他脑卒中(n=20对n=13)增加,再梗死增加(3.8%对2.9%),但SK加阿司匹林较单用阿司匹林组再梗死无增加(1.8%对1.9%)。说明SK或阿司匹林均降低ST段抬高患者5周的病死率,SK所致的出血较多,阿司匹林显著降低非致死性再梗死和非致死性脑卒中的发生率。

1993年GUSTO研究组报道了对比加速输注法(标准用法)重组组织型纤溶酶原激活剂(rt-PA)、SK及两药合用对胸痛发作6h内急性心肌梗死的疗效,共入选41021例患者。rt-PA(100mg 90min)用法为,15mg静推,0.75mg/kg静滴30min,剂量不超过50mg,最后0.5mg/kg静滴1h,剂量不超过35mg。SK150万IU静滴1h。两药联合为rt-PA 90mg和SK100万IU静滴90min。结果,30d病死率rt-PA(6.3%)较SK(7.3%)下降13.7%(P<0.001)。严重出血发生

率 rt-PA 和 SK 相等,卒中发生率 rt-PA(1.55%)似较 SK(1.31%)增加,但无显著性差异(P=0.09)。一年内病死率 rt-PA(9.1%)仍较 SK(10.1)降低 10%(P=0.003)。结果 rt-PA 加速静脉输注法在改善急性心肌梗死患者病死率方面明显优于 SK。

1.溶栓药物

均为外源性纤溶酶原激活剂,使纤溶酶原激活为纤溶酶、降解纤维蛋白及纤维蛋白原,溶解血栓。最初应用的溶栓药物主要是尿激酶(UK)和 SK,由于此两种药物导致系统性纤溶酶的激活,而产生出血现象。因此,开发出第二代纤维蛋白特异性的溶栓药物,如 rt-PA、茴香酰化纤溶酶原-链激酶激活剂复合物(APSAC)等。目前已研制出第三代新型溶栓剂,如 TNK-tPA,其特点是纤维蛋白特异性增强,抗纤溶酶原活化物抑制剂(PAI-I)活性增强,半衰期延长,便于弹丸式静脉注射使用。

(1)链激酶:链激酶是一种蛋白质,由 C 组 β 溶血性链球菌的培养液提纯精制而得,相对分子质量为 47000,血浆半衰期 18～33min。SK 不直接激活纤溶酶原,而是通过与纤溶酶原结合成链激酶-纤溶酶原复合物,此复合物使纤溶酶原转化为纤溶酶,溶解血栓及激活循环中纤溶系统。链激酶具有抗原性,如体内抗体滴度高,便可中和一部分 SK,因此输注 SK 可引起变态反应(2%～4%),发热、皮疹和低血压(4%～10%)。患者接受 SK 治疗后,体内抗 SK 抗体滴度迅速增加,可达到用药前 50～100 倍,故重复使用至少间隔 4 年。而基因重组链激酶,虽然不是从链霉菌中产生,但因具有完整的链激酶抗原性而无法避免上述副作用。用法:150 万 U 于 60min 内静脉滴注,配合低分子量肝素皮下注射,每日 2 次。

(2)尿激酶:从人新鲜尿中发现并分离纯化所得,在生理条件下,除纤溶酶原外,它没有其他底物,通过水解 Arg560-Va1561 肽腱,将血液循环中大量存在的纤溶酶原激活为纤溶酶,进而由纤溶酶来降解血管中聚集凝结的血纤维蛋白。尿激酶有相对分子量为 54000 和 31600 两种,可直接激活纤溶酶原,半衰期 18～22min,但降解纤维蛋白原和凝血因子的作用可持续到 12～24h。UK 无抗原性,不引起变态反应。用法:150 万 U 于 30min 内静脉滴注,配合低分子量肝素皮下注射,每日 2 次。

急性心肌梗死尿激酶溶栓试验国外报道较少。国内有两项大规模临床试验。国家"八五"攻关课题组,对 1138 例急性 ST 段抬高心肌梗死进行尿激酶溶栓试验,其中 1023 例发病 6h 以内的 AMI 患者分为:低剂量组(2.2 万 IU/kg)539 例和高剂量组(3.0 万 IU/kg)484 例,两组临床血管再通率为 67.3% 和 67.8%,4 周病死率分别为 9.5% 和 8.7%。轻度和重度出血并发症,低剂量组为 6.68% 和 0.95%,高剂量组为 8.06% 和 1.65%,无显著性差异;高剂量组 2 例发生致命性脑出血,认为 2.2 万 IU/kg 是安全有效的剂量。发病后 6～12h 的 AMI 患者 115 例(2.6 万 IU/kg)与发病 6h 内用药组相比,血管再通率低(40.0% 对 67.5%,P<0.001),4 周病死率高(13.9% 对 9.1%,但 P>0.05),重度心力衰竭发生率高(13.0% 对 6.6%,P<0.02),说明尿激酶延迟治疗组疗效低于发病 6h 内治疗者。另一项大规模试验为尿激酶(天普洛欣)多中心试验,对 1406 例急性 ST 段抬高心肌梗死发病 12h 内患者,用尿激酶溶栓,其中 124 例行 90min 冠脉造影。结果,梗死血管临床再灌注率为 73.5%,90min 冠脉造影血管开通率为 72.6%,5 周病死率为 7.8%(109/1406),轻度出血 10.2%,中重度出血 0.43%,脑出血 0.50%。提示 UK 的合适剂量可能为 150 万 IU 左右,尿激酶治疗 AMI 有效。

(3)重组组织型纤溶酶原激活剂:组织型纤溶酶原激活剂(t-PA)是一种丝氨酸蛋白酶,相对分子质量 70000,半衰期 5min 左右,是人体内的一种纤维蛋白溶解酶活化物,它与纤维蛋白结合,使血栓局部的纤溶酶原转化为纤溶酶,从而使血栓溶解。血管内皮细胞除生成纤溶酶原激活剂外,同时还生成一种快速作用的 t-PA 抑制剂,两者处于平衡状态。生理情况下,t-PA 具较弱的纤溶酶原激活作用,当结合纤维蛋白后,致构形变化,使 t-PA 与纤溶酶原结合力增加 600 倍,所以生理情况下 t-PA 具相对纤维特异性,溶栓的同时不引起全身纤溶激活状态。基因重组的组织型纤溶酶原激活剂(rt-PA)是一种相对分子质量为 65000 的糖蛋白,含 527 个氨基酸,其具有血栓溶解快,纤维蛋白特异性高及对生成时间较长的血栓仍有作用等特点。rt-PA 无抗原性,重复使用效价不降低,激活全身纤溶系统不显著。用法:国外较为普遍的用法为加速给药方案(即 GUSTO 方案),首先静脉注射 15mg,继之在 30min 内静脉滴注 0.75mg/kg(不超过 50mg),再在 60min 内静脉滴注 0.5mg/kg(不超 35mg)。给药前静脉注射肝素 5000U,继之以 1000U/h 的速率静脉滴注,以 aPTT 结果调整肝素给药剂量,使 aPTT 维持在 60~80s。鉴于东西方人群凝血活性可能存在差异,以及我国脑出血发生率高于西方人群,我国进行的 TUCC 临床试验,应用 8mgrt-PA 静脉注射,42mg 静脉内滴注 90min,配合肝素静脉应用,也取得较好疗效,90min 冠状动脉造影通畅率达到 79.3%。

2.溶栓治疗的适应证

①持续性胸痛超过 30min,含服硝酸甘油片症状不能缓解。两个或两个以上相邻导联 ST 段抬高(胸导联≥0.2mV,肢体导联≥0.1mV),或提示 AMI 病史伴左束支传导阻滞,起病时间<12h,年龄<75 岁(Ⅰ类适应证)。对前壁心肌梗死、低血压(收缩压<100mmHg)或心率增快(>100 次/min)患者治疗意义更大。②ST 段抬高,年龄≥75 岁。对这类患者,无论是否溶栓治疗,AMI 死亡的危险性均很大。尽管研究表明,对年龄≥75 岁的患者溶栓治疗降低病死率的程度低于 75 岁以下患者,治疗相对益处减少;但对年龄≥75 岁的 AMI 患者溶栓治疗每 1000 例患者仍可多挽救 10 人生命。因此,慎重权衡利弊后仍可考虑溶栓治疗(Ⅱa 类适应证)。③ST 段抬高,发病时间 12~24h,溶栓治疗收益不大,但在有进行性缺血性胸痛和广泛 ST 段抬高并经过选择的患者,仍可考虑溶栓治疗(Ⅱb 类适应证)。④高危心肌梗死,就诊时收缩压>180mmHg 和(或)舒张压>110mmHg,这类患者颅内出血的危险性较大,应认真权衡溶栓治疗的益处与出血性卒中的危险性。对这些患者首先应镇痛、降低血压(如应用硝酸甘油静脉滴注、β 受体阻滞剂等),将血压降至 150/90mmHg 时再行溶栓治疗,但是否能降低颅内出血的危险性尚未得到证实。对这类患者若有条件应考虑直接 PCI 或支架置入术(Ⅱb 类适应证)。⑤虽有 ST 段抬高,但起病时间>24h,缺血性胸痛已消失者或仅有 ST 段压低者不主张溶栓治疗(Ⅲ类适应证)。

3.溶栓治疗禁忌证及注意事项

①既往任何时间发生过出血性脑卒中,一年内发生过缺血性脑卒中或脑血管事件。②颅内肿瘤。③近期(2~4 周)活动性内脏出血(月经除外)。④可疑主动脉夹层。⑤入院时严重且未控制的高血压(>180/110mmHg)或慢性严重高血压病史。⑥目前正在使用治疗剂量的抗凝药[国际标准化比率(INR 2~3)],已知的出血倾向。⑦近期(2~4 周)创伤史,包括头部外伤、创伤性心肺复苏或较长时间(>10min)的心肺复苏。⑧近期(2~3 周)外科大手术。

⑨近期(<2周)在不能压迫部位的大血管穿刺。⑩曾使用链激酶(尤其5d~2年内使用者)或其过敏的患者,不能重复使用链激酶。⑪妊娠。⑫活动性消化性溃疡。

4.再灌注成功的评判

临床判断:①心电图抬高的ST段于2h内回降>50%。②胸痛于2h内基本消失。③2h内出现再灌注性心律失常(短暂的加速性室性自主节律,房室或束支传导阻滞突然消失,或下后壁心肌梗死的患者出现一过性窦性心动过缓、窦房传导阻滞),或低血压状态。④血清CK-MB峰值提前出现在发病14h内。具备上述四项中两项或以上者,考虑再通;但第②和③两项组合不能被判定为再通。

冠状动脉造影检查观察血管再通情况,通常采用90min冠状动脉造影所示血流TIMI分级。

TIMI 0级:梗死相关冠状动脉完全闭塞,远端无造影剂通过。

TIMI 1级:少量造影剂通过血管阻塞处,但远端冠状动脉不显影。

TIMI 2级:梗死相关冠状动脉完全显影但与正常血管相比血流较缓慢。

TIMI 3级:梗死相关冠状动脉完全显影且血流正常。

根据TIMI分级达到2、3级者表明血管再通,但2级者通而不畅。

(二)直接经皮冠状动脉介入治疗(PCI)

急性心肌梗死早期溶栓治疗使血管再通,可明显降低病死率并改善幸存者左心室功能。但溶栓治疗有许多限制:在全部AMI患者中大约仅有1/3适宜并接受溶栓治疗,而不适宜溶栓治疗的患者其病死率大大高于适于溶栓的患者;不论应用何种溶栓剂、采用何种给药方法,其用药后90min通畅率最多达到85%,达到TIMI3级血流者至多50%~55%;另外,溶栓治疗后由于残余狭窄的存在,15%~30%缺血复发;且0.3%~1%发生颅内出血。由于以上限制,AMI的介入性治疗近年来被较广泛应用并取得重要进展。

1983年Hartzler等首先报道了AMI的直接PCI,此后一系列报道证实AMI的直接PCI有效、可行,其成功率可达83%~97%。与溶栓治疗相比,直接PCI再通率高,残余狭窄轻,左心室射血分数(LVEF)较高,更明显地降低病死率,减少再梗死的发生,并减少出血并发症。Weaver等对1985年1月至1996年3月间的10个单中心和多中心的直接PCI与溶栓治疗的随机对照临床试验进行了汇总分析,共包括2606名患者,结果表明,1290例直接PCI患者30d病死率(4.4%)显著低于1316例溶栓治疗患者的病死率(6.5%),直接PCI减少死亡危险34%(OR 0.66;95% CI 0.46~0.94,P=0.02);直接PCI明显减少卒中的总发生率(0.7% vs 2.0%,P=0.007)及出血性卒中的发生率(0.1 vs 1.1%,P<0.001)。该汇总分析结果表明,如果直接PCI的成功率能达到这些临床试验中所达到的高水平,对AMI患者直接PCI的效果优于溶栓治疗。直接PCI可明显降低AMI并发心源性休克的病死率。AMI并发心源性休克时内科治疗的病死率高达80%~90%,静脉溶栓治疗不能显著降低病死率,据GISSI研究KillipⅣ级患者给予SK溶栓治疗病死率仍高达70%,而直接PCI可使其病死率降至50%以下。

直接PCI的适应证:①在ST段抬高和新出现或怀疑新出现左束支传导阻滞的AMI患者,直接PCI作为溶栓治疗的替代治疗,但直接PCI必须由有经验的术者和相关医务人员在有适宜条件的导管室、于发病12h内实施,或虽超过12h但缺血症状仍持续时,对梗死相关动脉进行 PCI(Ⅰ类适应证)。②急性 ST 段抬高型心肌梗死或新出现左束支传导阻滞的 AMI 并发心源性休克患者,年龄<75 岁,AMI 发病在 36h 内,并且血管重建术可在休克发生 18h 内完成,应首选直接 PCI 治疗(Ⅰ类适应证)。③适宜再灌注治疗而有溶栓治疗禁忌证者,直接 PCI 可作为一种再灌注治疗手段(Ⅱa 类适应证)。④发病<3h 的,就诊至开始球囊扩张时间减去就诊至溶栓治疗时间<1h,选择 PCI;>1h,则选择溶栓。

四、AMI 规范化治疗

(一)诊断与危险评估

AMI 疼痛通常在胸骨后或左胸部,可向左上臂、颌部、背部或肩部放射;有时疼痛部位不典型,可在上腹部、颈部、下颌等部位。疼痛常持续 20min 以上,通常呈剧烈的压榨性疼痛或紧迫、烧灼感,常伴有呼吸困难、出汗、恶心、呕吐或眩晕等症状。应注意非典型疼痛部位、无痛性心肌梗死和其他不典型表现,女性常表现为不典型胸痛,而老年人更多地表现为呼吸困难。要与急性肺动脉栓塞、急性主动脉夹层、急性心包炎及急性胸膜炎等引起的胸痛相鉴别。急诊科对疑诊 AMI 的患者应争取在 10min 内完成临床检查,描记 18 导联心电图(常规 12 导联加 V7~9,V3R~5R)并进行分析,对有适应证的患者在就诊后 30min 内开始溶栓治疗或 90min 内直接急诊 PCI 开通梗塞相关血管。

急性、进展性或新近心肌梗死的诊断:新近坏死的生化标志物明显升高并且逐渐下降(肌钙蛋白),或迅速上升与回落(CK-MB),同时至少具有下列一项:①缺血症状。②心电图病理性 Q 波。③心电图提示缺血(ST 抬高或压低)。④冠状动脉介入治疗后。天冬氨酸转氨酶(AST)、肌酸激酶(CK)、肌酸激酶同工酶(CK-MB)为传统的诊断 AMI 的血清标记物,但应注意到一些疾病可能导致假阳性,如肝脏疾病(通常 ALT>AST)、心肌疾病、心肌炎、骨骼肌创伤、肺动脉栓塞、休克及糖尿病等疾病均可影响其特异性。肌红蛋白可迅速从梗死心肌释放而作为早期心肌标记物,但骨骼肌损伤可能影响其特异性,故早期检出肌红蛋白后,应再测定 CK-MB、肌钙蛋白(cTnl,cTnT)等更具心脏特异性的标记物予以证实。

(二)急性心肌梗死国际分型

Ⅰ型:因原发性冠状动脉病变,如动脉粥样硬化斑块破裂或内膜撕裂、夹层,导致急性心肌缺血、坏死。

Ⅱ型:因冠状动脉血氧供需失衡所导致的心肌缺血坏死,如冠状动脉痉挛、贫血、低血压等。

Ⅲ型:心脏猝死。

Ⅳa 型:冠状动脉介入手术(PCI)相关的心肌梗死(TnT>3 倍正常上限)。

Ⅳb 型:冠状动脉支架内血栓导致的心肌梗死。

Ⅴ型:冠状动脉旁路手术(CABG)相关的心肌梗死(TnT>5 倍正常上限)。

（三）治疗

1.阿司匹林

所有患者只要无禁忌证均应立即口服水溶性阿司匹林或嚼服肠溶阿司匹林 150～300mg。以后 50～150mg/d，终身服用。

2.氯吡格雷

所有患者只要无禁忌证均应立即口服氯吡格雷 300～600mg，计划直接 PCI 的患者，建议口服 600mg。以后 75mg/d，至少服用 12 个月。

3.监测

持续心电、血压和血氧饱和度监测，及时发现和处理心律失常、血流动力学异常和低氧血症。

4.卧床休息

可降低心肌耗氧量，减少心肌损害。对血流动力学稳定且无并发症的 AMI 患者一般卧床休息 1～3d，对病情不稳定及高危患者卧床时间应适当延长。

5.建立静脉通道

保持给药途径畅通。

6.镇痛

剧烈胸痛使患者交感神经过度兴奋，产生心动过速、血压升高和心肌收缩功能增强，从而增加心肌耗氧量，并易诱发快速性室性心律失常，应迅速给予有效镇痛剂。可给吗啡 3mg 静脉注射，必要时每 5min 重复 1 次，总量不宜超过 15mg。副作用有恶心、呕吐、低血压和呼吸抑制。一旦出现呼吸抑制，可每隔 3min 静脉注射纳洛酮 0.4mg（最多 3 次）以拮抗之。

7.吸氧

患者初起即使无并发症，也应给予鼻导管吸氧，以纠正因肺淤血和肺通气/血流比例失调所致的缺氧。在严重左心衰竭、肺水肿合并有机械并发症的患者，多伴有严重低氧血症，需面罩加压给氧或气管插管并机械通气。

8.硝酸甘油

AMI 患者只要无禁忌证通常使用硝酸甘油静脉滴注 12～24h，然后改用口服硝酸酯制剂。在 AMI 并且有心力衰竭、大面积前壁梗死、持续性缺氧或高血压的患者发病后 24～48h，应使用硝酸甘油静脉滴注。在有复发性心绞痛或持续性肺充血的患者可连续使用 48h 以上。硝酸甘油的副作用有头痛和反射性心动过速，严重时可产生低血压和心动过缓，加重心肌缺血，此时应立即停止给药、抬高下肢、快速输液和给予阿托品，严重低血压时可给多巴胺。硝酸甘油的禁忌证有低血压（收缩压<90mmHg）、严重心动过缓（<50 次/min）或心动过速（>100次/min）。下壁伴右室梗死时，因更易出现低血压也应慎用。

静脉滴注硝酸甘油应从低剂量开始，即 10μg/min，可酌情逐渐增加剂量，每 5～10min 增加 5～10μg，直至症状控制、血压正常者动脉收缩压降低 10mmHg，或高血压患者动脉收缩压降低 30mmHg 为有效治疗剂量。最高剂量以不超过 100μg/min 为宜，过高剂量可增加低血压的危险。静脉滴注二硝基异山梨酯的剂量范围为 2～7mg/h，开始剂量 30μg/min，观察30min 以上，如无不良反应可逐渐加量。

9.抗凝治疗

凝血酶是使纤维蛋白原转变为纤维蛋白最终形成血栓的关键环节,因此抑制凝血酶至关重要。抑制途径包括抑制其生成(即抑制活化的因子 X)和直接灭活已形成的凝血酶。目前认为抑制生成较直接灭活在预防血栓形成方面更有效。肝素作为 AMI 溶栓治疗的辅助治疗,随溶栓制剂不同用法亦有不同。rt-PA 为选择性溶栓剂,半衰期短,对全身纤维蛋白原影响较小,血栓溶解后仍有再次血栓形成的可能,故需要与充分抗凝治疗相结合。溶栓前先静脉注射肝素 5000U 冲击量,继之以 1000U/h 维持静脉滴注 48h,根据 aPTT 调整肝素剂量。48h 后改用皮下肝素 7500U,每日 2 次,治疗 2～3d。尿激酶和链激酶均为非选择性溶栓剂,对全身凝血系统影响很大,包括消耗因子 V 和Ⅷ,大量降解纤维蛋白原,因此溶栓期间不需要充分抗凝治疗,溶栓后开始测定 aPTT,待 aPTT 恢复到对照时间 2 倍以内时(约 70s)开始给予皮下肝素治疗。对于因就诊晚已失去溶栓治疗机会,临床未显示有自发再通情况,或虽经溶栓治疗临床判断梗死相关血管未能再通的患者,肝素静脉滴注治疗是否有利并无充分证据,相反对于大面积前壁心肌梗死的患者有增加心脏破裂的倾向。此情况下以采用皮下注射肝素治疗较为稳妥。

低分子量肝素为普通肝素的一个片段,平均相对分子质量在 4000～6500 之间,其抗因子 X 的作用是普通肝素的 2～4 倍,但抗Ⅱa 的作用弱于后者。由于倍增效应,1 个分子因子 Xa 可以激活产生数十个分子的凝血酶,故从预防血栓形成的总效应方面低分子量肝素应优于普通肝素。国际多中心随机临床试验研究 ESSENCE、TIMI-11B、FRAXIS 研究已证明低分子量肝素在降低不稳定性心绞痛患者的心脏事件方面优于或者等于静脉滴注普通肝素。鉴于低分子肝素有应用方便、不需监测凝血时间、严重出血并发症低等优点,建议可用低分子量肝素代替普通肝素。

10.β 受体阻滞剂

通过减慢心率,降低体循环血压和减弱心肌收缩力来减少心肌耗氧量,在改善缺血区的氧供需失衡,缩小心肌梗死面积,降低急性期病死率方面有肯定疗效,无该药禁忌证的情况下应及早常规应用。常用的 β 受体阻滞剂为美托洛尔、阿替洛尔,前者常用剂量为 25～50mg,每日 2 次或 3 次,后者为 6.25～25mg,每日 2 次。用药需严密观察,使用剂量必须个体化。在较急的情况下,如前壁 AMI 伴剧烈胸痛或高血压者,β 受体阻滞剂亦可静脉使用,美托洛尔静脉注射剂量为 5mg/次,间隔 5min 后可再给予1～2 次,继口服剂量维持。β 受体阻滞剂治疗的禁忌证为:①心率＜60 次/min。②动脉收缩压＜100mmHg。③中重度左心衰竭(Killip Ⅲ、Ⅳ级)。④二、三度房室传导阻滞或 PR 间期＞0.24s。⑤严重慢性阻塞性肺部疾病或哮喘。⑥末梢循环灌注不良。相对禁忌证为:①哮喘病史。②周围血管疾病。③胰岛素依赖性糖尿病。

11.血管紧张素转换酶抑制剂(ACEI)

主要作用机制是通过影响心肌重塑、减轻心室过度扩张而减少充血性心力衰竭的发生率和病死率。几个大规模临床随机试验如 ISIS-4(心肌梗死存活者国际研究-4)、GISSI-3(意大利链激酶治疗急性心肌梗死研究-3)、SMILE(心肌梗死存活者长期评价)和 CCS-1(中国心脏研究-1)已确定 AMI 早期使用 ACEI 能降低病死率,尤其是前 6 周的病死率降低最显著,而前壁心肌梗死伴有左心室功能不全的患者获益最大。在无禁忌证的情况下,溶栓治疗后血压稳定即可开始使用 ACEI,使用的剂量和时限应视患者情况而定,一般来说,AMI 早期应从低剂量开始、逐渐增加剂量,例如初始给予卡托普利 6.25mg 作为试验剂量,一日内可加至 12.5mg 或 25mg,次日加至 12.5～25mg,每日 2～3 次。对于 4～6 周后无并发症和无左心室功能障碍的患者,可停服 ACEI 制剂;若 AMI 特别是前壁心肌梗死合并左心功能不全,ACEI 治疗期应延长。因咳嗽等不良反应而不能耐受 ACEI 制剂者,可应用血管紧张素受体拮抗剂(ARB)替代。ACEI 的禁忌证:①急性期动脉收缩压＜100mmHg。②临床出现严重肾功能衰竭(血肌酐＞265mmol/L)。③有双侧肾动脉狭窄病史者。④对 ACEI 制剂过敏者。⑤妊娠、哺乳期妇女等。

12.他汀类药物

因急性冠脉综合征收住院治疗的患者,应在住院后立即或 24h 内进行血脂测定,并以此作为治疗的参考值。无论患者的基线血清总胆固醇(TC)和低密度脂蛋白胆固醇(LDL-C)值是多少,都应尽早给予他汀类药物治疗。原已服用降脂药物者,发生急性冠脉综合征时不必中止降脂治疗,除非出现禁忌证。MIRACL 研究人选 3086 例不稳定心绞痛或无 ST 段抬高的急性心肌梗死住院患者,于住院 96h 内随机分为阿托伐汀(80mg/d)治疗组和安慰剂组,平均观察 16 周。结果为主要联合终点(死亡、非致性心肌梗死、心肺复苏或再次发作心绞痛并观察证据需住院治疗率)发生的危险性阿托伐汀组(14.8％)比对照组(17.4％)降低 16％(P＝0.048)。研究表明急性冠脉综合征患者早期应用他汀类药物治疗可显著减少心肌缺血事件再发。急性冠脉综合征时,应使用他汀类药物强化降脂,如无安全性方面的不利因素的情况下,用药目标是使 LDL-C 降至＜1.8mmol/L(70mg/dL),或在原有基线上降低 40％。在住院期间开始药物治疗有两点明显的益处:①能调动患者坚持降脂治疗的积极性。②能使医生和患者自己更重视出院后的长期降脂治疗。

心脏保护研究(HPS)入选 20536 例发生心血管事件的高危成年人,血清 TC≥3.5mmol/L。随机给 40mg/d 辛伐他汀或安慰剂。平均随访 5 年。结果与安慰剂组比,为辛伐他汀组全因死亡相对危险降低 13％,重大血管事件减少 24％,冠心病病死率降低 18％,非致命性心肌梗死和冠心病病死减少 27％,脑卒中减少 25％,血运重建术需求减少 24％,肌病、癌症发病率或因其他非心血管病住院均无明显增多。结论认为,对心血管高危险人群,TC＞3.5mmol/L 者长期降低胆固醇治疗可获显著临床益处。

第四节　稳定型心绞痛

稳定型心绞痛是在冠状动脉严重狭窄的基础上,由于心肌负荷的增加引起心肌急剧的、暂时的缺血与缺氧的临床综合征,但无心肌坏死。本症患者男性多于女性,劳累、饱食、受寒、情绪激动、急性循环衰竭等为常见诱因。

一、诊断标准

1.临床表现

(1)症状:本症典型发作为胸骨中上段之后或心前区压迫性疼痛,界限不很清楚,有时可放射到上肢(左上肢多见)、肩、背、颈、咽、下颌、牙齿,甚至下肢或腹部,持续几分钟或十几分钟。症状发作时患者往往被迫停止活动,休息及去除诱因后能迅速缓解,或舌下含服硝酸甘油也能在数分钟内缓解。除了典型心前区压迫感和疼痛外,还可表现为胸闷、憋气、气短、乏力,尤其多见于老年人。严重心绞痛发作时,常可出现面色苍白、表情焦虑、出冷汗,偶伴有濒死感。

(2)体征:心绞痛发作时,轻者可无明显阳性体征,程度严重者可出现心率加快,血压升高,听诊可闻及第四或第三心音,有时可有暂时性心尖部收缩期杂音。部分老年患者或原有心肌梗死患者可出现心功能不全的体征。

2.辅助检查

(1)静息心电图:非发作时心电图多为正常,心绞痛发作时少部分患者心电图仍可正常,但绝大多数发作时心电图除了 aVR 导联外,各肢体导联或心前区导联可出现特征性缺血型 ST-T 改变。心绞痛发作严重者可出现一过性异常 Q 波、心律失常。心绞痛发作缓解后数分钟内上述 ST-T 改变消失,并恢复至发作前状态。

(2)心电图运动负荷试验:常用的方法有亚极量踏车运动试验和活动平板运动试验,阳性标准为在 R 波为主的导联中,ST 段水平型或下斜型压低≥0.1mV(J 点后 60~80ms),并持续 2 分钟,或伴有胸痛发作,或收缩压下降>10mmHg。运动耐力低,运动时 ST 压低显著,同时伴血压下降者提示冠状动脉病变严重或预示存在多支病变。抗心绞痛治疗,尤其是 β 受体阻滞剂,影响运动试验的敏感性,因此如有可能应停服抗心绞痛药物(尤其是 β 阻滞剂)后再进行运动试验,但具体患者是否停服药物应由医生做出判定。本试验有一定比例的假阳性或假阴性,单纯运动试验阳性或阴性不能作为诊断或排除冠心病的依据。

(3)超声心动图:超声心动图对评价冠心病的患者是有用的,不论是否缺血发作,均可评估左室整体和局部功能。心脏超声心动图激发试验,即在运动后或药物负荷时(双嘧达莫,多巴酚丁胺),立即进行超声显像,可通过探测室壁运动异常来明确心肌。缺血部位。

(4)放射性核素检查:①^{201}TI-心肌灌注显像对检出冠心病,估测心肌缺血部位,以及心室壁运动异常部位的心肌活力均优于单独做运动负荷心电图。对于不能运动患者,可采用药物负荷心肌灌注显像。②^{99m}Tc 放射性核素心腔造影可测定左心室射血分数,并显示心肌缺血区域室壁运动障碍。③正电子发射断层心肌显像除可判断心肌血流灌注情况,尚可了解心肌代谢情况,通过对心肌血流灌注和代谢显像匹配分析可准确评估心肌活力。

(5)冠状动脉造影:冠状动脉造影是确诊冠心病最可靠的方法,能显示冠状动脉病变的狭窄程度、范围、病变支数,以及病变特点。冠状动脉造影时发现至少有一支主支或主要分支管腔狭窄>50%即可诊断冠心病。冠状动脉造影的目的首先是明确诊断,其次是确定治疗方案。

3.胸痛的鉴别诊断

许多疾病伴有的胸痛和不适需与冠心病心绞痛鉴别,需鉴别的疾病有:急性心肌梗死、胃食管反流、食管动力性疾病、胆绞痛、颈椎病、肋间神经炎、肋软骨炎、心脏神经官能症、严重肺动脉高压、急性心包炎等。上述疾病通过仔细询问病史和辅助检查后均能除外。一般来讲，非冠心病心绞痛的胸痛有如下特点：①短暂（几秒钟）的刺痛，或持续（几小时或几天）的隐痛、闷痛；②胸痛部位不呈片状，而是固定于某一点，可明确指出位置；③胸痛多于劳累后出现，而不是劳累当时；④胸痛与呼吸或其他影响胸廓的运动有关，可存在明确的局部压痛；⑤含服硝酸甘油无效或在 10 分钟以上才能缓解。

二、治疗原则

1.去除诱因

许多常见的因素能增加心肌耗氧量，减少供氧量。例如，精神紧张、劳累、工作压力负荷重、贫血、甲亢、发热、心动过速、心功能不全等。这些因素可诱发心绞痛或使原有的心绞痛加重。

2.冠心病易患因素的干预

包括戒烟，控制体重，适当体育运动，合理膳食，控制高血压、高脂血症和糖尿病。

3.抗心肌缺血药物治疗

药物治疗应根据每个患者的年龄、性别、心绞痛发作程度和特点、心脏功能及治疗反应选择不同药物剂型和剂量，并随时调整。

(1)心绞痛发作时治疗

①休息。

②舌下含服硝酸甘油或硝酸异山梨酯，也可采用喷雾制剂。

③心绞痛发作严重时，可用吗啡等药物镇静止痛。

(2)缓解期治疗

①抗血小板聚集药物：可选用下列药物中任何一种：阿司匹林、噻氯匹定、氯吡格雷，服用期间观察有无出血，并监测白细胞、血小板计数。

②硝酸酯类：可选用以下制剂：硝酸异山梨酯、硝酸异山梨酯缓释片、5-单硝酸异山梨酯、5-单硝酸异山梨酯缓释片。

③β受体阻滞剂：常用制剂有阿替洛尔、美托洛尔、比索洛尔。

④钙拮抗剂：常用药物有地尔硫䓬、地尔硫䓬缓释剂、硝苯地平、硝苯地平缓释剂、维拉帕米、非洛地平、氨氯地平等。

4.冠状动脉血运重建

根据冠脉造影结果和特点，可选择经皮冠状动脉介入治疗（PCI）、冠状动脉旁路移植术（CABG）。

(1)PCI：对于药物治疗后仍有心绞痛发作，且狭窄的血管供应中到大面积存活心肌的患者或介入治疗后症状再发、管腔再狭窄的患者，可考虑行 PCI 治疗，包括经皮冠状动脉腔内成形术（PTCA）、冠状动脉内支架植入术、冠状动脉内旋切术、旋磨术等。目前 PTCA 加支架植入术已成为治疗本症的重要方法，其中支架包括裸支架和药物洗脱支架，药物洗脱支架再狭窄率较低,但由于血管内皮化延迟造成支架内血栓发作率较裸支架增高,需根据患者的病变特点选择合适的治疗方法。

（2）CABG 手术适应证。

①左主干狭窄病变。

②左前降支和回旋支近端严重狭窄病变。

③冠状动脉三支病变伴左室功能下降。

④药物治疗效果不佳,影响生活。

⑤有严重室性心律失常伴左主干病变或三支病变。

⑥介入治疗失败,仍有心绞痛发作或血流动力学不稳定。

第四章　消化内科常见疾病

第一节　急性胃炎

一、概述

急性胃炎是由不同病因引起的胃黏膜急性炎症,主要表现为胃黏膜充血、水肿、渗出、糜烂和出血。病变严重者可累及黏膜下层与肌层,甚至深达浆膜层,病程一般较短。

临床上按病因及病理变化的不同,分为急性单纯性胃炎、急性糜烂性胃炎、急性化脓性胃炎和急性腐蚀性胃炎,其中以前两者较为常见。

1.急性单纯性胃炎

又称急性非特异性胃炎,急性浅表性胃炎,是由不同原因,包括细菌及毒素污染食物、病毒感染、物理化学刺激和变态反应等引起的非特异性胃黏膜炎症。

2.急性糜烂性胃炎

是以胃黏膜多发性糜烂为特征的急性胃炎,其病变深度一般不超过黏膜肌层,也可伴有急性溃疡形成,又称为出血性糜烂性胃炎、出血性胃炎,急性胃溃疡、应激性溃疡等;各种病因所致的急性胃黏膜浅表糜烂和溃疡统称为急性胃黏膜病变。本病常伴有出血,是消化道出血的常见病因之一,发生率仅次于消化性溃疡,约占上消化道出血病历的20%。

3.急性化脓性胃炎

又称急性蜂窝织性胃炎,是胃壁的急性化脓性炎症,以黏膜下层最为明显。病情严重,但自从广泛应用抗生素以来本病已罕见。

4.急性腐蚀性胃炎

是由于吞服强酸、强碱或其他腐蚀剂引起的胃壁的腐蚀性炎症。

引起急性胃炎的病因较多,迄今仍未完全阐明。目前已知的病因如下:①外源性因子:如药物;细菌、毒素和病毒感染;乙醇、刺激性饮料或食物;机械性和物理性损伤;腐蚀性化学质;②内源性因子:各种严重疾病;缺血性和淤血性损伤;碱性反流;应激和心理。

急性胃炎的发病机制主要是由于致病因素过强刺激,直接或间接损伤了胃黏膜的防御系统,破坏了胃黏膜的平衡,也就是已得到了大多数学者认同的"胃黏膜平衡学说"。胃黏膜平衡学说,即胃黏膜防御因子和攻击因子平衡的观点,只有在防御因子作用下降和(或)攻击因子作用过强,超过防御因子作用时,才引起胃黏膜的损伤。其中防御因子主要包括以下几个方面:①胃黏液/HCO$_3^-$屏障;②胃黏膜屏障;③胃黏膜下保护层;④某些肽类物质,如上皮生长因子、生长抑素等;⑤内源性前列腺素;⑥胃黏膜上皮更新能力;⑦自由基清除系统。攻击因子包括:①氢离子即胃酸;②各种酶类:胃蛋白酶、胰酶等;③缺氧;④自由基;⑤病原菌;⑥其他各种直接损害胃黏膜防御机制或使其作用下降的因素。

二、诊断

1.临床表现

不同病因所致的急性胃炎症状不同。无论何种原因所致,通常有上腹不适或饱胀、上腹疼痛、食欲不振及恶心、呕吐等症状。由感染引起的急性单纯性胃炎一般于发病之前有饮食不当或进食不洁食物之病史,常在进食后短期内发病,潜伏期因感染不同细菌而异。一般葡萄球菌为1～6小时;沙门菌为4～24小时;嗜盐杆菌为9～12小时。严重者呕吐剧烈,常伴发肠炎,临床上称为急性胃肠炎,急性腐蚀性胃炎与吞食腐蚀剂的量和时间有关。通常引起消化道黏膜的坏死、穿孔。急性胃黏膜病变是上消化道出血中的常见原因,通常引起呕血和黑便,严重者发生休克和循环衰竭。

2.诊断依据

(1)详细询问病史,找出发病原因。

(2)对于消化道出血者应作急诊胃镜以确定出血的原因和部位,但对于腐蚀性胃炎则严禁作胃镜检查。据统计在所有上消化道出血病例中由急性糜烂性出血性胃炎所致者约占10%～25%,是上消化道出血的常见病因之一。有近期服用NSAIDs史、严重疾病状态或大量饮酒患者,如发生呕血和(或)黑便,因考虑急性糜烂性出血性胃炎的可能,确诊有赖于急性胃镜检查。内镜可见以弥漫分布的多发性糜烂、出血灶和浅表溃疡为特征的急性胃黏膜病损,一般应激所致的胃黏膜病损以胃体、胃底为主,而NSAIDs或乙醇所致则以胃窦为主。强调内镜检查宜在出血发生后24～48小时内进行,因病变(特别是NSAIDs或乙醇引起者)可在短期内消失,延迟胃镜检查可能无法确定出血病因。

三、鉴别诊断

应注意与急性胰腺炎、急性胆囊炎以及急性阑尾炎等进行鉴别。

四、治疗

对急性糜烂性胃炎应针对原发病和病因采取防治措施。对处于急性应激状态的上述严重疾病患者,除积极治疗原发病外,应常规给予抑制胃酸分泌的H$_2$受体拮抗剂或质子泵抑制剂,或具有黏膜保护作用的硫糖铝作为预防措施;对服用NSAIDs的患者应视情况应用H$_2$受体拮抗剂、质子泵抑制剂或米索前列醇预防。对已发生上消化道大出血者,按上消化道出血治疗原则采取综合措施进行治疗。H$_2$受体拮抗剂或质子泵抑制剂静脉给药有助止血,为常规应用药物。

(一)一般治疗

首先去除外因,即停止一切对胃有刺激的饮食和药物,酌情短期禁食,或进流质饮食。

急性腐蚀性胃炎除禁食外,适当禁洗胃、禁催吐,立即饮用蛋清、牛奶、食用植物油等。再去除内因,即移极治疗诱发病,如急性感染性胃炎应注意全身疾病的治疗,控制感染,卧床休息等。

(二)西药治疗

1.抗菌治疗

急性单纯性胃炎有严重细菌感染者,特别是伴有腹泻者可用抗菌治疗。常用药:黄连素 0.3g 口服,3/d;诺氟沙星 0.1~0.2g 口服,3/d;庆大霉素 8 万 u,肌肉注射,2/d。急性感染性胃炎可根据全身感染的情况,选择敏感的抗生素以控制感染。急性化脓性胃炎,应予大量的有效的抗生素治疗。急性腐蚀性胃炎亦可选用抗生素以控制感染。

2.纠正水、电解质紊乱

对于吐泻严重、脱水病人,应当鼓励病人多饮水,或静脉补液等。

3.止血治疗

急性胃炎导致的消化道出血者属危重病症,可予冷盐水洗胃,或冷盐水 150mL 加去甲肾上腺素 1~8mg 洗胃,适用于血压平稳,休克纠正者。保护胃黏膜可使用 H_2 受体阻断剂,如甲氰咪胍。通过胃镜直视下用电凝、激光、冷凝、喷洒药物等方法,迅速止血。对出血量较大者,适量输血。

4.对症治疗

腹痛者给予解痉剂。如颠茄,或普鲁苯辛。恶心呕吐者,用甲氧氯普胺 5~10mg,或多潘立酮 10mg,3/d。

(三)中药治疗

急性胃炎多属中医胃脘痛、胃痞、呕吐等病证范畴。根据本病的病因、临床症状及舌脉表,临床上中医多按食滞胃脘型、暑湿犯胃型、寒邪犯胃型、胃热炽盛型、肝郁气滞型对急性胃进行辨证施治。

1.食滞胃脘型

主症:胃脘胀满,疼痛拒按,或呕吐酸腐及不消化食物,吐后痛减,食后加重,嗳气反酸,大便不爽,舌质淡红,苔厚腻,脉滑实。

治则:消食导滞,和胃降逆。

方药:保和丸加减:神曲、山楂、莱菔子、陈皮、茯苓、连翘、半夏。

2.暑湿犯胃型

主症:胃脘痞满,胀闷不舒,按之腹软而痛,纳差食减,口干而腻,头身沉重,肢软乏力,小便黄热,大便滞而不爽,或兼见发热恶寒,舌质红,苔白黄而腻,脉濡细或濡数。

治则:解暑和胃,化湿止痛。

方药:藿香正气散加减:藿香、半夏、大腹皮、紫苏、半夏、白芷、陈皮、茯苓、白术、厚朴、生姜、大枣。

3.寒邪犯胃型

主症:胃痛卒发,痛无休止,得温则减,遇寒加重,多有受凉或饮食生冷病史,或伴见呕吐清水,畏寒怕冷,手足不温,喜食热饮,口淡不渴,舌苔薄白或白腻,脉沉迟。

治则:温中散寒,和胃止痛。

方药:良附丸合桂枝汤加减:高良姜、香附、桂枝、炒白芍、炙甘草、姜半夏、荜茇、生姜。

4.胃热炽盛型

主症:胃脘疼痛,胀满,痛处灼热感,口干而苦,恶心呕吐,吐出物为胃内容物,有酸臭味或苦味,饮食喜冷恶热,大便干结,尿黄,舌质红,苔黄厚或黄腻,脉弦滑。

治则:清热止痛,降逆通便。

方药:大黄黄连泻心汤:大黄、黄连、黄芩。

5.肝郁气滞型

主症:胃脘胀满,攻撑作痛,痛及两胁,情志不畅时更甚,或呕吐吞酸,嗳气频作,饮食减少,舌质淡红,苔薄白,脉弦。

治则:疏肝理气,和胃止痛。

方药:四逆散合小半夏汤加减:醋柴胡、炒白芍、炒枳壳、生甘草、姜半夏、鲜生姜、元胡、炒川楝子。

第二节　慢性胃炎

一、概述

慢性胃炎是不同原因引起的慢性胃黏膜炎性病变。

慢性胃炎的病因尚未完全明了,一般认为与周围环境的有害因素及易感体质有关,物理性、化学性及生物性有害长期反复作用于易感人体即可引起本病,病因持续存在或反复即可形成慢性病变。病因归纳如下:急性胃炎的演变;遗传因素;年龄;吸烟;饮酒;食物刺激;胃黏膜氧化状态;药物;缺血性贫血;金属接触;温度;放射;胃内潴留;十二指肠反流;免疫因素;幽门螺杆菌(Hp)感染;其他细菌、病毒感染;精神神经因素;继发性;过敏因素;胃黏膜微循环障碍等。

目前认为慢性胃炎是由多种因素造成的。

慢性胃炎的病因可不同,而病理过程可能相似,其病理变化主要局限于黏膜层,根据其病理形态结构可分为特异性和非特异性两大类,临床常见者几乎均为非特异性胃炎,根据这些病变的程度不同又可将慢性胃炎分为浅表性胃炎和萎缩性胃炎等。病理学上常见浅表性胃炎的炎细胞浸润腺体颈部,腺体颈部是腺体的生发中心,炎症引起腺体颈部细胞破坏,细胞更新率下降,随着病变进展,病变逐渐由浅层到深层发展,以至腺体受损、萎缩,导致腺体不可逆的改变,形成萎缩性胃炎,并常伴有肠上皮化生、异性增生,少数病人甚至可发生癌变。

二、诊断

(一)临床表现

大多数慢性胃炎的临床表现是胃肠道的消化不良症状,诸如上腹饱胀、无规律性的隐痛、嗳气、食欲减退、体重减轻、乏力、进食后上腹不适加重等。但缺乏特异性,仅仅根据临床表现难以诊断。

(二)实验室检查

(1)胃酸。

(2)胃泌素测定。

(3)胃蛋白酶原。

(4)内因子(IF)。

(5)壁细胞抗体(PCA)。

(6)胃泌素分泌细胞抗体(GCA)。

(7)血清胃蛋白酶 A、C。

(8)^{14}C-BBT 呼气试验。

(9)胃黏膜前列腺素 E 含量测定。

(10)胃黏膜 MDA 含量。

(11)考马斯亮蓝 G-250 检测胃液蛋白质含量。

(12)胃黏膜组织中 SOD 含量。

(13)胃黏膜中微量元素。

(14)胃液胆红素。

(三)胃镜检查

1.浅表性胃炎

慢性浅表性胃炎为慢性胃炎中的绝大多数。一般来说浅表性胃炎胃镜所见为以下各种表现的一种或数种:①水肿;②红白相间;③黏膜脆弱;④糜烂;⑤皱襞增生;⑥黏膜下出血;⑦黏膜不平;⑧黏膜出血;⑨黏液分泌增多;⑩肠上皮化生。

2.萎缩性胃炎胃镜检查

除有慢性浅表性胃炎的各种表现外,常常有以下三个突出特点:①颜色改变;②黏膜变薄;③黏膜粗糙不平。萎缩性胃炎是灶性分布,多从胃小弯逐渐向上发展,因此,活检需多点进行,从胃窦、移行部和胃体小,大弯及前后壁侧各取一块,以防漏诊并了解萎缩的范围。

(四)诊断依据

慢性胃炎的诊断需根据患者的临床表现、内镜检查所见、胃黏膜活检的病理组织学检查,以及必要的胃肠功能检测结果等,进行综合分析而决定。

慢性胃炎的确诊需要依靠胃镜检查和胃黏膜活检病理组织学检查。

如果患者的临床表现疑似慢性胃炎时,应进行胃镜检查。在胃镜观察下符合慢性胃炎的特征,而又要求确切判断慢性胃炎的性质和类别时,则应取胃黏膜活检,进行病理组织学检查。

如果要了解是否合并有幽门螺杆菌感染时,可以选用快速尿素酶试验、胃黏膜切片染色和

（或）^{13}C-尿素或^{14}C-尿素呼气试验。

三、鉴别诊断

1.慢性浅表性胃炎

（1）消化性溃疡：常呈季节性、反复发作，具有规律性的上腹部疼痛的特点，通过 X 线钡餐造影检查及胃镜检查，可以明确诊断。

（2）功能性消化不良：该病属于胃动力障碍性疾病，主要由于胃排空障碍导致胃排空延迟而引起的一系列上消化道症状，表现为上腹部饱胀、嗳气、早饱、恶心、食欲减退等，多数病人伴有精神神经症状，其发病或病情加重常与精神因素关系密切，胃镜检查结果正常，常与病人主诉不平行。胃排空检查或胃电活动记录呈胃排空异常的表现。

（3）胃癌：上消化道症状呈进行性加重，伴有贫血、体重下降、粪便隐血试验阳性。晚期可于上腹部触及肿块。X 线钡餐造影、B 型超声及胃镜检查可以帮助明确诊断。

（4）慢性胆道疾病：主要指慢性胆囊炎、胆结石症、胆系肿瘤等，这些疾病除有较为典型的临床表现外，内镜下胰胆管逆行造影（ERCP）、B 型超声和 CT 影像学检查可提供可靠的诊断依据。

（5）慢性胰腺炎：临床症状上慢性胃炎难以鉴别。临床多有急性胰腺炎病史，且反复发作，典型病人可有上腹部疼痛、脂肪泻和糖尿病三联征，伴腰部疼痛。B 型超声可表现为胰腺增大，尚可伴有假性囊肿，BT-PABA 试验提示胰腺外分泌功能异常。

（6）慢性萎缩性胃炎：常以食欲减、嗳气、上腹部不适为主要临床表现，几乎没有反酸、烧心等胃酸增多的症状，因此，单纯依据临床表现，难以与浅表性胃炎相鉴别，胃镜检查并取活检且即可明确诊断。

2.慢性萎缩性胃炎

（1）胃癌：上消化道症状呈进行性加重，伴有贫血、体重下降、粪隐血试验阳性。晚期可于上腹部触及肿块。X 线钡餐造影、B 型超声及胃镜检查可以帮助明确诊断。

（2）慢性浅表性胃炎：临床上难以与慢性萎缩性胃炎相鉴别，多有上腹部疼痛、烧心等症状。胃镜检查并取活检有助于两者的鉴别诊断。

（3）慢性胆囊疾病：主要指慢性胆囊炎、胆结石症、胆系肿瘤等，发病常与饮食、体位等相关，有较为典型的临床表现，内镜下胰胆管逆行性造影（ERCP）、B 型超声和 CT 影像学检查可提供可靠的诊断依据。

四、治疗

(一)一般治疗

慢性胃炎病因较多,治疗多采用综合治疗,饮食及生活习惯在慢性胃炎的发生、发展过程中起重要作用,饮食不节不仅可以诱发胃炎的发生,也可使胃炎反复发作,因此饮食治疗非常重要。首先改变饮食及生活习惯,告诫患者戒烟戒酒;饮食定时定量,避免暴饮暴食,避免过冷过烫、粗糙、辛辣食物;少食腌制、熏制的肉类食物;实行家庭分餐制;慎用或不用损害胃黏膜的药物等;加强有关知识宣教,保持情绪稳定,消除患者顾虑,增强治疗信心。

(二)西药治疗

1.降低胃酸度

胃酸较高者,可给予降低胃内酸度的药物。常用的抑酸药物有以下几种。

(1) H_2 受体阻滞剂:能选择性地与胃黏膜壁细胞上组胺 H_2 受体作用,从而抑制胃酸分泌。如西咪替丁 0.2g,3/d,雷尼替丁 150mg,3/d,法莫替丁 20mg,2/d 等。一般疗程为 2 周。

(2)质子泵抑制剂:是目前发现的作用最强的一类胃酸抑制剂,作用于胃酸分泌的终末步骤,与壁细胞 H^+-K^+-ATP 酶结合,是质子泵失活,泌酸功能丧失,而且作用持久,缓解症状,促进炎症吸收。常用药物有奥美拉唑 20mg、兰索拉唑 30mg、泮托拉唑 40mg、雷贝拉唑 10mg、埃索美拉唑 20mg 等,均 1/d 用药,症状减轻后停用,一般疗程减轻后停用,一般疗程为 1~2 周。因此类药物抑酸作用强烈,慢性胃炎患者特别是萎缩性胃炎患者不主张长期应用,最好在应用此类药物之前检测胃内 pH 值。

(3)中和胃酸药物:如碳酸氢钠、碳酸钙、氢氧化铝等。这类药物可以直接中和胃酸,作用快、较强,但副作用也较多,易导致碱中毒,不易超剂量及较长时间应用。

2.胃黏膜保护剂

胃酸偏低或正常者,以应用胃黏膜保护剂为主。

(1)胶体次枸橼酸铋:是常用的胃黏膜保护剂,不但可以刺激黏液分泌,增加胃黏膜屏障作用,同时可刺激内源性前列腺素和表皮生长因子的产生,提高上皮细胞的再生能力,用法为每次 2 粒,3/d,餐前 30 分钟服用。

(2)思密达:含天然硅铝酸盐,具有吸附毒素,抗蛋白酶活性,加强胃黏膜屏障,促进上皮细胞再生等作用。常用量 3g,3/d。

(3)硫糖铝:在酸性胃液中凝聚成糊状物,附于胃黏膜表面上形成一层保护膜,阻止胃酸胃蛋白酶和胆汁酸对胃黏膜的侵蚀。用量 1g,3/d。

(4)膜固思达(瑞巴匹特):作为一种新型膜保护剂,通过增加胃黏膜前列腺素 E_2 的合成、促进表皮生长因子及其受体表达、降低趋化因子产生、抑制 Hp 黏附及清除氧自由基,从而发挥胃黏膜保护作用,对根除 Hp 感染、治疗胃炎及预防溃疡病复发具有重要价值,常用剂量 0.1g,3/d。

(5)其他胃黏膜保护剂:如麦滋林-S、米索前列醇等在临床上应用也较广泛。

3.清除 Hp

中华医学会消化病学分会 Hp 学组于 2007 年 8 月 10～12 日于江西庐山召开了第三次全国 Hp 共识会议,全国 60 多位专家对 Hp 感染的若干问题达成了新的共识,提出清除 Hp 的共识。

(1) PPI 三联 7d 疗法仍为首选(PPI＋两种抗生素)。

(2)甲硝唑耐药性≤40％时,首先考虑 PPI＋M＋C/A。

(3)克拉霉素耐药率≤15％～20％时,首先考虑 PPI＋C＋AlM。

(4) RBC 三联疗法(RBC＋两种抗生素)仍可作为一线治疗方案。

(5)为提高 Hp 根除率,避免继发耐药,可以将四联疗法作为一线治疗方案。

(6)由于 Hp 对甲硝唑和克拉霉素耐药,呋喃唑酮、四环素和喹诺酮(如左氧氟沙星和莫西沙星)因耐药率低,疗效相对较高,因而也可作为初次治疗方案的选择。

(7)在 Hp 根除治疗前至少 2 周不得使用对 Hp 有抑制作用的药物 PPI、H_2 受体拮抗剂(H_2RA)和铋剂,以免影响疗效。

(8)治疗方法和疗程:各方案均为 2/d,疗程 7 天或 10 天(对于耐药严重的地区,可考虑适当延长至 14 天,但不要超过 14 天)。服药方法:PPI 早晚餐前服用,抗生素餐后服用。

4.增强胃排空能力

(1)为避免十二指肠液、胆汁反流及加速胃排空,调节胃、幽门、十二指肠运动协调功能,胃肠促动力药可加速胃排空,减轻胆汁分泌等对胃黏膜的损害,选择用多潘立酮(吗丁啉)或西沙必利(普瑞博思)5～10mg,3/d,饭前 15～30 分钟口服。对改善反酸、腹痛、腹胀等症状有一定的疗效.也能降低胃内胆盐浓度。

(2)结合胆盐药如铝碳酸镁能在酸性环境下结合胆盐,减轻了有害因子对胃黏膜的损伤,研究表明,服药后能迅速降低胃内胆盐浓度。

(3)熊去氧胆酸改变胆汁内不同胆酸的比例,从而减轻胆酸对胃黏膜的损害。

(4)伊托必利是一种具有阻断多巴胺 D_2 受体活性和抑制乙酰胆碱酯酶活性的促胃肠动力药物,其在中枢神经系统分布少,无致室性心律失常作用及其他严重药物不良反应和实验室异常。

5.其他治疗

胆汁反流性胃炎症状严重、内科治疗无效的病人可采用手术治疗。合并贫血者,若缺铁应补铁,大细胞贫血应根据维生素 B_{12}50～100μg/d,叶酸 5～10mg,3/d,直至症状和贫血完全消失。对 PCA 阳性的慢性胃炎病人尤其合并恶性贫血者可试用肾上腺皮质激素如泼尼松龙但临床效果不肯定,不作常规治疗。

(三)中药治疗

1.辨证施治

根据中医辨证论治,可将慢性胃炎归为胃痛、腹痛范畴,临床上大致可分为四种证型。

(1)肝胃不和证

治法:疏肝理气,和胃止痛。

方药:柴胡疏肝散加减。痛甚者,可加延胡索、川楝子理气止痛;嗳气频作加沉香、柿蒂、苏梗;化热者,加郁金、川楝子、黄连疏泄肝胃郁热。

(2)脾胃虚弱证

治法:健脾益气,温中和胃。

方药:四君子汤加减。气虚甚者,加用黄芪;虚寒甚者可合用理中丸,或改用黄芪建中汤;泛吐清水较重者,可加干姜、吴茱萸温胃化饮。

(3)脾胃湿热证

治法:清利湿热,醒脾化浊。

方药:三仁汤加减。湿重者,加藿香,佩兰芳香化浊;热甚者,加川黄连、山栀子清热;寒热互结,干噫食臭,心下痞硬,可改用半夏泻心汤。

(4)胃阴不足证

治法:养阴益胃,和胃止痛。

方药:益胃汤加减。胃热内甚者加生石膏、知母以清胃火;阴亏明显者可加生地黄、白勺、石斛;嘈杂反酸可合用左金丸。

(5)胃络瘀血证

治法:化瘀通络,和胃止痛。

方药:失笑散合丹参饮加减。痛甚者加延胡索、郁金、木香;兼有便血可加用白及、三七活血止血。

2.中成药

(1)三九胃泰:主治肝郁脾虚、湿热中阻、气虚血瘀所致慢性胃炎。每次一包,2~3/d。

(2)气滞胃痛颗粒:疏肝理气,和胃止痛。用于肝郁气滞,胸满胀痛,胃脘疼痛。每次2.5g,3/d。

(3)胃复春:健脾益气,活血解毒。用于脾胃虚弱的慢性浅表性胃炎及慢性萎缩性胃炎。每次4片,3/d。

(4)香砂养胃丸:主治脾胃虚寒型胃炎。每次9g,2/d。

(5)胃力康颗粒:行气活血,泄热和胃。用于胃脘痛气滞血瘀兼肝胃郁热证,症见胃脘疼痛,胀闷,灼热,嗳气,泛酸,烦躁易怒,口干口苦等,慢性胃炎见上述证候者。一次10g,3/d。孕妇禁用,脾虚便溏者慎服。

(6)金佛止痛丸:行气止痛,舒肝和胃,祛瘀。用于胃脘气痛,慢性浅表性胃炎所致的胃痛。每次5~10g,2~3/d。

(7)摩罗丹:和胃降逆,健脾消胀,通络定痛。用于慢性浅表性胃炎、慢性萎缩性胃炎及胃痛,胀满,痞闷,纳呆,嗳气,烧心等。大蜜丸:每次1~2丸;小蜜丸:每次55~11粒;3/d。饭前用米汤或温开水送服。

(8)虚寒胃痛颗粒:益气健脾,温胃止痛。用于脾肾两虚所致的胃痛。每次5g/袋,3/d,开水冲服。

(9)温胃舒颗粒:健脾益肾,温胃止痛。用于脾胃虚弱所致的胃痛,症见胃脘隐痛、喜温喜按、遇冷或空腹加重。10g/袋,10~20g,2/d。

(10)养胃舒颗粒:调理脾胃阴阳不足。用于脾胃阴阳不足所致的胃痛。10g/袋,10~20g,2/d。

第三节　胃十二指肠溃疡病

消化性溃疡病(PUD)是指黏膜层的缺损,深度超过黏膜肌层,达黏膜下层。消化性溃疡最常累及胃十二指肠黏膜,分为胃溃疡(GU)和十二指肠溃疡(DU)。溃疡也可以发生在其他部位,包括胃食管交界处、胃肠吻合处和异位胃黏膜等。以往的研究集中在胃酸分泌以及压力、性格类型和遗传在 PUD 发病机制中的作用。组胺-2 受体拮抗剂(H_2RA)和质子泵抑制剂(PPI)的出现使得 PUD 的治疗发生了重大进步。幽门螺杆菌的发现及其在 PUD 中的作用使PUD 从一种慢性、反复发作的疾病转变为一种可治愈的疾病。在发达国家中,非甾体抗炎药(NSAID)的应用已经成为引起老年人发生 PUD 的主要原因。

一、流行病学

PUD 及其并发症易于在秋冬季节发生或复发,而较少见于夏季。在不同地理位置的国家与地区,PUD 的患病率和发病率也存在差异。据报道,发达国家每年的 PUD 发病率在 0.14%~0.19%。PUD 在北格林兰的爱斯基摩人及西南美的印第安人中较少见,在斐济人、印度尼西亚人及土著澳大利亚人中也较低。在我国,消化性溃疡的地理分布呈现由南向北发病率逐渐降低的特点。其中,银川地区 18.12%、北京地区 16.04%、天津地区 17.03%。

PUD 最常见的并发症是出血,患病率为 48/10 万~160/10 万,而消化性溃疡穿孔则相对少,其发病率为 4/10 万~14/10 万。近年来,消化性溃疡并发症的发病率有所下降。Lamne等对 2001—2009 年胃肠道并发症的年发病率和病死率进行研究后发现,消化性溃疡出血的发病率从 4.87%下降到 3.21%。在同一时期,矫正年龄和性别后,上消化道出血的病死率从3.8%下降到 2.7%。

二、病因与发病机制

消化性溃疡的发生源自胃黏膜攻击因子与防御因子的失衡。正常的胃产生酸和胃蛋白酶以促进消化,同时胃和十二指肠也有多层黏膜防御系统以保护自身。黏膜防御的损伤使酸进入已经受损的黏膜,从而导致溃疡的发生。破坏这些防御系统最主要的两种因素即 H.pylori 感染和 NSAID。此外,PUD 患者也可能没有这些危险因素,即非 H.pylori 非 NSAID 溃疡,这些患者中部分人会有其他导致溃疡的原因,例如胃泌素瘤等,而另一部分人的溃疡则为特发性。

1.H.pytori 感染

H.pylori 感染率在世界各国差别很大。由于诊断方法和抽样人群的不同,H.pylori 感染率在 7%~87%。美国和欧洲国家的感染率最低(7%~33%),而日本和中国的感染率在 56%~72%。总的来说,H.pylori 感染率呈下降趋势。

10%～20%感染 H.pylori 患者会发生以胃窦为主的胃炎,从而引起胃酸分泌过多,增加 DU 的风险。胃酸分泌的增加导致十二指肠的胃酸负载增加,引起十二指肠球部的胃化生。一些学者认为,十二指肠球部的胃化生上皮随后从胃部感染 H.pylori,导致局灶性十二指肠炎,有时也会有糜烂和溃疡随之形成。H.pylori 感染的患者多为胃窦和胃底的全胃炎,其胃酸分泌降低,易诱发 GU 形成。在这些个体中,胃黏膜防御机制的削弱是导致 GU 的主要原因。

2.阿司匹林及其他非甾体抗炎药

阿司匹林对于预防心血管事件发挥着重要的作用,已经广泛应用于临床中。另据报道,大约 11% 的美国人经常使用 NSAID。长期使用非甾体抗炎药使胃肠道出血的概率增加 5～6 倍。其中,1%～4% 的 NSAID 使用者可出现严重的溃疡相关并发症。一项来自丹麦的研究显示,服用低剂量阿司匹林的人群胃肠道出血的比值比为 2.6,服用 NSAID 的人群胃肠道出血的比值比为 5.6。在西班牙,使用阿司匹林和/或其他 NSAID 导致的病死率为 15.3/10 万,在与阿司匹林和/或其他 NSAID 相关的所有死亡中,多达 1/3 可归因于低剂量阿司匹林的使用。

NSAID 的局部损伤曾被认为是胃和十二指肠黏膜损伤的重要因素,但大多数证据表明 NSAID 可通过抑制前列腺素的合成而损害黏膜屏障。COX 异构体 COX-1 和 COX-2 负责前列腺素的合成。COX-1 在胃中表达,可以促进前列腺素合成,有助于维持胃上皮和黏膜屏障的完整性。COX-2 在正常的胃内不表达,而是在炎症过程中表达。传统的 NSAID 如布洛芬会抑制 COX-1 和 COX-2,而 COX-1 的抑制可以减少前列腺素的合成,从而减少黏膜的防御。动物实验发现,在胃微循环内 NSAID 可促进中性粒细胞的黏附,释放氧自由基和蛋白酶,阻碍毛细血管的血流,这一过程在引起 NSAID 损伤中起着关键的作用。抑制中性粒细胞的黏附已被证明可以减少 NSAID 引起的损害。

H.pylori 感染可能会影响使用 NSAID 患者发生 PUD 的风险。一项 Meta 分析显示,在长期使用 NSAID 的患者中,H.pytor/感染使消化性溃疡出血的风险增加了 6 倍以上。另一项 Meta 分析也显示了类似的发现,在即将开始 NSAID 治疗的患者中,根除 H.pylori 可以降低随后发生溃疡的风险。此外,对近期出现溃疡出血的 H.pylori 感染患者而言,继续服用低剂量阿司匹林的患者在成功根除 H.pylori 感染之后,发生复发性溃疡出血的风险较低。

3.特发性溃疡和其他引起溃疡的原因

随着发达国家 H.pylori 感染率的下降,非 H.pylori 非 NSAID 的特发性溃疡患者比例正在上升。在美国,这些患者的比例为 20%～30%。但是,其真正发病率是否真的上升或者只是相对上升,目前仍然有争议。

可卡因和甲基苯丙胺可能引起黏膜缺血,而双膦酸盐的使用也与胃十二指肠溃疡有关。服用糖皮质激素的患者发生 PUD 的风险很小,然而,当与 NSAID 联合使用时,糖皮质激素会增加 PUD 的风险。选择性 5-羟色胺再摄取抑制剂的使用与 PUD 之间也可能有轻度的相关性。

引起 PUD 的罕见原因是胃泌素瘤。系统性肥大细胞增多症是另一种少见的情况,可引起胃或十二指肠发生多处溃疡。肥大细胞分泌组胺通过组胺受体过度刺激胃酸的产生。PUD 与 α_1-抗胰蛋白酶缺乏症、慢性阻塞性肺疾病和慢性肾脏疾病也相关。少见的消化性溃疡的原因还包括嗜酸性胃肠炎、免疫功能低下患者的病毒感染、梅克尔憩室内异位胃黏膜发生溃疡等。

三、病理

1.好发部位

PUD 只发生于与胃酸及胃蛋白酶接触的部位,可发生于食管下端、胃、十二指肠、胃肠吻合口及 Meckel 憩室,最多见的是胃及十二指肠溃疡。胃溃疡多发生于胃小弯,尤其是胃角。也可见于胃窦或高位胃体,胃大弯和胃底较少见。在组织学上,胃溃疡常发生于胃窦幽门腺和胃体胃底腺移行交界处的幽门腺区侧,随着年龄的增大,幽门腺区沿胃小弯向胃的近端上移扩大。十二指肠溃疡主要见于十二指肠起始部 2cm 以内,即十二指肠球部,前壁最多(占 50%),其次为后壁(占 23%),再次为下壁(占 22%),上壁最少(占 5%)。

2.溃疡数目

大多数患者只发生单个胃溃疡或单个十二指肠溃疡。单个溃疡可以保持很久的时间,不因病程的延长而增多。多发性溃疡只见于小部分患者,可表现为一个较大的溃疡并发一个或多个小溃疡。15%的十二指肠溃疡和 5%的胃溃疡为多发性溃疡。若十二指肠前壁及后壁同时发生溃疡,则称为吻合溃疡。复合溃疡是指胃十二指肠同时存在溃疡。多发于男性吸烟、服用 NSAID、患有胃部肿瘤的人群。此类患者愈合时间长,病程更加复杂。在多发性溃疡中,各溃疡的活动度不同,一般胃溃疡是活动性溃疡,十二指肠溃疡常是不活动性或愈合的。

3.溃疡大小

溃疡有一定的大小,一般不因病程的延长而增大。胃溃疡的病灶长径 50%小于 2cm,75%小于 3cm,10%大于 4cm。十二指肠溃疡的病灶长径大多小于 1cm。大于 4cm 的巨大胃溃疡多见于老年患者,大于 2cm 的十二指肠巨大溃疡也多见于老年人。溃疡的大小不是区别良性与恶性溃疡的决定性因素,小的胃溃疡可发生恶变,大的溃疡可长期保持良性。

4.溃疡形状

大多呈圆形或卵圆形,偶见不规则的长形溃疡。立体看呈钻孔状,边缘壁直;或呈漏斗形,边缘锐利。边缘黏膜与溃疡等平或因充血水肿而略高起,发生于胃小弯上的巨大溃疡可呈马鞍形。时间较久的溃疡呈斜漏斗形,溃疡的贲门侧较深、陡峭、边缘悬垂,呈潜掘状。溃疡的幽门侧较浅、倾斜,呈梯田状。这种形状是由于胃壁蠕动造成的,当胃壁由近端向远程不断蠕动时,胃壁各层发生移动。黏膜层比环肌层移动较多,环肌层又比纵肌层移动较大,因此,在幽门侧形成梯田状,而贲门侧呈潜掘状,贲门侧由于胃液的滞留,组织被侵蚀而深陷。

5.溃疡底部结构

在溃疡的底部由表面向深部依次分为 4 层:①第一层为急性炎性渗出物,系由坏死的细胞、组织碎片和纤维蛋白样物质组成;②第二层为以中性粒细胞为主的非特异性细胞浸润所组成;③第三层为肉芽组织层,含有增生的毛细血管、炎性细胞和结缔组织的各种成分;④最底层为纤维样或瘢痕组织层,呈扇形,可扩展到肌层,甚至可达浆膜层。

四、临床表现

消化性溃疡的疼痛特点如下：

1.长期性

由于溃疡发生后可自行愈合，但每次愈合后又易复发，故常有上腹疼痛长期反复发作的特点。整个病程平均 6～7 年，有的可长达 10～20 年，甚至更长。

2.周期性

上腹疼痛呈反复周期性发作，尤以十二指肠溃疡更为突出。中上腹疼痛发作可持续几天、几周或更长，继以较长时间的缓解。全年都可发作，但以春、秋季节发作者多见。

3.节律性

溃疡疼痛与饮食之间具有明显的相关性。在一天中，凌晨 3 点至早餐的一段时间，胃酸分泌最低，故在此时间内很少发生疼痛。十二指肠溃疡的疼痛易在两餐之间发生，持续不减直至下餐进食或服制酸药物后缓解。一部分十二指肠溃疡患者，由于夜间的胃酸较高，尤其在睡前曾进餐者，可在半夜发生腹痛。胃溃疡疼痛的发生较不规则，常在餐后 1 小时内发生，经 1～2 小时后逐渐缓解，直至下餐进食后再重复出现上述节律。

4.疼痛部位

十二指肠溃疡的疼痛多出现于中上腹部、脐上方或脐上方偏右处；胃溃疡疼痛的位置也多在中上腹，但稍偏高处，或在剑突下和剑突下偏左处。疼痛范围约数厘米直径大小。因为空腔内脏的疼痛在体表上的定位一般不确切，所以疼痛的部位也不一定准确反映溃疡所在解剖位置。

5.疼痛性质

多呈钝痛、灼痛或饥饿样痛，一般较轻而能耐受，持续性剧痛提示溃疡穿孔。

6.影响因素

疼痛常因精神刺激、过度疲劳、饮食不慎、药物影响、气候变化等因素诱发或加重，可因休息、进食、服制酸药、以手按压疼痛部位、呕吐等而减轻或缓解。

7.其他症状

包括烧心、反酸、嗳气、恶心、呕吐等其他胃肠道症状。食欲多保持正常，但偶可因进食后疼痛发作而畏食，以致体重减轻。全身症状可有失眠等神经官能症表现，或有脉搏缓慢、多汗等自主神经系统紊乱的症状。在体格检查方面，溃疡发作期患者中上腹部可有局限性压痛，程度不重，其压痛部位多与溃疡的位置基本相符。

五、并发症

消化性溃疡出血是 PUD 最常见的并发症，其在我国的发病率为 16%～33%。罗哲等对 2015 年 1 月 1 日—12 月 31 日在中国人民解放军海军总医院住院的 435 例消化性溃疡患者的临床资料进行研究后发现，女性、有腹痛症状是 PUD 出血的保护因素，心血管疾病、上消化道出血史、进食减少是 PUD 出血的危险因素。NSAID 的使用是 PUD 出血的重要原因之一,其主要见于合并心脑血管疾病的高龄患者,具有发病隐匿、症状不明显的特点,往往出血量较大。

急性胃穿孔是 PUD 最严重的并发症。上消化道溃疡穿孔临床特点包括:①有多年上消化道溃疡或上腹部隐痛病史,约 15% 的患者无明显症状;②发病年龄较大,男性较多,吸烟,饮食不规律或喜食刺激性食物,生活精神压力大;③典型症状表现急骤上腹部剧痛,呈进行性加重,被动弯腰体位,体检时腹肌紧张,腹部压痛及反跳痛明显,甚至表现为败血症及休克。对于部分穿孔病灶小、腹腔漏出液局限的患者,其临床表现不典型。对于经确诊且年龄大、病史长、穿孔不易闭合或保守治疗病情加重的患者,主张行手术治疗。

胃和十二指肠溃疡瘢痕性幽门梗阻是 PUD 的少见并发症之一。其主要的发病原因是由于胃、十二指肠溃疡长期对黏膜进行反复的侵蚀,在修复的过程中纤维组织大量的增生,从而形成了瘢痕狭窄。幽门溃疡以及十二指肠溃疡所引发的局部痉挛水肿也会导致患者发生梗阻的症状。其临床症状除腹胀、腹痛以外,还可表现为自发性的剧烈呕吐症状,呕吐量较大。对于梗阻较为严重的患者,还可伴有少尿、低钾、贫血以及低氯性碱中毒等症状。对于胃出口梗阻的患者,临床医师需要警惕有无恶性肿瘤。

少数胃溃疡可以发生癌变,发生率<1%,十二指肠溃疡一般不会发生癌变。对于长期慢性消化性溃疡年龄>45 岁的患者,如果出现腹痛加重,失去或改变原有腹痛规律,食欲或者体重明显下降,大便隐血试验持续阳性,持续低热,胃镜检查溃疡顽固不愈,边缘不整齐或者呈结节状,溃疡周边糜烂、出血、溃疡底部不平、污秽或是黏膜皱襞中断。应该警惕溃疡癌变的可能。判断是否癌变的"金标准"是内镜下,多点活检病理诊断。活检时应注意在溃疡边缘偏内侧多点取材,不能过浅过小。如果未取到癌变组织,应反复胃镜检查,直到溃疡愈合。对于癌变溃疡,根据其浸润深度,癌变范围,有无转移,采取 ESD 或外科手术治疗。

六、辅助检查

患者是否有 H.pylori 感染决定了后续的治疗。对 PUD 患者应常规做尿素酶试验、组织学检测或核素标记^{13}C 或^{14}C 呼气试验等,以明确是否存在 H.pylori 感染。细菌培养可用于药物敏感试验和细菌学研究。血清抗体检测只适用于人群普查,因其不能分辨是否为现症感染,故不能用于判断 H.pylori 根除治疗是否有效。呼气试验比血清学检查更具特异性。

内镜检查是单纯消化性溃疡病的首选检查,其比上消化道钡餐造影具有更高的特异性和敏感性。对于怀疑消化性溃疡的患者是否需要内镜检查取决于许多因素。对于上腹痛患者怀疑有消化性溃疡的患者,如果伴有警戒症状(体重下降、反复呕吐等),则要怀疑存在恶变的可能,需要及时进行内镜检查。一项 1996—2006 年的研究显示,在中国 Hpytori 高感染背景下,警戒症状对于预测消化性溃疡恶变的价值有限,在该研究中 52% 的恶变溃疡患者有警戒症状,出现警戒症状的溃疡患者中 14.8% 被检查出上消化道恶性肿瘤。警戒症状对于预测溃疡恶变的敏感性和特异性分别为 13.4% 和 96.6%。消化不良对于 36 岁和 74 岁消化性溃疡患者溃疡恶变的阳性预测率(PLR)>10。其余症状则没有明显预测价值。

在内镜下,如果存在溃疡,应在溃疡的边缘取活检,因为癌变更易发生于溃疡边缘。病理学诊断和H.pylori检测可以明确溃疡病因,指导后续的治疗。如果活检明确为良性病变,应在8周后再次行内镜活检,研究发现4%的患者可能在后续检查中发生恶变,这可能与之前检查病理活检部位没有取到恶变组织有关。在内镜下,溃疡病灶的分期包括:①活动期——A;②愈合过程期——H;③瘢痕期——S。每一个病期又可以被分为两个阶段。

对于消化性溃疡出血,临床常采用Forrest分级。其具体的诊断标准如下:Ⅰa级,动脉喷血性出血;Ⅰb级,活动性渗血;Ⅱa级,见裸露血管;Ⅱb级,可见凝血块附着;Ⅱc级,黑色基底;Ⅲ级,有溃疡无出血。其中,内镜检查消化性溃疡病为Forrest分级Ⅱb级及以上患者是再次出血的高风险人群。Forrest分级对消化性溃疡的内镜下诊治具有重要的指导意义。对于不同Forrest分级的病灶,国际指南指出:①低危征象者(溃疡面有非凸起性红斑或基底洁净,对应ForrestⅡc和Ⅲ级)不推荐行内镜止血;②溃疡面附着凝血块者(对应ForrestⅡb级),须进行冲洗,尽量使其脱落,并对病灶行适当治疗;③对溃疡面附着凝血块者是否须行内镜治疗尚存在争议,虽然单独PPI治疗可有效止血,但仍可考虑行内镜治疗;④高危征象者(活动性出血或有血管裸露,对应ForrestⅠa、Ⅰb、Ⅱa级)建议行内镜止血。

X线钡餐也是目前诊断消化性溃疡的常用方法,但其禁用于消化道穿孔、有活动性出血、幽门梗阻的患者。胃溃疡的X线征象分为直接和间接两种,龛影是直接征象,呈乳头状、锥状或其他形状,边缘光滑整齐,密度均匀底部平整或稍不正,对溃疡有确诊价值,良性溃疡周围水肿呈现黏膜线、项圈征、狭颈征的表现。间接征象包括胃大弯侧痉挛性压迹、胃潴留、张力、蠕动紊乱等。十二指肠溃疡时,直接征象表现为持续的球部激惹和球部畸形等,呈现山字形、三叶形或葫芦形。间接征象表现为激惹征、幽门痉挛、分泌增加、张力增高或降低、局部压痛。X线钡餐的直接征象具有确诊价值,间接征象仅提示有溃疡。

七、诊断与鉴别诊断

(一)胃溃疡的诊断

1.胃溃疡的症状和体征

规律性的上腹痛与饮食有密切关系,伴有上腹压痛等,提示胃溃疡的可能性。但这些症状和体征并不是胃溃疡的特异表现,需要进行X线钡餐造影或胃镜检查才能确诊。

2.X线钡餐造影

钡餐造影中,钡剂在胃溃疡的病变处充填,呈现龛影。据此可诊断为胃溃疡。对于是否有继发的变形、狭窄等并发症也可得以显示。目前多采用气钡双重对比造影技术,可以将浅小的病变显示清楚。有时,由于溃疡病灶中有黏液或血液,钡剂不能存留而使龛影不能显示,则需胃镜检查加以确诊。

3.胃镜检查

为诊断胃溃疡最可靠的方法,能直接观察到胃黏膜上的溃疡病变,并可根据胃镜下病变的形态对病变进行分期,并发现狭窄、变形等并发症。通过胃镜,可采取黏膜活检做病理组织学检查,对鉴别良恶性病变有重要作用。活检标本通过Warthin-Starry银染色的方法可以发现幽门螺杆菌。

（二）十二指肠球溃疡的诊断

1.十二指肠球溃疡的症状和体征

本病具有慢性病程、周期性发作、节律性上腹痛以及食物和抗溃疡药物能缓解疼痛等典型症状。十二指肠球溃疡无并发症时，可以无阳性体征或仅有上腹部轻压痛，合并出血、穿孔、幽门梗阻时可有相应体征，对诊断有帮助。

2.X 线钡餐诊断

由钡剂充填溃疡凹陷部分而显示的明显阴影即龛影，为十二指肠球溃疡诊断的直接征象，其龛影一般较小，常为绿豆或黄豆大，直径很少超过 1cm。新鲜溃疡时，龛影周围因伴有炎症、水肿，可见黏膜皱襞增粗、变平及模糊，以致消失于水肿透明区之中，修复期因纤维组织增生、收缩，形成以龛影为中心的黏膜皱襞纠集现象，呈现"车辐状"皱襞形态。球变形是十二指肠球溃疡的重要表现。其他征象还包括激惹征、幽门痉挛、胃窦痉挛、局部压痛等。

3.胃镜诊断

胃镜检查是十二指肠球溃疡形态学诊断最可靠的方法，可以对溃疡的部位、大小、深浅、形态、数目及活动性等做出明确的诊断。十二指肠球溃疡最多见于前壁，其次为大弯，再次为后壁和小弯。一般较小，且多发性、线状、霜斑样及对肠性溃疡较多见，常引起幽门及球部变形或狭窄。

（三）鉴别诊断

1.胃癌

胃溃疡与胃癌的鉴别很重要，容易误诊。胃癌患者的症状多为持续性，呈进行性加重，部分患者可触及腹部包块。化验可见便潜血阳性及胃酸缺乏。单独依靠症状、体征和化验检查很难确诊。主要依靠 X 线钡餐造影和胃镜，且以胃镜及活检病理最可靠。

2.Zollinger-Ellison 综合征

该病为胃泌素瘤引起，溃疡常多发、反复发生，为顽固性溃疡，可伴有腹泻、消瘦。血清胃泌素明显升高（＞200pg/mL），胃酸分泌明显增加，基础胃酸分泌量＞15mmol/L，最大胃酸分泌量＞60mmol/L，两者之比＞60％。内镜下病灶表现为不典型部位的多发性溃疡。

3.功能性消化不良

功能性消化不良患者有消化不良的症候而无溃疡及其他的器质性疾病。临床症状包括反复发作的上腹部不适、腹痛、腹胀、反酸、烧心等，明确诊断需要进行内镜检查或消化道造影。

4.胆囊炎及胆石症

该病患者可有上腹部疼痛、发热、恶心、呕吐、黄疸等临床表现，查体可有胆囊肿大、Murphy 征阳性、肝区叩痛。B 超检查可提示胆囊壁增厚，胆囊内可随体位移动的强回声病灶伴后方声影。

（四）特殊类型的溃疡

1.食管溃疡

食管溃疡的主要症状为胸骨后疼痛或高位上腹部疼痛，常发生于进食或饮水时，卧位时加重。疼痛可放射到肩胛间区、右侧胸部或向上放射至肩部和颈部。其他症状还包括吞咽困难、恶心、呕吐、嗳气、体重下降、反酸、烧心等。常见并发症为上消化道出血，还可以因食管狭窄而引起梗阻以及穿孔。

2.巨大溃疡

巨大溃疡一般是指胃溃疡的长径>2.5~3.0cm或十二指肠溃疡的长径在2.0cm以上。通常与非甾体抗炎药的应用有关,但也见于终末期肾衰竭、克罗恩病、移植和滥用苯丙胺(安非他命)的患者。临床上常认为巨大胃溃疡恶性的可能性较大。巨大溃疡愈合缓慢,更容易发生并发症,包括严重的出血、穿孔和频繁复发。

3.十二指肠球后溃疡

十二指肠溃疡通常位于距幽门数厘米的十二指肠球部。十二指肠球后溃疡较少见,可能提示存在激素介导的胃酸高分泌。十二指肠球后溃疡主要见于男性,2/3患者临床表现类似球部溃疡,有时溃疡影响到十二指肠乳头可以出现黄疸。因其解剖位置特殊,出现并发症的机会非常高,发生大出血的概率约3倍于球部溃疡,2倍于胃溃疡。球后溃疡较少发生急性穿孔。

4.吻合口溃疡

吻合口溃疡有与溃疡病手术前相似的症状,腹痛为其主要的症状,多呈发作性中上腹痛或左上腹痛,疼痛性质多为隐痛、烧灼样、钝痛等,常出现夜间痛,可放射至背部,疼痛程度多较原来加剧。进食或制酸药能缓解。可伴有食欲缺乏、恶心、呕吐或体重减轻。并发症的出现以上消化道出血多见,程度轻重不等。

5.Meckel憩室溃疡

Meckel憩室溃疡是发生在Meckel憩室的异位胃黏膜上的溃疡。常发生于3岁以内的幼儿,成人较少见,常无症状,也可以有腹痛、腹部不适等。其最常见的并发症是消化道出血。对于有症状的Meckel憩室溃疡尤其是伴有出血等并发症时,手术切除Meckel憩室是最有效的手段。

6.无症状型溃疡病

无症状型溃疡病是指无上腹部疼痛等临床表现,因其他疾病做胃镜或X线钡餐检查时偶然发现,或当发生出血或穿孔等并发症时甚至于尸解时才被发现有溃疡的存在。其确切的发病率不详。无症状型溃疡在老年人明显多见,与服用NSAID有关,也可因合并感染、肺气肿、肝硬化等疾病掩盖溃疡病的表现。以十二指肠球溃疡为多,一般病灶长径在1cm以内。由于不能及早发现进行及时和有效的治疗,发生大出血和穿孔的风险明显增高,因此,其手术机会和病死率也相应升高。

7.难治性溃疡

难治性溃疡是指PPI治疗后8周不愈合的十二指肠溃疡和12周不愈合的胃溃疡。确诊该病前,需注意患者的治疗是否充分,患者是否吸烟,患者是否使用NSAID,是否存在胃酸分泌过高,是否存在慢性活动性胃炎或合并胃癌。此外,慢性应激和/或慢性全身疾病也会影响溃疡的愈合。

8.小儿消化性溃疡

小儿消化性溃疡的诊断较成人困难得多,主要是症状不典型,X线钡餐造影检出率低,胃镜检查不易被接受。不同年龄段的小儿的临床表现不同。临床特点包括反复的上腹或脐周痛,反复呕吐伴食欲减退及体重不增,不明原因呕血、便血或黑便,不明原因的贫血,有溃疡病家族史、有服用糖皮质激素或阿司匹林用药史等。

9.老年消化性溃疡

老年消化性溃疡病是人群中的常见病及多发病。患者常缺乏典型的上腹痛症状,以溃疡病的并发症为首发症状而就诊。临床症状的缺乏与服用一些止痛药物相关,也与老年人感觉及反应迟钝有关。由于高位溃疡较多,部分患者的疼痛可放射到背部、肩部。溃疡发生的部位以胃溃疡居多,且有由胃的远端向近端移位的趋势。较中青年人而言,老年溃疡出血的发生率增高,而幽门梗阻的发生率无明显差异。上消化道穿孔是老年溃疡病的第二位并发症。

八、治疗

消化性溃疡一旦确诊后,要采取正确有效的治疗方法。包括内科药物治疗、外科治疗和并发症的治疗等。治疗目的在于:①缓解临床症状;②促进溃疡愈合;③防止溃疡复发;④减少并发症。

(一)药物治疗

1.制酸药物

制酸药与胃内盐酸作用形成盐和水,使胃酸降低。种类繁多,有碳酸氢钠、碳酸钙、氧化镁、氢氧化铝、三硅酸镁等。其治疗作用在于:①结合和中和 H^+,从而减少 H^+ 向胃黏膜的反弥散,同时也可减少进入十二指肠的胃酸;②提高胃液的 pH,降低胃蛋白酶的活性。制酸药分为可溶性和不溶性两大类,碳酸氢钠属于可溶性,其他属于不溶性。前者起效快,但长期和大量应用时,不良反应较大。含钙、铋、铝的制酸剂可致便秘,镁制剂可致腹泻,常将两种或多种制酸药制成复合剂,以抵消其不良反应。目前制酸药物主要用来改善患者消化不良症状,并非治疗溃疡病的一线药物。

2.抑酸药物

H_2RA 可以竞争性抑制组胺,抑制其促进胃酸分泌的作用,降低基础、夜间、进食后胃酸分泌。口服容易吸收,不会被食物影响,口服 1~3 小时后可达到峰浓度,且可透过血-脑屏障和胎盘。H_2RA 通过肾脏排出和肝脏代谢,因此,当肌酐清除率低于 50mL/min 时需要减量。透析不能清除 H_2RA,所以透析的患者不用调整其用量,除非伴有慢性肾病。H_2RA 易发生耐受,机制尚不明确。

PPI 主要发挥作用于胃酸分泌的最后一步,壁细胞分泌膜内质子泵驱动细胞 H^+ 与小管内 K^+ 交换,质子泵即 H^+-K^+-ATP 酶。PPI 药物需要胃酸的启动才能发挥对质子泵的抑制作用,但是该药物同时也是酸依赖化合物,要通过肠衣或者制酸药物防止被胃酸降解。口服肠衣保护的 PPI 需要 2~5 小时达到血液峰浓度。PPI 主要通过肝微粒体中代谢酶 CYP2C19 完成代谢,不同 PPI 与 CYP2C19 的结合力不同,兰索拉唑最强,泮托拉唑及雷贝拉唑较弱。所以雷贝拉唑受 CYP2C19 基因的影响小,而兰索拉唑明显受 CYP2C19 基因多态性的影响大。沃诺拉赞作为钾离子竞争性酸阻断剂,可以离子键的形式与 H^+-K^+-ATP 酶可逆性结合。其在酸环境中的稳定性优于 PPI,不需要制成肠溶制剂,能在胃分泌小管的酸性环境中持续抑制胃酸分泌。其半衰期最长可达 9 小时,且不受 CYP2C19 的影响。因为 CYP2C19 其具有遗传多样性,所以不同患者对于对质子泵抑制剂的治疗反应不同。PPI 很少发生耐受,且具有良好的安全性。但是,现有证据表明 PPI 也有极低的风险引起骨质疏松、骨折、低镁血症、胃息肉、肠感染等。此外,PPI 通过改变胃内 pH 可以影响少数药物的吸收。抗真菌感染时,最好换用酮康唑以外的其他药物。使用地高辛时,最好检测血药浓度。当前的共识认为,接受氯吡格雷＋阿司匹林治疗的患者应该服用 PPI 预防消化道出血,氯吡格雷主要通过肝微粒体 CYP450 代谢后才能发挥抑制血小板聚集的作用,CYP2C19 作为 CYP450 的同工酶对氯吡格雷生物的活性转化过程起决定性作用。PPI 在与氯吡格雷合用时,竞争 CYP2C19 结合位点,故而影响了氯吡格雷的活化,最终导致其对于血小板聚集的抑制作用下降。所以,在氯吡格雷与 PP I 类药物合用时,应尽可能选择对 CYP2C19 影响小的 PPI。

3.黏膜保护剂

胃黏膜保护剂可分为外源覆盖型胃黏膜保护剂和内源修复型胃黏膜,也可分为铋剂、铝剂、萜衍生物、抗氧自由基类和前列腺素类。具体药物包括胶体果胶铋、硫糖铝类、铝碳酸镁、依卡倍特钠、瑞巴帕特、米索前列醇等。黏膜保护剂种类繁多,需根据患者的个体差异,也可选择不同的黏膜保护剂。

硫糖铝是硫酸化蔗糖和铝盐组成的复杂化合物,当暴露于胃酸时,硫酸盐通过静电与损伤组织的带电蛋白结合。硫糖铝和 H_2RA 在治疗十二指肠溃疡时同样有效。由于其可溶性差,少于 5% 的硫糖铝会被吸收,大多数药物通过粪便排出。

铋剂可以与黏膜形成化合物,增加前列腺素合成,促进碳酸氢盐的分泌,从而起到保护黏膜的作用。铋剂不易被吸收,会通过粪便排出,由于肠道细菌将铋盐转换为铋剂硫化物,所以粪便呈现黑色,需要 3 个月或者更长时间才能排泄干净。铋剂虽然安全,但长期大量使用铋剂可能有潜在的神经毒性,尤其是对于慢性肾病患者。

米索前列醇是前列腺素 E_1 的类似物,被用于治疗非甾体抗炎药物引起的消化性溃疡。该药物可以加强黏膜的防御屏障,同时可以抑制胃酸分泌。服用 30 分钟后即可达到峰浓度,半衰期为 1.5 小时。主要不良反应是与剂量相关的腹泻,见于高达 30% 的使用者。此外,由于可以舒张子宫平滑肌,所以该药禁用于妊娠妇女。

(二)内镜治疗

内镜治疗主要用于消化性溃疡出血。2015 年日本胃肠病学会(JSGE)发布的消化性溃疡循证临床实践指南修订版中:在初步止血和再出血方面,内镜治疗优于单纯药物治疗,可减少手术次数以及病死率;内镜下止血主要适用于活动性出血和溃疡面可见裸露血管的患者;对于出血风险高的患者,应再次行内镜检查明确止血是否成功;对于消化性溃疡出血内镜治疗后强烈推荐抗酸药物治疗。目前常用的胃镜下止血方式有局部喷洒去甲肾上腺素、局部注射肾上腺素及卡络磺钠、电凝灼烧止血、放置金属钛夹等。

(三)外科手术治疗

当出现内镜下止血失败、复发出血、严重穿孔、幽门或者十二指肠梗阻时,应及时外科手术治疗。

（四）H.pylori 相关溃疡的治疗

根除 H.pylori 不仅有助于治疗消化性溃疡,也对溃疡复发和并发症起预防作用。80%~90%十二指肠溃疡患者伴有 H.pylori 感染,因此,消化性溃疡患者有必要检查是否伴有 H.pylori 感染。胃镜下确诊为十二指肠溃疡的患者,应活检进行 H.pylori 检查。2 周根除 H.pylori 治疗对于治愈十二指肠溃疡有效,不需要额外抑制胃酸分泌的治疗。单纯十二指肠溃疡患者,在根除 H.pylori 治疗后不推荐进行胃镜复查。可以通过呼气实验和粪便抗原检测来确定 H.pylori 是否根除。

《第五次全国幽门螺杆菌感染处理共识报告》指出,目前我国患者对克拉霉素、甲硝唑、左氧氟沙星耐药率呈上升趋势,而对阿莫西林、四环素、呋喃唑酮的耐药率仍很低。目前推荐铋剂四联(PPI＋铋剂＋2 种抗生素)作为主要的经验性根除 H.pylori 治疗方案,疗程推荐为 14 天。除含左氧氟沙星的方案不作为初次治疗方案外,根除方案不分一线、二线,应尽可能将疗效高的方案用于初次治疗。初次治疗失败后,再次根除时避免应用相同的抗生素,可在其余方案中选择一种方案进行补救治疗。

（五）NSAID 相关溃疡的治疗

对于可以停止使用 NSAID 的患者,停药后使用 H_2RA 或者 PPI 进行治疗。对于必须长期服用 NSAID 的溃疡患者,PPI 比 H_2RA 和米索前列醇更加有效。Maastricht V 共识指出,NSAID 的使用可增加 H.pylori 患者溃疡病的风险,但 H.pylori 感染对服用低剂量阿司匹林患者发生消化性溃疡及出血的作用尚有争议。

（六）复发性溃疡的治疗

大多数消化性溃疡可以在 8 周抑酸治疗后治愈,但有一小部分患者还会在常规治疗后出现复发。症状持续或者加重提示可能存在溃疡复发,一部分患者无症状只是在内镜检查时发现溃疡复发。若患者的溃疡无法治愈应该思考以下问题:

(1)患者依从性。

(2)溃疡是否累及胰腺、肝脏或者其他器官?

(3)是否存在 H.pylori 感染? 如果存在 H.pylori 感染,应该进行根除治疗。如果已经完成根除 H.pylori 治疗,应该进行检查确定 H.pylori 是否被清除。H.pytori 感染检查的错误结果也应该被考虑。

(4)患者是否仍在服用 NSAID? 仔细询问患者病史,是否有隐匿用药情况。如果可能尽量停止使用 NSAID。

(5)患者是否吸烟? 尽量劝患者戒烟。

(6)溃疡治疗持续时间是否足够? 大溃疡较小溃疡需要更长的治疗时间。巨大溃疡不应该被考虑为复发,除非持续治疗 12 周后,溃疡依然存在。

(7)是否有证据表明存在胃酸高分泌的情况? 胃肿瘤家族史、慢性腹泻、甲状腺功能亢进引起的高钙血症、十二指肠球后溃疡或者空肠近段溃疡均提示卓-艾综合征的存在。

(8)是否为消化性溃疡? 消化性溃疡还需与胃癌、淋巴瘤、克罗恩病、结核病、巨细胞病毒感染等继发的上消化道溃疡相鉴别。

九、预后

消化性溃疡的复发与溃疡愈合质量有关。评价溃疡愈合质量主要通过内镜下成熟度、组织学成熟度和功能成熟度。普通内镜检查难以分辨其愈合质量,但应用色素内镜和超声内镜检查可鉴别。在色素内镜下,高愈合质量表现为平坦型,低愈合质量表现为结节型。在超声内镜下,高愈合质量表现为黏膜肌层深部无低回声区,低愈合质量表现为黏膜肌层深部有低回声区。对于组织学成熟度,通过黏膜层厚度、上皮细胞/结缔组织比值、上皮细胞/腺体宽度比值、腺体密度与形态及新生血管数量等几个方面进行评价。若溃疡愈合处的愈合瘢痕较厚、黏膜腺体多、结构佳、血管网丰富、结缔组织少,为愈合质量高;反之,则溃疡愈合品质差。对于功能性成熟度,通过测定黏膜的微循环状况、糖蛋白含量、黏液分泌情况、前列腺素水平、生长因子及其受体的表达情况等,评价溃疡愈合后的黏膜功能成熟度。目前溃疡愈合质量主要通过内镜下大体表面肉眼观察来评估,但有研究发现溃疡愈合后主要的区别在于上皮下层的愈合,溃疡愈合后常伴有该区域黏膜变薄、结缔组织增多、胃腺细胞退化、微血管减少,影响局部的氧气及营养供应,进而影响溃疡的愈合,所以溃疡愈合质量取决于上皮下层的愈合而不是愈合速度。另外,平坦型溃疡比非平坦型溃疡的复发率低。若溃疡愈合质量高,其溃疡边缘黏膜表皮生长因子、血管内皮生长因子表达量高。

有效的药物治疗溃疡愈合率可达 95%。消化性溃疡死亡患者中,老年人占了绝大多数,主要原因是大出血和急性穿孔,其病死率<1%。对于发生消化性溃疡大出血的患者,老龄、合并其他疾病、男性、严重贫血和吸烟将使病死率升高。有研究发现,对于消化性溃疡出血后由于心血管疾病等原因仍需服用抗凝药物的患者,消化性溃疡再出血风险增高 2 倍多,死亡或者发生急性心血管疾病的患者风险增高 5 倍多。另外,氯吡格雷被广泛用于预防和治疗卒中和心肌梗死,有研究发现氯吡格雷会抑制溃疡愈合过程中血管的生成。所以,临床医师应该全面谨慎地评估患者病情,给出合理建议使用抗凝、抗血小板药物。此外,对患者进行疾病认知教育,让患者充分认识消化性溃疡,可以有效提高疾病的治愈率,降低复发率。

10%~20%消化性溃疡病患者会出现并发症。其中,2%~14%的患者会发生溃疡穿孔,消化性溃疡穿孔有着高发病率和病死率,穿孔患者的终生患病率为 5%。消化性溃疡穿孔的病死率为 1.3%~20.0%,其 30 天和 90 天病死率分别为 20%和 30%。消化性溃疡出血也是患者住院治疗的常见原因,其 30 天病死率为 11%。一项来自韩国的研究对胃溃疡患者进行内镜随访后发现,2.5%的患者仅活检标本提示存在癌变,而 1.5%的患者内镜下发现恶性溃疡且活检后证实存在异型增生。

十、预防

对合并 H.pylori 感染者,应行根除治疗。对不能停用 NSAID 和阿司匹林药物者,长期使用 PPI 预防溃疡复发的效果显著优于 H_2RA。从药理机制上讲,选择性 COX-2 抑制剂可避免 NSAID 和阿司匹林对 COX 非选择性抑制,减少消化道黏膜损伤的发生,但研究表明仍有

1％～3％高危人群使用选择性 COX-2 抑制剂发生溃疡,因此,对此类患者仍建议同时使用 PPI 维持治疗。

文化程度较低、饮食不规律、吸烟、饮酒、使用非甾体抗炎药、合并抑郁症等的老年患者消化性溃疡的发生率较高。关于老年人消化性溃疡的预防,应做到以下几点:①应对老年人进行相关知识的宣传教育,使之了解病因及诱发因素,了解该病的主要临床表现及并发症等;②对于有烟酒等不良嗜好的老年患者,应积极说明其对健康的危害,劝导戒烟、限酒;③加强饮食指导:使患者了解饮食不规律对胃肠黏膜的损伤,指导少食辛辣、酸冷等刺激性食物,避免暴饮暴食;④指导用药:尽量避免使用非甾体抗炎药物,如需使用,则应选择不良反应较轻微的 COX-2 特异抑制剂,并同时给予胃黏膜保护剂,且于餐后服用;⑤防治 H.pylori 感染:使患者了解 H.pylori 传播途径,养成良好的卫生习惯,在根治 H.pylori 感染的治疗中,选用抗菌药物与制酸剂联合应用,遵医嘱坚持疗程,及时随诊,以防复发。

第四节　胃癌

一、流行病学

胃癌的发病率在过去半个世纪中有明显下降,但全球范围内目前仍位于肿瘤发病的第 5 位,肿瘤相关死亡位于第 3 位。尤其在东亚、拉丁美洲和东欧地区,胃癌仍处于高发病率地区。胃癌发病率的下降与卫生条件的改善、食物贮存条件的改善以及一些高危因素如幽门螺杆菌(H.pylori)的预防和根除有明确关系。在 20 世纪 70 年代前,胃癌位于肿瘤发病率和相关病死率之首,1975 年后,胃癌的发病率较前有所下降,低于肺癌。从 1980—2011 年,胃癌在全球范围内的病死率明显下降,尤其以日本、韩国、欧盟国家和俄罗斯下降最为明显。2012 年,全球胃癌发病率为 12.1/10 万,60 岁以上人群中男性是女性的 2 倍。尽管胃癌发病率有明显下降,但全球范围内胃癌的 5 年生存率仍较低。我国疾病预防控制中心数据显示,胃癌在 1992 年前位居恶性肿瘤病死率之首,2004 年之后位于第 3 位,病死率由原先的 25.16/10 万下降至 24.71/10 万,但 2012 年世界卫生组织数据显示我国胃癌新发病例和死亡病例分别约占全球总数的 42.6％和 45.0％。据国家癌症中心报告,2015 年我国新发胃癌 67.91 万例,死亡 49.80 万例,其发病率和病死率均高居恶性肿瘤的第 2 位,可见目前胃癌的诊治和预防仍是我国肿瘤诊治和预防的重点。

1962 年日本学者首次提出早期胃癌(EGC)的概念,目前 EGC 定义为局限于黏膜及黏膜下层的癌,无论是否有淋巴结转移。早期胃癌相比进展期胃癌,其预后良好,5 年生存率可达 90％。胃癌的早诊早治对于改善患者预后,提高患者生活质量,节约国家卫生资源意义重大。近年来,随着内镜技术突飞猛进的发展和进步,早期胃癌在诊断和治疗方面也取得了令人长足的进步。肠型胃腺癌是 EGC 主要类型,其进展经过一系列的病理组织学阶段,从正常黏膜到慢性胃炎、多灶性萎缩性胃炎、肠上皮化生,直至最终的异型增生和腺癌。基础病因是

H.pylori感染,同时受宿主反应性、饮食和其他环境因素的调节。在日本,由于筛查项目的引入,EGC 的发现率明显上升,占胃腺癌的 57％,韩国占 25％～30％,而西方国家则占 15％～21％。EGC 的人口学资料日本和西方之间无明显差异,均为男性较为多见,诊断时平均年龄为 60 岁。

二、病因与危险因素

胃癌按照 Lauren 分型分为肠型胃癌和弥漫性胃癌。肠型胃癌与慢性萎缩性胃炎、肠化生的发生有关,此型胃癌的发生与环境、饮食及某些高危因素有一定的关系,是胃癌高发地区最常见的类型,近年来随着对其高危因素认识的增加以及有效的控制,此型胃癌的发生率有一定的下降趋势。弥漫性胃癌则无胃黏膜萎缩的背景,与基因改变有一定关系,低分化腺癌和印戒细胞癌属于此型;多见于年轻女性,易出现淋巴结转移和远处转移,预后较差。提高对胃癌病因及危险因素的认识,有助于预防胃癌的发生。常见的危险因素包括:

(一)饮食因素

饮食结构中经常食用高盐、腌制、辛辣、烟熏肉类、热茶、剩饭菜、缺乏维生素 C、缺乏足够的新鲜蔬菜和水果、高油脂饮食、加工食品等均可增加胃癌的发生率。以上饮食因素可能会导致胃黏膜出现 DNA 合成、细胞增殖的异常。在英国 24％的胃癌每日摄入食盐量超过 6g,韩国的研究显示高食盐摄入量使得胃癌的风险增加 22％。烟熏食物、加工食品等增加胃癌发生的风险,可能与在食物加工过程中,产生杂环胺、N-亚硝基化合物和多环芳烃等致癌物有关。

(二)吸烟和饮酒

吸烟人群与不吸烟者相比,胃癌发生的风险为 1.39 倍。每日大量饮酒则可能导致机体对酒精代谢产物的慢性炎症反应,胃黏膜屏障出现问题,则可能导致亚硝酸盐的摄入增加,从而增加胃癌的发生率。

(三)幽门螺杆菌

1982 年 Marshal 和 Warren 发现幽门螺杆菌,之后 H.pylori 与胃癌之间的关系一直是研究的热点。1994 年 H.pylori 被世界卫生组织认定为Ⅰ类致癌因子,感染者中 1％～3％可能发展为胃癌。Correa 教授提出的肠型胃癌发生模式(从正常胃黏膜、非萎缩性胃炎、萎缩性胃炎、肠化生、异型增生逐步发展至胃癌)与 H.pylori 感染有密切关系。从大规模临床人群研究已证实,H.pylori 感染在胃黏膜萎缩、肠化生和异型增生的发生和发展中也起重要作用;根除 H.pylori 可改善胃黏膜炎症,阻止或延缓胃黏膜萎缩、肠化生的发生和发展,并能部分逆转萎缩。2015 年法国 Plummer 等研究,通过更新归因分数(AF)评估 H.pylori 对全球癌症造成的负担,发现 H.pylori 感染形成的非贲门胃癌从所有癌症总数的 5.2％上升到 6.2％。韩国 Kwak 等在近期的一项研究中筛选出 1833 例充分评估的胃腺癌患者,其过去感染 H.pytor 和近期感染 H.pylori 患者分别占 75.2％、22.5％,而没有 H.pylori 感染的患者仅占 2.3％。以上结果充分表明,大多数胃癌均与 H.pylori 感染有关,并具有潜伏性,应引起重视。

根除 H.pylori 可改变胃黏膜上皮细胞增殖失衡和凋亡的近状,根除 H.pylori 能够有效预防溃疡及胃癌发生,至今多项研究及相关的 Meta 分析均支持了这一观点。北京大学第三医院消化科林三仁和周丽雅教授通过山东胃癌高发区开展 1006 例大规模幽门螺杆菌与胃癌的人群干预试验,分别在干预后第 1 年、5 年、8 年和 10 年进行人群追踪及内镜随访,结果显示 H.pylori 感染与胃癌有高度相关性,10 年追踪结果证实根除 H.pylori 可以使绝大多数胃黏膜的炎症减轻,以活动性炎症减轻最为明显($P < 0.001$),胃体部萎缩的增长显著减慢($P = 0.001$),明显延缓体部萎缩的发生,提示根除 H.pylori 在预防胃癌的发生中的重要作用,且与胃癌发生前的根除时间无关。综上所述,根除 H.pylori 应作为肠型胃癌的一级预防措施。

2003 年 Wong 等报道的在我国进行的一项前瞻性、随机、安慰剂对照研究表明,对于一组胃癌高危人群进行 H.pylori 进行根除治疗并不能使患者受益(即不能降低胃癌的发生率),但是对于在研究开始时并没有癌前疾病的这一亚组患者,进行 H.pylorf 根除治疗后,胃癌的发生率明显降低。Susumu 等对 1342 名消化性溃疡的患者进行根除 H.pylori 治疗的前瞻性研究显示,在根除 H.pylori 之前用内镜进行溃疡、黏膜情况以及 H.pylori 感染的评估,随访 9.5 年(平均随访时间 3.9 年),在根除组有 9 名患者发展成胃癌(9/953,0.94%),未根除组有 4 名患者(4/178,2.2%,P = 0.04),并且胃癌发生与黏膜萎缩情况相关,随着黏膜萎缩程度的加重,胃癌发生率增加(P = 0.01),因此,建议在形成严重的萎缩之前进行根除 H.pylori 能更好地预防胃癌的发生。

早期胃癌行内镜治疗后,对 H.pylori 阳性患者进行根除,也可以有效预防胃癌的复发。Uemura 等 1997 年的一项非随机对照研究,对 132 例胃早癌患者行内镜下黏膜切除术,进行 2 年的随访,复查胃镜时发现,65 例根除 H.pylori 治疗组中无一例发生胃癌,但是在未根除治疗组的 67 例中,有 6 例发生了胃癌。Fukase 等 2008 年发表在 Lancet 上的一项多中心、开放对列、随机对照研究,共纳入 544 例胃早癌患者,所有人均接受内镜胃癌黏膜切除治疗,术后随机分为两组,每组均为 272 人,其中一组接受根除 H.pylori 治疗,另一组作为对照,并于研究开始后 6 个月、12 个月、24 个月及 36 个月分别进行内镜检查,在胃的其他部位发现新生肿瘤后即中止观察,3 年随访结束时,在根除治疗组共有 9 例出现胃癌,而对照组(非根除治疗组)有 24 例发生了胃癌。这两项较大规模的研究均提示,在行胃早癌内镜下治疗后,予以根除 H.pylori治疗可以减少胃癌的再次发生。

(四)其他

体重过重与胃癌患病风险增加有关。体重过重($BMI \geqslant 25kg/m^2$)与胃癌的患病风险增加相关。随 BMI 的数值增加,患癌风险增加。EB 病毒(EBV)感染与许多恶性肿瘤(尤其是鼻咽癌)有关。后来有研究发现,EBV 在胃癌肿瘤细胞中存在 EBV 感染的证据。目前据估计全世界 5%～10% 的胃癌与 EBV 感染相关。EBV 相关性胃癌多见于男性,好发于贲门部或术后残风险增加,在手术后 10 年风险明显增加,15～20 年达到最高。胃癌不同的手术方式,术后患癌风险不同,与 Billroth Ⅰ 术式(胃十二指肠吻合术)相比,Billroth Ⅱ 术式(胃空肠吻合术)后胃癌的风险更高。风险增加的确切原因尚不明确,可能与碱性胆汁和胰液的反流有关。另外,A 型血的人胃癌危险度高于其他血型 20%～30%,患肠化生和异型增生的比例也高于其他血型。某些职业暴露如煤矿、石棉、橡胶行业工人中胃癌相对高发。

(五)慢性胃疾病

与胃癌相关的慢性胃疾病主要包括慢性萎缩性胃炎和胃溃疡两大类。肠型胃癌的发生发展遵循 Correa 模型,即从慢性胃炎进展到慢性萎缩性胃炎,然后进展到肠上皮化生,再到异型增生,最终发展为腺癌。腺上皮进行性萎缩,伴壁细胞和主细胞的缺失。胃黏膜正常外分泌腺的减少会导致胃酸过少,胃内微生物定植增加,其中一些微生物含有硝酸还原酶,能进行具有基因毒性的亚硝化作用,从而增加了胃癌的发生率。肠上皮化生则是指泌酸腺或胃窦黏膜的表面上皮、小凹上皮和腺上皮被肠上皮取代,与局灶或胃窦分布为主的肠化生患者相比,累及从贲门至幽门的胃小弯或整个胃的广泛肠化生患者发生胃癌的风险最高。而另一类自身免疫性慢性萎缩性胃炎,则与血清中壁细胞和内因子的抗体水平升高紧密相关。免疫介导的壁细胞数量减少可导致严重胃酸过少和内因子生成不足,从而导致维生素 B_{12} 吸收不良和恶性贫血。良性胃溃疡和胃癌之间的相关性则可能与共同的危险因素 H.pylori 感染有关。进展为胃癌的胃溃疡患者更可能存在持续性 H.pylori 感染(HR=3.4)。消化性溃疡病患者若存在持续性 H.pylori 感染、基线胃黏膜萎缩分级较高和年龄较大,则胃癌的患病风险显著增加。

(六)宿主基因因素

人白细胞介素 1β(IL-1β)基因是可影响 H.pylori 感染临床结局的最重要的宿主基因,该基因具有很强的促炎性,且 H.pylori 感染可上调该基因,而且该基因具有极强的促炎性。IL-1β基因(IL-1β-511 * T 的携带者)和 IL-1 受体拮抗剂基因(IL-1RN * 2/ * 2)的多态性与胃癌患病风险的增加有关。亚甲基四氢叶酸(MTHF)还原酶的多态性与胃癌相关。IFNGR1基因编码干扰素-γ(IFN-γ)受体链 1 与胃癌的发生有关。IFNGR1 基因测序显示,56C>T、H318P 和 L450P 变异与 H.pylori 抗体浓度高有关。该变异在非洲裔中比在白人中更普遍。这些结果表明,IFN-γ 信号传递在人类 H.pylori 感染中的重要作用,并可能部分解释了为什么H.pylori 感染在非洲非常普遍,但致病性较低。

三、发病机制与假说

(一)肠型胃癌

正如危险因素中所述,H.pylori 与肠型胃癌的相关性以及在肠型胃癌中的致病作用已经广泛证实,但患者在感染 H.pylori 后,推动病变沿癌前病变级联反应进展并最终发展为浸润癌的分子学事件仍处于未知状态。可能存在以下假说或机制:

1.基因变异的序贯累积

多阶段癌前病变级联反应代表了一种癌变模型,该模型与用于描述结直肠癌(CRC)的腺瘤-癌顺序相似。关于结直肠癌发生机制的"Vogelstein"模型已非常成熟,该模型将病变从腺瘤至癌的进展与序贯发生的特定的分子遗传学改变和表观遗传学改变相结合。但在肠型胃癌的发生、发展过程中,则不能完全复制结直肠癌腺瘤—痛的顺序模型。文献中描述在癌前/癌变级联反应的不同阶段存在很多基因改变,但这些改变通常并不按照一定的顺序出现。某些改变发生于早期癌前病变,但在级别更高的病变中却不存在。上述提示肠型胃癌的发病机制更为复杂,所参与的基因网络错综交错,可能涉及细胞癌变的各个阶段和各种参与癌变的基因,如癌基因、抑癌基因、表观遗传学、细胞周期调控、生长因子等,而这些异常与 H.pylori 感染之间的关系尚不清楚。癌基因参与了胃癌发生的不同阶段,存在几种癌基因的过度表达,但没有任何一种癌基因已被研究一致证实出现于任何一个特定阶段。例如：K-ras 突变存在于浸润癌、异型增生和肠上皮化生中。19％的肠型胃癌和 39％的弥漫型胃癌中，编码干细胞生长因子受体的 c-met 癌基因的表达增多，表明该癌基因参与了胃癌的发生。体外实验发现，产生 CagA 的强毒力 H.pylori菌株可调节 c-Met 受体信号转导通路。约 50％的肠型胃癌存在抑癌基因的变化，包括 TP53、TP73、结肠腺瘤性息肉病基因（APC）、三叶因子家族基因（TFF）、结肠癌缺失基因（DCC），以及脆性组氨酸三联体基因（FHIT）。P53 基因是胃癌中最常见的遗传改变，发生于超过 60％的浸润癌中，但这些异常还可见于 H.pylori 感染相关的慢性胃炎、肠上皮化生和异型增生，但 H.pylori 感染后如何导致 P53 基因出现变化，以及后续的分子生物学机制尚不明确。表观遗传学的改变（如基因启动子的 DNA 甲基化）可使某些基因的表达沉默，包括肠型胃癌中的 E 钙黏着蛋白基因 CDH1。启动子甲基化的异常可能与 H.pylori 感染密切相关，甲基化程度越高，发展为浸润癌的风险越大。另外，甲基化的异常随正常老龄化而增加，也可见于某些非恶性疾病（如慢性感染）。患多种癌的患者中，甲基化的异常也更常见。这些结果提示甲基化异常可能是肿瘤发生的先兆。遗传学异常的序贯累积可能最终导致胃癌的肿瘤表型。

2.β-连环蛋白/Wnt 信号

另一种肿瘤形成的假说是认为肿瘤的发展和侵袭是通过肿瘤的微环境进行调节的。肿瘤进展均以肿瘤侵袭性前沿细胞暂时丧失细胞分化（上皮-间质转化）为特点。一旦完成上述过程，侵袭性细胞会从间质细胞再分化为上皮细胞表型。在侵袭性前缘细胞和肿瘤中心细胞中发现了 β-连环蛋白的表达方式不同。β-连环蛋白是 Wnt 信号通路中的一个重要成分，后者在胚胎发育过程中调节形态发生。β-连环蛋白突变，Wnt 通路激活。当 Wnt 通路中的某种成分存在激活突变，将导致 β-连环蛋白失去调控。最终结果是 β-连环蛋白在胞质内堆积、核移位以及靶基因的转录被 β-连环蛋白/T 细胞因子（TCF）复合体组成性激活。可被 β-连环蛋白/TCF 复合体激活转录的靶基因，包括可刺激细胞增殖、血管生成、肿瘤侵袭及转移的基因。因此，有人提出胃癌的发生过程涉及一个初始的去分化期（胃萎缩），之后是异常再分化（肠 E 皮化生），该过程是由 H.pylori（尤其是携带 CagA 的菌株）感染对 β-连环蛋白的效应介导的。

3.骨髓来源的迁徙性细胞

如前所述，胃上皮细胞可获得类似肠上皮的异常表型。有人推测，这些异常细胞来源于位于胃腺体峡部的胃干细胞，胃腺体峡部是在正常胃黏膜内唯一发生复制的区域。这些异常细胞可能并非来源于胃上皮本身，而是来源于骨髓来源的细胞（BMDC），当存在 H.pylori 时，这些细胞被引导至胃黏膜并分化为胃上皮细胞。这种假说可能为胃癌的发病机制研究提供了新的思路。

（二）弥漫型胃癌

在组织学上，弥漫型胃癌可见相互分离的肿瘤细胞侵入周围组织，无腺体形成。当细胞内存在大量黏蛋白时，可将单个细胞的细胞核挤向一侧，形成所谓的"印戒细胞癌"。与其他类型的胃癌相比，印戒细胞癌的组织学类型似乎是预后更差的一个独立预测因素。但某些研究表明，印戒细胞癌的组织学类型与起病时病情分期更晚有关，但在校正了分期之后，印戒细胞癌并不意味着预后更差。弥漫型胃癌的分子学异常很明显，即缺乏细胞间黏附。多数是由于细胞黏附蛋白 E-钙黏着蛋白的表达缺失导致的。E-钙黏着蛋白基因(CDH1)编码一个跨膜的同源二聚体细胞黏附蛋白。其胞质侧的末端与连环蛋白结合,类似于细胞与细胞间的黏附复合体。CDH1 基因位于染色体 16q22.1,该基因的生殖系截短突变最早是从新西兰的 3 个易患弥漫型胃癌的毛利人家族中发现的。随后在世界范围内的很多其他家系中,均发现了该基因的生殖系突变。这些突变并不集中在某个热点上,而是均匀分布于该基因的几个不同的外显子中。导致 E-钙黏着蛋白基因的第二个等位基因失活的诱因及分子机制多种多样,包括启动子高甲基化、突变以及杂合性丢失。遗传性弥漫型胃癌(HDGC)的遗传模式为常染色体显性遗传,多在早年发病,且多为多灶性,位于完整的黏膜层之下。由于很难早期发现,发现时为时已晚,因此对于有 HDGC 家族史且证实携带 CDH1 生殖系突变的患者,适合进行预防性胃切除术。

　　CDH1 基因的异常也与散发性弥漫型(以及肠型)胃癌有关。在散发性弥漫型胃癌中,CDH1 基因体细胞突变的检出率为 40%～83%,也有启动子高甲基化的报道。一项分析纳入了 174 例散发性胃癌,结果发现在 34% 的弥漫型胃癌和 26% 的肠型胃癌中存在 CDH1 基因的改变,既包括结构性改变(如突变或杂合性缺失),也包括表观遗传学改变。该分析发现,在 19 例 HDGC 患者中不存在该基因的结构性改变,但 53% 存在表观遗传学甲基化异常。

四、病理

1.Lauren 分类

1965 年 Lauren 根据 1344 例外科手术标本的组织结构和组织化学的研究,提出把胃癌分为"肠型"和"弥漫型"两大类。肠型胃癌多见于老年人,男性更多,手术预后佳,常伴有广泛萎缩性胃炎,组织结构上表现为有纹状缘的柱状细胞,杯状细胞。弥漫型胃癌则多见于青壮年、女性,预后较差,多数无萎缩性胃炎,组织学上表现为黏附力差的小圆形细胞单个分散在胃壁内,如果含有黏液则呈印戒细胞样。胃癌高发区肠型胃癌高于弥漫型胃癌,而低发区两者则比例类似。近年来胃癌发病率下降的国家,主要是肠型胃癌发生率下降。

2.WHO 分类

将胃癌的组织学分为腺癌、肠型、弥漫型、乳头状腺癌、管状腺癌、黏液腺癌、印戒细胞癌、腺鳞癌、鳞状细胞癌、小细胞癌、未分化癌。临床最常见的病理类型为腺癌,胃的腺癌可分为两种不同的类型,即肠型(分化良好)与弥漫型(未分化),两者在形态学表现、流行病学、发病机制及遗传学特征等方面均不同。形态学差异主要在于细胞间黏附分子,在肠型胃癌中保留完好,而在弥漫型胃癌中存在缺陷。在肠型胃腺癌中,肿瘤细胞彼此黏附,往往排列成管状或腺体状,与发生于肠道其他部位的腺癌类似(因此被命名为"肠型")。相反,在弥漫型胃癌中缺乏黏附分子,因此相互分离的肿瘤细胞生长并侵犯邻近结构,而不形成小管或腺体。流行病学上,肠型胃癌主要与 H.pylori 感染有关,近年来随着 H.pylori 感染率的下降,尤其是在胃癌高发地区,肠型胃癌的发生率逐年下降,但在低危地区,肠型胃腺癌与弥漫型胃腺癌的发病率趋于一致。E-钙黏着蛋白是一种在建立细胞间连接及维持上皮组织细胞排列中的关键性细胞表面蛋白,其表达缺失是弥漫型胃癌中的主要致癌事件。编码 E-钙黏着蛋白的基因 CDH1 可因生殖系或体细胞突变、等位基因失衡事件或通过 CDH1 启动子甲基化异常导致在表观遗传学上基因转录沉默而发生双等位基因失活。基因表达研究已经确定了两种分子学表现不同的胃癌类型：肠型（G-INT）和弥漫型（G-DIF）。这两种亚型与根据 Lauren 组织病理学分型所划分的经典肠型和弥漫型之间存在部分相关性。然而，基因组分型与组织病理学分型之间的一致性只有 64％。基因组学变异型对治疗也有一定的指导意义。G-INT 型肿瘤细胞可能对氟尿嘧啶（5-FU）和奥沙利铂更敏感，而 G-DIF 型细胞似乎对顺铂更敏感。肠型胃癌的发病机制尚未很好明确。然而，肠型胃癌似乎遵循多步骤进展的模式，通常始于 H.pylori 感染。某些肿瘤同时存在肠型和弥漫型两种表型的区域。在这些病例中，CDH1 突变与 E-钙黏着蛋白表达缺失仅见于肿瘤的弥漫型成分，这提示 E-钙黏着蛋白缺失可能是使弥漫型克隆从肠型胃癌中分离出来的遗传学基础。

五、临床表现

（一）症状及体征

早期胃癌的主诉症状多数是非特异性的。患者可能没有症状或表现为消化不良、轻微的上腹痛、恶心或畏食。患者一旦出现贫血、体重减轻等报警症状，则提示更可能为进展期胃癌，因此早期胃癌仅仅从临床症状上难以发现。日本开展早期胃癌筛查后，使得很多早期胃癌在无症状阶段即可被发现。我国近年来内镜技术的广泛普及和开展，以及放大内镜、色素内镜等高端内镜检查手段的开展，使得早期胃癌的发现有所增加，但由于我国人口基数庞大，对于 EGC 的发现仍任重而道远。目前早期胃癌的发现仍有赖于内镜的开展和对早期胃癌内镜表现认识的提高。早期胃癌患者常常无症状，或仅有轻微上腹不适，腹胀等非特异性症状。有些患者表现为持续性上腹痛、畏食、恶心、早饱，若肿瘤发生于贲门和幽门部，则可能会出现吞咽困难以及幽门梗阻的表现。腹痛的程度自轻微隐匿至明显疼痛不等，因人而异。"皮革胃"则由于胃壁僵硬，胃腔扩张性变差，患者可出现恶心或早饱，进食量明显下降。也有患者无临床症状，仅表现为便潜血阳性伴或不伴有缺铁性贫血。明显的消化道出血（即黑便或呕血）见于不到 20％的患者。

体格检查可发现贫血貌，上腹部轻压痛，晚期胃癌患者可触及腹部肿块。由于癌肿局部进展或者胃食管交界处附近的恶性梗阻累及局部神经丛则可出现假性贲门失弛缓（即临床症状和上消化道造影的表现类似于贲门失弛缓）。因此，对于出现贲门失弛缓表现的老年患者，首先应除外胃癌。上腹部肿块、脐部肿块、锁骨上淋巴结肿大等均是胃癌晚期出现转移灶的体征。

（二）胃癌的转移和扩散

胃癌发生时癌细胞仅局限于上皮层，未突破基底膜。当癌细胞突破基底膜后就可发生转移扩散。胃癌的扩散已直接浸润蔓延及淋巴转移为主，晚期也可发生血行和种植转移。

1.直接蔓延

癌细胞突破固有膜后，即可沿胃壁向纵深蔓延，待穿透黏膜肌层后，癌组织可在黏膜下层广泛浸润，当浸润胃壁全层并穿透浆膜后即可与邻近组织粘连，而直接蔓延至横结肠肠系膜、胰腺、腹膜、大网膜及肝,也可经圆韧带蔓延至肝。

2.淋巴转移

当癌组织侵入黏膜下层时,就可在黏膜下沿淋巴网扩散,浸润越深,发生淋巴转移的概率越大。淋巴结转移一般是先转移到肿瘤邻近的局部淋巴结,之后发生深组淋巴结转移。胃的淋巴结大致分为三组,第一组为邻近肿瘤的胃壁旁浅组淋巴结,如贲门旁、胃大小弯及幽门上下等;第二组是引流浅组淋巴结的深组淋巴结,如脾门、脾动脉、肝总动脉、胃左动脉及胰十二指肠后淋巴结;第三组包括腹腔动脉旁、腹主动脉、肠系膜根部和结肠中动脉周围的淋巴结。少数情况下也有跳跃式淋巴转移,如沿胸导管转移至左锁骨上淋巴结;通过肝圆韧带淋巴管转移至脐周。

3.血行转移

胃癌的晚期可发生血行转移,可转移至肝、肺、骨、肾及中枢神经系统。

4.种植转移

当肿瘤侵及浆膜面后,可脱落发生腹膜种植转移,形成多个转移的肿瘤结节。另一具有意义的转移部位是直肠前陷窝的腹膜,可经直肠指诊触及。另当胃癌转移至卵巢时,临床上可以卵巢肿瘤为首发表现,甚至在临床上出现胃壁肿瘤尚小,无明显症状而出现盆腔转移癌的症状。

5.其他

对于早期胃癌淋巴结转移风险的判断,有助于界定是否可以进行内镜下治疗。与淋巴结转移相关的因素包括肿瘤大小、有无溃疡形成、组织学表现呈弥漫型(未分化型)或混合型(肠型/未分化型)、浸润深度,以及黏膜下层或淋巴血管浸润。一项意大利的研究评估了652例切除EGC的病例,淋巴结转移的总体发生率是14%,并且黏膜下层癌的淋巴结转移发生率高于黏膜层癌(24% vs.5%)。较小的癌发生淋巴结转移的可能性明显更小(肿瘤长径<2cm、2~4cm、>4cm时,发生率分别为9%、20%和30%)。日本一项纳入5265例组织学上呈未分化型EGC患者的回顾性研究显示,在高分化的黏膜层肿瘤患者中,肿瘤长径<3cm(不管有无溃疡形成)的患者和非溃疡型肿瘤(不考虑肿瘤大小)患者均没有发生淋巴结转移。在黏膜下层肿瘤患者中,长径<3cm且没有淋巴血管浸润的高分化肿瘤(前提是肿瘤浸润黏膜下层的深度不足0.5mm)患者没有发生淋巴结转移。韩国的一项回顾性病例系列研究观察了1308例临床EGC患者,他们接受了胃切除术且至少进行了D_2淋巴结清扫术(切除沿肝动脉、胃左动脉、腹腔动脉和脾动脉的淋巴结及脾门的淋巴结)。126例(10%)患者检出淋巴结转移。多变量分析显示,肿瘤较大、淋巴浸润、神经周围浸润和肿瘤浸润深度均与淋巴结转移有关。以上研究说明,最适合进行内镜切除的EGC患者是肿瘤小(长径<2cm)、非溃疡型、黏膜层癌患者,也可能包括肿瘤小(长径<2~3cm)、高分化型且无淋巴血管浸润的黏膜下层肿瘤患者。

六、辅助检查

(一)生化、免疫检查

目前胃癌的诊断尚无特异性的血清学标志物,胃癌患者血清癌胚抗原(CEA)、糖蛋白肿瘤相关抗原 12-5(CA12-5)、CA19-9(糖蛋白肿瘤相关抗原 19-9,也称为肿瘤抗原 19-9)以及肿瘤抗原 72-4(CA72-4)水平可能会升高。然而这些血清标志物的敏感性和特异性都较低,均不能作为胃癌的诊断性检查。对于少数患者,较高的 CEA 和/或 CA12-5 水平降低可能与术前治疗反应对应,但临床决策几乎从来不会仅基于肿瘤标志物水平。NCCN 针对胃癌的术前评估和分期推荐中不包括任何肿瘤标志物检测。胃蛋白酶原Ⅰ(PGⅠ)仅由胃底和胃体的泌酸腺分泌,而胃蛋白酶原Ⅱ(PGⅡ)可由所有胃腺(泌酸腺、贲门腺和幽门腺)及十二指肠腺分泌。因此,在与胃底胃炎相关的疾病(如恶性贫血)中,PGⅠ浓度相对于 PGⅡ减少。血清 PGⅡ升高或 PGⅠ与 PGⅡ之比降低已被用于人群筛检项目,以发现那些胃癌风险增高的患者,但对个体患者确立诊断方面敏感性和特异性不足。在无症状人群或胃癌患者的一级亲属中,血清 PG 的测量值及其比值并不能准确地区分非萎缩性胃炎与限于胃窦/以胃窦为主的萎缩性胃炎。

(二)上消化道造影气钡双重对比造影检查

可以发现恶性胃溃疡及浸润性病变,有时亦可发现早期胃癌。然而,上消化道造影假阴性可高达 50%,且与技术人员的经验有很大关系。对于早期胃癌的敏感性仅为 14%。因此在大多数情况下对于怀疑胃癌的患者,上消化道内镜是首选的初始诊断性检查。对于皮革胃,上消造影有其特异的影像表现,胃腔明显缩小,胃壁僵硬,蠕动消失,外形似"革囊烧瓶"。

(三)内镜

对于有上消化道症状的患者,或者有报警症状、胃癌家族史的患者及时进行胃镜检查,有助于发现早期和进展期胃癌。在内镜检查过程中,应做到充分的消泡和去除黏液,进行规范化的胃镜操作,要尽可能地看到全部的胃黏膜区域,不留有视野上的"盲区",方有可能发现可疑病灶,从而进一步对可疑病灶进行放大内镜、染色内镜的精查,并对可疑病灶进行针对性的活检。早期胃癌的内镜表现将在早期胃癌部分进行详述。

1.进展期胃癌的内镜形态

常采用 Borrmann 分型,根据肿瘤在黏膜面的形态和胃壁内浸润方式进行分型。

(1)Borrmann Ⅰ型(结节蕈伞型):肿瘤呈结节、息肉状,表面可有溃疡,溃疡较浅,主要向腔内生长,切面界限较清楚。

(2)Borrmann Ⅱ型(局部溃疡型):溃疡较深,边缘隆起,肿瘤较局限,周围浸润不明显,切面界限较清楚。

(3)Borrmann Ⅲ型(浸润溃疡型):溃疡底盘较大,边缘不清楚,周围及深部浸润明显,切面界限不清。

(4)Borrmann Ⅳ型(弥漫浸润型):癌组织在胃壁内弥漫浸润性生长,浸润部胃壁增厚变硬,皱襞消失,黏膜变平,有时伴浅溃疡,若累及全胃,则形成所谓革袋样胃。

2.早期胃癌的分类

对于早期胃癌宏观分型多采用 2002 年的 Paris 分类。

内镜检查以及靶向活检仍是早期胃癌的主要检出手段。其敏感性和特异性均远远高于上消化道气钡双重对比造影。EGC 内镜下可能表现为轻微的息肉样隆起、浅表斑块、黏膜颜色改变、凹陷或小溃疡。对于微小病变的检出较为困难,即使是有经验的内镜医师也有可能漏诊。因此,仔细观察全部胃黏膜并对任何可疑病变进行活检。日本的经验强调进行仔细的上消化道内镜检查,检查时,需要充分吸引和消除黏液,并在充分注气的状态下仔细、系统性地观察胃黏膜,有些病变需要注气和吸气交替观察方可显示清楚。对于容易漏诊的部位如胃体部后壁侧、贲门后壁和小弯侧更应反复仔细观察。对于可疑萎缩性胃炎或复查的患者,建议多部位活检,最少包括窦小弯、窦大弯、角切迹、体小弯的活检。针对可疑病变处需进行靶向活检。近年来高清晰放大内镜、电子色素内镜的开展大大提高了早期胃癌的诊断率。

白光内镜下,早期胃癌仅表现为黏膜色泽的改变和形态的轻微改变,病灶表面黏膜色调的变化常比形态的改变更为显著,早期胃癌多数发红,少数呈发白或红白混杂。普通白光内镜下,早期胃癌最显著的特征是具有清晰的边界和不规则的表面。肿瘤与周围的非肿瘤组织之间界限清晰;表面不规则,表现为形态上的凹凸不平、结构不对称,以及黏膜色调的不均一。因此,胃镜检查时,见到具有这 2 种表现的病灶,特别是周边伴有萎缩和/或肠上皮化生的背景时,要高度怀疑早期胃癌。随着内镜技术的不断进步,已由原先的色素喷洒内镜发展为电子染色内镜,同时加以放大观察,更有利于发现病变。染色内镜检查是一种能提高胃黏膜病变检出率的方法。根据不同染色剂的作用机制,可以分为吸收性染色剂(如亚甲基蓝)、对比性染色剂(如靛胭脂)和反应性染色剂(如醋酸)。亚甲基蓝可以被肠上皮细胞吸收,因此喷洒后的着色黏膜区域提示肠化生。靛胭脂染色常用来突出显示病灶的形态和边界,即当病灶的边界和表面结构在普通白光内镜下难以判断的时候,以靛胭脂染色来观察病灶是否具有清晰的边界和不规则的表面,如果染色后观察到这 2 种改变,则高度怀疑为早期胃癌。

窄带光成像(NBI)是最常使用的图像增强电子染色内镜技术。第一代的 NBI 内镜由于光线较暗,难以用于直接观察胃腔发现病灶,但是可以用于白光内镜发现可疑区域后的精细检查,特别是与放大内镜联合使用时。新一代的 NBI 内镜显著提高了亮度,因此,有可能用于直接观察胃腔。电子分光色彩增强技术(FICE)和蓝激光成像(BLI)是新近出现的一种图像增强内镜技术,前者通过后期电子处理来获取不同光谱下的内镜图像,后者则采用特殊波段的激光光源,对于黏膜浅层的微血管和微结构则显示更为清晰,达到了和新一代 NBI 相同的观察效果。相比于发现病灶,图像增强内镜技术在早期胃癌诊断领域研究更多的是在对病灶的鉴别诊断上,即通过内镜图像辨析,准确地分辨病灶性质是肿瘤、炎性反应还是正常黏膜。其中使用最广泛的是放大 NBI 内镜的"VS 分类系统",即根据放大 NBI 内镜下所见微小血管结构和表面微细结构进行诊断,如可见到不规则微小血管结构和/或不规则表面微细结构并伴有明显界线,则可以诊断早期胃癌。蓝激光由于应用时间较短,对早期胃癌检出率尚待进一步的总结和研究。

(四)超声内镜(EUS)检查

目前是用于评估胃癌原发灶(特别是早期胃癌)侵犯深度的最可靠的非手术方法。超声内镜区分 T_1 期和 T_2 期胃癌的总体敏感性和特异性分别为 85% 和 90%。超声内镜区分 T_1、T_2 期和 T_3、T_4 期肿瘤的敏感性和特异性分别为 86% 和 90%。对于淋巴结转移的诊断,其总的敏感性和特异性分别为 83% 和 67%。此外,阳性和阴性似然比分析发现,超声内镜对排除或确定淋巴结阳性的诊断性能均没有优势。因此,超声内镜并非区分淋巴结阳性和阴性状态的最佳方法。对于术前分期,超声内镜对 T 分期的预测普遍比 CT 更准确,但目前新的 CT 技术

(例如三维多排 CT)以及 MRI 对于 T 分期可以达到与超声内镜相似的准确性。对淋巴结分期判断的准确性略好于 CT。对可疑淋巴结或局部区域进行超声内镜引导下细针抽吸活检，可增加淋巴结分期的准确性。常规应用超声内镜分期有时能发现未诊断出的远处转移灶(例如肝左叶转移、腹水)，从而改变治疗方案。然而，由于超声内镜视野有限以及术者经验的不同，使用超声内镜作为肿瘤转移的筛查手段目前尚存争议。准确评估肿瘤的 T 和 N 分期对于选择治疗方案至关重要，对于术前分级评估发现原发肿瘤侵犯固有肌层(T_2 期或更高)或是高度怀疑淋巴结转移的患者，推荐采用新辅助化疗或放化疗。对于早期胃癌，则选择在内镜下黏膜切除术前准确评估黏膜下层侵犯情况。

(五)腹盆腔增强 CT

CT 对于评估肿瘤广泛转移病变，特别是肝脏或者附件转移、腹水或远处淋巴结转移，具有优势。但对于较小的转移灶。如<5mm 的腹膜及血行性转移病灶。在 CT 结果为阴性的患者中，20%～30%其腹膜内播散将会在分期腹腔镜检查或开腹探查时被发现。CT 检查的另一个局限性在于无法精确评估原发肿瘤的侵犯深度(特别是体积较小的肿瘤)以及淋巴结受累情况。CT 判断原发肿瘤 T 分期准确性仅为 50%～70%。

(六)PET-CT 检查

氟-18-脱氧葡萄糖(^{18}F-FDG)正电子发射计算机断层扫描(PET)是近年来广泛开展的影像技术。全身 PET/CT 成像有助于确定 CT 发现的淋巴结肿大是否为恶性转移。但印戒细胞癌和肿瘤细胞代谢活跃性相对低时，则可出现假阴性。PET 的主要优点在于检测肿瘤远处转移时比 CT 更敏感。约有 10%的局灶晚期胃癌患者(>T_3 或>N_1 期)经全身 PET/CT 检查，发现了其他放射学检查没有识别出的远处转移病灶。但 PET 扫描对胃癌腹膜转移的敏感性仅约 50%。

七、治 疗

(一)胃癌的辅助治疗和新辅助化疗

对于存在潜在可切除的非贲门部胃癌患者，随机试验及荟萃分析表明，多种治疗方法较单独手术可获得显著的生存获益，包括辅助放化疗、围术期化疗(术前加术后化疗)以及辅助化疗。胃癌常用的辅助化疗方案包括：多西他赛、顺铂和氟尿嘧啶(DCF 方案)；改良的多西他赛、顺铂和氟尿嘧啶(改良 DCF 方案)；表柔比星、顺铂和氟尿嘧啶(ECF 方案)；表柔比星、顺铂和卡培他滨(ECX 方案)；表柔比星、奥沙利铂和卡培他滨(EOX 方案)；FOLFIRI(氟尿嘧啶、亚叶酸和伊立替康)方案。对于大多数潜在可切除的临床 T_2N_0 期或更高期胃癌患者，建议优先选择新辅助治疗而非初始手术。新辅助化疗可用作一种在尝试进行根治性切除前对局部进展期肿瘤进行"降期"的方法。该方案已被用于胃癌可切除的患者，以及看似不可切除但并未转移的胃癌患者。新辅助化疗的另一益处在于，对于远处转移高危者，例如有较大 T_3/T_4 期肿瘤、术前影像学检查可见胃周淋巴结受累或有皮革胃外观的患者，如果化疗后出现了远处转移的证据，则可能免于不必要的胃切除术所带来的并发症。多项大型临床试验直接比较了手术联合与不联合新辅助化疗或围术期化疗，其中 2 项试验表明新辅助化疗可带来生存获益。

(二)胃癌的靶向及免疫治疗

近年来,靶向和免疫治疗成为肿瘤治疗的热点。目前用于胃癌的靶向治疗主要包括 HER2 靶点和 VEGF 靶点。HER2 靶点 HER2 属于酪氨酸激酶受体,具有酪氨酸激酶活性,但缺乏特异性配体,是一种原癌基因,通过 17 号染色体 ERBB2 编码。HER2 在许多组织中,包括乳腺癌、胃肠道、肾脏和心脏中表达。晚期胃癌的患者经常发现 HER2 阳性,提示 HER2 可能与肿瘤进展及不良预后有关。HER2 是通过与肿瘤细胞增殖、凋亡、黏附、迁移,从而导致肿瘤发生的关键驱动因素。曲妥珠单抗是第一个研发上市的靶向 HER-2 通路的单克隆抗体,最初用于 HER-2 阳性乳腺癌的治疗。2010 年第一次将曲妥珠单抗用于 HER2 阳性晚期胃癌患者的治疗。在标准化疗(顺铂/氟尿嘧啶)的基础上联合曲妥珠单抗,可显著延长总生存期(13.8 个月 vs.11.1 个月,P=0.0046)。关于曲妥珠单抗在晚期胃癌的维持治疗及围术期治疗中的应用也在探索中。一项回顾性研究结果显示,应用曲妥珠单抗联合化疗诱导之后,采用曲妥珠单抗单药维持治疗耐受性良好,中位生存期可达 16.4 个月。

血管内皮生长因子(VEGF)是在生理和病理条件下的多种组织新生血管形成的关键。VEGFR 属于酪氨酸激酶受体,包括 VEGFR-1、VEGFR-2 和 VEGFR-3。VEGF 在多种肿瘤中高表达,通过与其受体结合,促进上皮细胞的存活、分化、迁移和增加血管通透性。靶向 VEGFR2 的雷莫芦单抗在晚期胃癌二线治疗中取得了显著疗效,REGARD 和 RAINBOW 两项研究相继证实,无论是单用还是与紫杉醇联合应用,雷莫芦单抗均显示出明显的生存获益。雷莫芦单抗于 2014 年 4 月在美国获准用于治疗进展期胃癌和胃食管交接处腺癌患者,是第二个在胃癌治疗中占据一席之地的靶向药物。雷莫芦单抗是完全人源化的 IgG1 单克隆抗体,针对 VEGFR2 的胞外结构域,从而阻断 VEGF-2 及其配体间的相互作用,抑制新生血管生成,进而阻断肿瘤细胞血液供应,导致肿瘤细胞凋亡。雷莫芦单抗用于二线治疗时可改善患者的无进展生存期和中位总生存期,使用过程中最常见的不良反应为高血压(8%),但均可耐受,且不会导致治疗中断。

免疫检测点抑制剂作为一种新兴的免疫治疗手段,研究热点是针对程序性死亡受体(PD-1)和细胞毒性 T 淋巴细胞相关抗原(CTLA-4)的抗体。在多种肿瘤治疗方面,免疫治疗均显示出其有效性,其中比较肯定的是黑色素瘤。对于免疫治疗对胃癌的疗效目前正在进行中。相信未来胃癌的治疗会开拓更广的治疗空间。

第五章 肾内科常见疾病

第一节 急性肾小球肾炎

急性肾小球肾炎(AGN)简称急性肾炎,是指一组病因不一,临床表现为急性起病,多有前期感染,以血尿为主,伴不同程度蛋白尿,可有水肿、高血压,或肾功能不全等特点的肾小球疾病。

一、病因

以前认为本病系由甲型溶血性链球菌感染引起:①本病常在扁桃体炎、咽峡炎、猩红热、丹毒、脓皮病等链球菌感染后发生,其发作季节与链球菌感染流行季节一致,如由上呼吸道感染后引起者常在冬春,而皮肤化脓性疾病引起者常在夏秋;②患者血中抗链球菌溶血素"O"抗体(抗 O 抗体)滴定度增高;③在发病季节用抗生素控制链球菌感染,可减少急性肾小球肾炎的发病率;④肾小球中找到链球菌细胞壁 M 蛋白抗原。

溶血性链球菌的菌株与肾小球肾炎的发病常随流行情况而异,有所谓"致肾炎性链球菌"者,一般以甲组 12 型最多见,其他如 1、4、18、25、41、49 型等,而 2、49、55、57、60 型则常和脓皮病及肾小球肾炎有关。急性肾小球肾炎的发生与否和病变程度的轻重,均与链球菌感染的轻重无关。患过链球菌感染后肾小球肾炎的人对 M 蛋白的免疫具有特异性、永久性和保护性,所以很少再次发病。

目前认为本病系感染后的免疫反应引起:①链球菌感染后的急性肾小球肾炎一般不发生于链球菌感染的高峰,而在起病后 1 周或 2～3 周发病,符合一般免疫反应的出现期。②在急性肾小球肾炎的发病早期,即可出现血清总补体浓度(CH50)明显降低,分别测各补体值,发现浓度均有下降,但其后 C_3、C_5 降低更明显,表示有免疫反应存在,补体可能通过经典及旁路两个途径被激活。血循环免疫复合物常阳性。③Lange 等用荧光抗体法,曾发现在肾小球系膜细胞中及肾小球基底膜上有链球菌抗原,在电镜下观察到肾小球基底膜与上皮细胞足突之间有致密的块状驼峰样物存在,内含免疫复合物及补体。患者肾小球上 IgG 及 C_3 呈颗粒状沉着。患者肾小球中有补体沉着、多形核白细胞及单核细胞浸润,表明这三类炎症介导物质进一步促进了病变的发展。巨噬细胞增殖在病变发展中也起重要作用。

二、临床表现

1. 前驱症状

大多数患者在发病前 1 个月有先驱感染史,起病多突然,但也可隐性缓慢起病。

2. 起病

多以少尿开始,或逐渐少尿,甚至无尿。可同时伴有肉眼血尿,持续时间不等,但镜下血尿持续存在。

3. 水肿

约半数患者在开始少尿时出现水肿,以面部及下肢为重。水肿与急性肾小球肾炎基本相同,水肿一旦出现难以消退。

4. 高血压

起病时部分患者伴有高血压,也有在起病以后过程中出现高血压,一旦血压增高,呈持续性,不易自行下降。

5. 肾功能损害

呈持续性加重是本病的特点。肾小球滤过率明显降低和肾小管功能障碍同时存在。

6. 并发症

病情严重时可以出现急性充血性心力衰竭、高血压脑病、急性肾功能衰竭等并发症。

三、实验室检查

1. 尿液检查

尿常规可见红细胞,多为畸形红细胞;蛋白尿,75％的患者 24 小时尿蛋白总量小于 3.0g;常见肾小管上皮细胞、白细胞、透明及颗粒管型,此外还可见红细胞管型,示肾小球有出血渗出性炎症,是急性肾炎的重要特点。

2. 血常规检查

白细胞可正常增加,轻度贫血为正色素正常细胞性贫血,血沉于急性期增快。

3. 肾功能及血生化检查

急性期肾小球滤过率下降,临床表现有一过性氮质血症。血钾、氯可轻度升高,血钠轻度降低,血浆蛋白轻度下降。

4. 纤维蛋白降解产物(FDP)测定

血、尿 FDP 测定可呈阳性。

5. 免疫学检查

(1)抗链球菌溶血素 O 抗体(ASO):阳性率达 50％～80％。通常于链球菌感染后 2～3 周出现,3～5 周滴度达高峰,后渐下降。

(2)抗脱氧核糖核酸酶 B(anti-DNAse B)及抗透明质酸酶(anti-HASe):由脓疮病引起肾炎中有较高阳性率,有 2 倍以上滴度增高时提示近期内有链球菌感染。

（3）血清总补体 C_3 有 90％以上起病 2 周内降低，经 4～6 周可恢复正常，如持续降低，说明肾脏病变仍在进行。$C_2$$C_4$ 和备解素也降解，但降低程度有限。C_3 测定对轻型者有临床价值。

四、诊断及鉴别诊断

（一）诊断

典型急性肾炎在发病前有链球菌感染史，急性起病，经 1～3 周无症状间歇期，出现水肿、高血压、血尿（可伴不同程度蛋白尿），再加以急性期血清 ASO 滴度升高、血补体 C_3 的动态变化即可明确诊断。诊断多不困难。

肾穿刺活检只在考虑有急进性肾炎或临床、化验不典型或病情迁延者进行，以确定诊断。

（二）鉴别诊断

1.其他病原体感染后的肾小球肾炎

已知多种病原体感染也可引起肾炎，并表现为急性肾炎综合征。可引起增殖性肾炎的病原体有细菌（葡萄球菌、肺炎球菌等）、病毒（流感病毒、EB 病毒、水痘病毒、柯萨基病毒、腮腺炎病毒、ECHO 病毒、巨细胞包涵体病毒及乙型肝炎病毒等）、肺炎支原体及原虫等。参考病史、原发感染灶及其各种特点一般均可区别。

2.其他原发性肾小球疾患

（1）膜增殖性肾炎：起病似急性肾炎，但常有显著蛋白尿、血补体 C3 持续低下，病程呈慢性过程可资鉴别，必要时行肾活检。

（2）急进性肾炎：起病与急性肾炎相同，常在 3 个月内病情持续进展恶化，血尿、高血压、急性肾功能衰竭伴少尿或无尿持续不缓解，病死率高。

（3）IgA 肾病：多于上呼吸道感染后 1～2 日内即以血尿起病，通常不伴水肿和高血压。一般无补体下降，有时有既往多次血尿发作史。鉴别困难时需行肾活检。

（4）原发性肾病综合征肾炎型：肾炎急性期偶有蛋白尿严重达肾病水平者，与肾炎性肾病综合征易于混淆。经分析病史，补体检测，甚至经一阶段随访观察，可以区别，困难时须赖肾活检。

3.全身性系统性疾病或某些遗传性疾病

如系统性红斑狼疮、过敏性紫癜、溶血尿毒综合征、结节性多动脉炎、Goodpasture 综合征、Alport 综合征等，据各病之其他表现可以鉴别。

4.急性泌尿系统感染或肾盂肾炎

在小儿也可表现有血尿，但多有发热、尿路刺激症状，尿中以白细胞为主，尿细菌培养阳性可以区别。

5.慢性肾炎急性发作

易误为"急性肾炎"，因二者预后不同，需予鉴别。此类患儿常有既往肾脏病史，发作常于感染后 1～2 日诱发，缺乏间歇期，且常有较重贫血、持续高血压、肾功能不全，有时伴心脏、眼底变化、尿比重固定，B 超检查有时见两肾体积缩小。

五、治疗

急性肾小球肾炎大多可自愈,因此对轻症病例不必过多用药,可采取下列措施。

1.休息

休息对防止症状加重、促进疾病好转很重要。水肿及高血压症状显著者应完全卧床休息的意见不一致,但若稍活动即引起症状及尿常规异常加重时,则仍以卧床为宜。应避免受寒受湿,以免寒冷引起肾小动脉痉挛,加重肾脏缺血。

2.饮食控制

在发病初期,饮食控制甚为重要,原则上给予低盐饮食并限制水,因大多数患者有水肿和高血压;若血压很高,水肿显著,应予以无盐饮食,每日入液量限制在 1000mL 以内。尿闭者应按急性肾功能衰竭处理,成人蛋白质每日宜在 $30\sim40$ g,或按蛋白质 $0.6/(kg \cdot d)$ 计算,以免加重肾脏负担。

3.控制感染

对尚留存在体内的前驱感染如咽峡炎、扁桃体炎、脓皮病、鼻窦炎、中耳炎等应积极治疗。由于前驱感染病灶有时隐蔽,不易发现,故即使找不到明确感染病灶的急性肾小球肾炎,一般也主张用青霉素(过敏者用林可霉素或红霉素)常规治疗 $10\sim14$ 天,使抗原不至继续侵入机体,以防止肾小球肾炎反复或迁延发展。应避免应用对肾有损害的抗生素。

4.抗凝疗法

根据发病机制,肾小球内凝血是个重要病理改变,主要为纤维素沉积及血小板聚集。因此,在治疗时,可采用抗凝疗法,将有助于肾炎缓解。

(1)肝素按 $0.8\sim1.0$ mg/kg 体重加入 5% 葡萄糖液 250mL,静滴,每日 1 次,$10\sim14$ 次为一个疗程,间隔 $3\sim5$ 天再行下一个疗程,共 $2\sim3$ 个疗程。

(2)双嘧达莫 $50\sim100$ mg,每日 3 次。

(3)丹参 $2\sim30$ g 静滴,亦可用尿激酶 $2\sim6$ 万国际单位加入 5% 葡萄糖液 250mL 静滴,每日 1 次,10 天为一个疗程,根据病情进行 $2\sim3$ 个疗程。但宜注意肝素与尿激酶不可同时应用。

5.抗氧化剂应用

可应用超氧歧化酶(SOD)、含硒谷胱甘肽过氧化酶及维生素 E。

(1)超氧歧化酶可使 O-转变成 H_2O_2。

(2)含硒谷胱甘肽过氧化物酶(SeGsHPx),使 H_2O_2 还原为 H_2O。

(3)维生素 E 是体内血浆及红细胞膜上脂溶性清除剂,维生素 E 及辅酶 Q_{10} 可清除自由基,阻断由自由基触发的脂质过氧化的连锁反应,保护肾细胞,减轻肾内炎症过程。

6.中医治疗

多数采用宣肺利水,清热解毒治则。但应密切注意现代医学研究动向,目前已有文献报道防己、厚朴和马兜铃等中药可引起肾间质炎症和纤维化,最好避免应用上述中药。有些中草药中含非类固醇抗炎剂如甲灭酸也应慎用,因它可引起急性肾功能衰竭。

7.症状治疗

(1)水肿及少尿:轻者不一定要用利尿药,水肿明显者用呋塞米(速尿)20~40mg,每日3次,严重的伴有急性肾炎综合征者可用呋塞米80~200mg加于5%葡萄糖液20mL静脉注射,每日1次或2次。也可以在20%甘露醇250mL中加呋塞米80~100mg,每日静滴1次,常可产生明显的利尿作用。

(2)高血压及高血压脑病:轻度高血压一般可加强水、盐控制及利尿;中重度者可用利血平0.25mg,每日2~3次口服,若血压急剧升高可给予利血平1mg肌内注射;对于血压过高、头痛剧烈、有发生高血压脑病可能者,可应用氯苯甲噻二嗪静脉注射,剂量为3~5mg/kg,能扩张血管、迅速降低血压,或用酚妥拉明或用硝普钠。目前都主张用血管转化酶抑制剂如卡托普利、依那普利和苯那普利,它既可降低全身高血压,又可降低肾小球高血压,可改善或延缓多种病因引起的轻、中度肾功能不全的进程。也可用钙通道阻滞剂,但对肾功能的影响还有不同看法,Griffin认为钙通道阻滞剂能降低全身高血压,但对肾小球无保护作用,钙通道阻滞剂硝苯地平对压力传导和肾小球损伤的有害作用已证实。

若发生高血压脑病,除迅速降压外,抽搐者用地西泮10mg静脉注射,必要时可重复使用。也可用苯妥因钠或聚乙醛(付醛)等注射。以前使用硫酸镁注射以降低血压,效果不甚显著,若肾功能不佳,则注射后可产生高镁血症,影响神志及呼吸,因此宜慎重考虑。

(3)高钾血症的治疗:限制钾摄入量,应用排钾利尿剂均可防止高钾血症的发展;如尿量极少,导致严重高钾血症时,经降钾药物治疗无效,可透析治疗。

(4)急性心力衰竭:水、盐潴留为主要诱发因素,因此产生高输出量心力衰竭,治疗以减少循环血量为主,可静脉注射呋塞米以快速利尿。如肺水肿明显,可注射镇静剂或哌替啶或吗啡(小儿慎用),并静脉缓慢注射或滴注酚妥拉明5~10mg,以扩张血管降低心脏负荷。硝普钠也可应用。洋地黄类药物虽在心力衰竭时常用,但并非主要措施。严重心力衰竭一般治疗措施无效者可考虑单纯超滤疗法。

第二节 肾病综合征

一、肾病综合征病因分类

肾病综合征根据病因分为原发性和继发性,原发性肾病综合征只有在排除掉继发性的原因后才能诊断。肾病综合征病因的明确对于其本身治疗及预后的判断非常重要,由于诊断技术的进步,很多原本诊断为原发性的肾病综合征都找到了继发性的原因,从而对患者产生了比较正面的影响。继发性的原因很多,临床常见的原因有感染、风湿免疫系统疾病、肿瘤、代谢性疾病及药物等。

二、肾病综合征临床表现及病理生理

(一)大量蛋白尿

大量蛋白尿指每日从尿液中排泄蛋白质超过 $3.5g/1.73m^2$，儿童为 $50mg/kg$。这是肾病综合征的主要诊断依据，这也是肾病综合征临床和病理生理表现的基础。首先，大量蛋白尿的产生主要是由于肾小球滤过膜通透性异常所致。正常肾小球滤过膜对血浆蛋白有选择性滤过作用，可以阻止绝大部分血浆蛋白从肾小球滤过，只有很少部分血浆蛋白进入肾小球滤液。肾小球病变引起选择性滤过屏障作用损伤，导致大分子和中分子蛋白等大量漏出。如膜性肾病时机械屏障损伤，导致大分子的蛋白(一般大于 150kD)漏出。其次，肾小球疾病时，肾小球基底膜结构功能异常，泌酸成分明显减少，导致肾小球阴离子电荷屏障损伤，使带阴离子电荷的白蛋白滤过增加，从而导致蛋白尿。如微小病变时，电荷屏障损伤，导致小分子量的白蛋白漏出。此外，肾小球血流动力学改变也能影响肾小球滤过膜的通透性。血液增高，蛋白尿增多；血压降低，蛋白尿减少。血管紧张素 II 主要作用于出球小动脉，导致球内压增加，从而导致蛋白漏出。使用血管紧张素转化酶抑制剂或血管紧张素 II 受体拮抗剂扩张出球小动脉，降低球内压可以减少尿蛋白的产生。

足细胞病变近年来被认为与肾病综合征的蛋白尿有很密切的联系，尤其与微小病变型与局灶节段性肾小球硬化型的蛋白尿形成密切相关，微小病变中足细胞具有黏附作用的 dystroglycan 蛋白表达减少，其减少的程度与尿蛋白量密切相关；原发性局灶节段性肾小球硬化。患者中可见足细胞脱落、凋亡。早在 50 年前就发现肾病综合征存在广泛足突融合的现象。足细胞中 nephrin、podocin 的基因及蛋白表达在遗传性肾病综合征患者中缺失。在动物肾病综合征模型中，维生素 D 被发现通过减少足细胞的凋亡，增加 nephrin、podocin、$\alpha_3\beta_1$ 整合蛋白及 dystroglycan 蛋白表达，从而减少蛋白尿的产生。

大量蛋白尿可导致患者显著的负氮平衡，但肌肉耗损的程度被水肿掩盖，直到患者水肿消退才能完全体现出来。增加蛋白质摄入量并不能提高白蛋白的代谢，因为增加摄入量可通过影响血流动力学增加肾小球压力，并增加尿蛋白质丢失。低蛋白饮食反而会减少蛋白尿，但也减少了白蛋白合成率，从长远来看可能增加负氮平衡的风险。

(二)血浆蛋白浓度的改变

1.低蛋白血症

肾病综合征的特征之一，即血浆白蛋白低于 $30g/L$。低白蛋白血症主要由尿液丢失所致。除此之外，低蛋白血症还受以下因素的影响：①肝脏白蛋白合成代偿性增加，但这代偿机制似乎被肾病综合征削弱。在低蛋白血症时，白蛋白分解率的绝对值是正常的，甚至于下降，肝脏合成白蛋白增加，如果饮食中能补充足够的蛋白，每日肝脏合成的白蛋白可达到 20g 以上。在部分肌肉发达，摄入蛋白较多的肾病综合征的患者中，可不出现低蛋白血症；但在部分仅中度蛋白尿的肾病综合征患者也可出现低蛋白血症，这部分患者往往肝脏合成功能较差，常伴有低胆固醇血症；也可能由于血管壁对白蛋白的通透性增加，使白蛋白向间质中漏出，而血浆中白蛋白减少。指甲盖上的白线(马克尔线)是低蛋白血症的临床典型特点。②肾小管分解白蛋白的能力增加。肾病综合征时,肾小管摄取和分解白蛋白明显增加,肾内白蛋白代谢可以达到16%～30%,而正常人只有10%左右。③严重水肿导致胃肠道吸收能力下降。④胃肠道白蛋白的丢失增加,这可能与病情的严重程度相关。

肾病综合征患者常呈负氮平衡,年龄、病程等均可影响白蛋白水平。低蛋白血症时,与药物结合的白蛋白减少,导致药物游离浓度增加,此时,常规剂量药物也可产生不良毒副作用。低蛋白血症和蛋白异常血症使红细胞沉降率(ESR)显著增加,因此 ESR 不再作为肾病患者急性期反应的标志。

2.其他蛋白浓度的改变

肾病综合征时,除了血浆白蛋白的改变外,还有其他蛋白浓度的改变,有些增加有些减少,主要取决于合成和分解的平衡。如血清蛋白电泳中 α_2 和 β 球蛋白升高,而 α_1 球蛋白正常或降低;IgG 下降,而 IgA 和 IgE 升高。蛋白浓度的改变导致了肾病综合征患者其他临床症状,如 B 因子的缺失,使肾病综合征者容易感染;纤维蛋白原、凝血因子 V 、Ⅷ升高,抗凝血因子减少加重了血栓形成的可能。

(三)水钠潴留

水肿是肾病综合征的一个主要临床表现,当组织间液增加超过 5kg,即可出现临床可察觉的水肿。目前其发病机制仍不太明确。100 多年前对于肾病综合征水肿的发生提出了低充盈假说:尿中大量蛋白丢失,导致血浆白蛋白下降,使血浆胶体渗透压下降,根据 Starling 定律使水分从血管渗透到细胞外间隙的液体增加所致。随之而来的循环血容量减少(容量不足)产生继发性刺激肾素-血管紧张素系统(RAS),导致醛固酮诱导的远端小管钠潴留。这种对血容量减少的代偿加重了水肿,因为较低的胶体渗透压改变了静水压下的跨毛细血管壁压力的平衡,迫使更多的液体进入细胞间隙而不是储存在血管内。此即"低充盈学说"。根据该理论,治疗肾病综合征患者的水肿的方法很清晰:扩张有效循环血量,增加血管内的胶体渗透压,比如输注白蛋白。该学说在临床上存在很多证据:如部分肾病综合征患者的血浆量、血压和心输出量都减少,特别是儿童的 MCD 患者,并且可以通过输注白蛋白扩充血容量进行纠正。

但是"低充盈学说"并不能很好地解释所有的肾病综合征患者的临床表现。①根据"低充盈学说",临床上肾病综合征患者会出现低血容量的表现如低血压、脉压小、脉搏细弱等症状。但是在临床上,低血容量患者只见于 7%～38% 的患者,成人肾病综合征患者中血容量大多为正常甚至增加。这些肾病综合征患者,肾脏钠水排泄障碍可能才是其水肿的主要原因,低蛋白血症只是加重的原因。②单独使用白蛋白并不能增加患者的尿量。相反,单独使用利尿剂却可以使患者利尿。③螺内酯或者 ACEI 等药物能抑制肾素-醛固酮轴的活性,但是使用这些药物并不能增加钠的排泄。④很多肾病综合征患者病情缓解时最初的表现即尿量增加,此时血浆白蛋白并未增加。⑤很多血浆白蛋白减少的患者并未出现水肿。Ichikawa 等制作了微小病变的大鼠模型进行实验,实验结果提供了强有力的证据证明"低充盈学说"并不能完全解释肾病综合征水肿的原因。

因此,最近关于肾病综合征水肿的机制又提出了"高充盈学说"。Ichikawa 等证明肾脏集合管与肾病综合征的水钠潴留密切相关,并且发现集合管上皮细胞的钠离子通道(ENaC)是钠离子重吸收的关键通路。在很多肾病综合征的动物模型中发现 ENaC 表达明显增加,同时这

些集合管节段的 Na^+-K^+-ATP 酶活性也明显增加,而一些蛋白酶(如纤溶酶)可以调节并激活这些钠离子通道。因此根据"高充盈学说",肾病综合征患者的水肿是由于尿蛋白增加,同时尿液中各种蛋白酶增加,导致集合管系统的 ENaC 被激活,导致钠水重吸收增加,从而导致钠水潴留。最近,Svenningsen 等发现肾病综合征患者的尿液确实导致活化的 ENaC 增加,在使用纤溶酶抑制剂后可以抑制活性 ENaC 的表达。

但是对于"高充盈学说"仍然不能完全解释所有肾病综合征患者的临床表现,如部分肾病综合征患者尤其是小儿患者容易出现低血容量症状:低血压、心跳加速、四肢冰冷及血液浓缩。同时,如果所有的肾病综合征患者水肿都是可以用"高充盈学说"解释,那么,单用阿米洛利(ENaC 竞争性抑制剂)应该可以利尿及减轻水肿,但是临床上很少单独使用阿米洛利来治疗肾病综合征患者的水肿,而是经常和袢利尿剂合用来利尿。

综上所述,目前还没有哪种学说能完全解释肾病综合征患者水钠潴留的机制,包括最早提出"高充盈学说"的 Meltzer 在文章中也提到,临床上一些患者的水肿可以用"低充盈学说"解释,另一部分可以用"高充盈学说"解释。在临床上确认是什么原因导致的水钠潴留又非常重要,因为它与患者药物的使用及治疗效果密切相关。仅根据其中一种学说来治疗水肿,而不是根据患者的实际情况出发,对于患者来说都是一件很危险的事情。

(四)高脂血症

高脂血症在大量蛋白尿的患者十分常见,因此它被认为是肾病综合征的一个主要特征。肾病综合征患者几乎所有脂蛋白成分均增高,血浆总胆固醇、低密度脂蛋白胆固醇明显增高;甘油三酯和极低密度脂蛋白胆固醇升高。高密度脂蛋白胆固醇可以升高、正常或降低,且高密度脂蛋白 3(HDL3)有成熟障碍。载脂蛋白也出现异常,如 ApoB 明显升高,而 ApoC 和 ApoE 轻度升高。尽管血清甘油三酯水平容易变化,但血清胆固醇浓度通常高于 500mg/dL。现在普遍认为,肾病综合征患者因为高凝状态合并高脂血症,发生冠心病的风险增加,且冠心病死亡风险增加了 5 倍,但微小病变型肾病患者除外,这可能是因为微小病变型肾病不会存在长期的高脂血症。

肾病综合征的血脂异常可能的机制包括肝脏低密度脂蛋白(LDL)和极低密度脂蛋白(VLDL)的合成增加,缺陷的外周脂蛋白脂肪酶的激活导致 VLDL 增加,及尿液中高密度脂蛋白(HDL)的丢失。

实验证据表明,通过降脂治疗可以延缓各种机制导致的肾脏疾病的进展,然而,支持他汀类药物延缓 CKD 进展的临床证据并不太明确,在这个问题上仍需要做充分的前瞻性临床研究。

三、肾病综合征并发症

(一)感染

肾病综合征常见的并发症。肾病患者容易发生细菌感染。在皮质类固醇被证明对儿童肾病综合征治疗有效之前,脓毒症是其最常见的死亡原因。在儿童肾病综合征患者,原发性腹膜炎尤其是由肺炎双球菌引起的腹膜炎也并不罕见。因此有研究者建议,对于激素抵抗或者激素依赖的小儿肾病综合征患者进行肺炎双球菌疫苗接种。但原发性腹膜炎发病率随着年龄增长越来越低。蜂窝织炎最常见的致病菌为β-溶血链球菌,特别是严重水肿部分的蜂窝织炎。感染产生的原因有:①尿中丢失大量免疫球蛋白。②免疫抑制剂的大量长期使用导致机体免疫功能低下。③IgG和补体因子B(旁路激活路径)在尿液中的丢失,削弱了机体对细菌免疫调理作用(如清除肺炎双球菌等荚膜生物的能力)。④长期营养不良,机体非特异性免疫应答能力减弱。⑤大量转铁蛋白和锌从尿中丢失。转铁蛋白是维持正常淋巴细胞功能所必须,锌离子与胸腺素合成有关。⑥高度水肿导致局部体液因子稀释,防御能力减弱,导致感染。⑦大量积液的组织是易于细菌生长的场所,且水肿的皮肤很脆弱,给了细菌侵入的入口。

感染发生的部位常见呼吸道、泌尿道、皮肤和腹腔等。一般不主张预防性使用抗生素,但一旦发生感染应积极抗感染治疗。

(二)高凝状态和静脉血栓形成

肾病综合征患者常常处于高凝状态,容易血栓形成,如深静脉血栓形成、肾静脉血栓形成及肺栓塞等。不仅是静脉血栓形成较常见的,自发性动脉血栓栓塞也可发生。动脉血栓不仅发生于有动脉粥样硬化的成年人,也发生于儿童肾病。但成年肾病综合征患者血栓形成的风险是儿童的7~8倍。不同的肾脏病理类型发生血栓的风险不同,有研究表明膜性肾病患者的血栓形成发生率是FSGS患者的2倍,是IgA肾病患者的19倍。

血栓形成的机制目前仍然没能完全清楚,但是肾病综合征时,参与凝血级联的多个蛋白质水平发生变化,包括抗凝血酶Ⅲ从尿液中丢失过多及在肾病综合征患者中亚临床血栓形成状态下消耗过多;Ⅸ、Ⅺ因子下降;Ⅴ、Ⅷ、Ⅹ因子增加;纤维蛋白原增加;S蛋白活性改变及纤溶酶丢失增加等。而且肾病综合征患者血小板常增多及血小板活性增加。这些导致肾病综合征患者高凝状态。同时患者长期的静止状态、手术、肥胖、深静脉置管及脑卒中等都是血栓形成的高危因素。而低白蛋白血症是血栓形成的另一个高危因素,特别是白蛋白低于20g/L的患者是血栓形成重要的高危因素。

(三)急性肾损伤

急性肾功能不全是除感染和血栓栓塞外的肾病综合征患者另一常见并发症。导致AKI的机制有很多,包括:①有效循环血量的不足,利尿剂及ACEI/ARB类药物的过量使用,可导致低血压及肾前性少尿,尿渗透压升高是其特点;②感染致急性肾小管坏死;③肾静脉血栓形成,双侧或一侧急性血栓形成对侧血管痉挛;④肾毒性药物如甘露醇、非甾体类消炎药等;⑤激素抵抗也被发现是急性肾功能不全发生的风险。此外,部分患者肾间质水肿压迫肾小管也可能导致急性肾功能不全。

(四)慢性肾损伤

肾病综合征可能发展为慢性进行性肾功能损害。其中大量蛋白尿是导致肾功能进行性损害最主要的风险。肾功能进展风险的增加与蛋白尿的严重程度成正比,持续性蛋白尿小于2g/d时肾脏进行性损害的风险降低,当蛋白排泄率超过5g/d时肾脏损害存在明显的风险。这种风险是因为蛋白尿本身提示患者存在严重的肾小球损伤,同时蛋白尿本身也是有害的,特别是对肾小管间质,减少蛋白尿(如ACEI的使用)可防止肾小管间质损伤和肾功能损害的进展。

（五）骨和钙代谢异常

维生素 D 结合蛋白在尿液中丢失,导致血清 25-羟维生素 D 水平低下,但血清游离维生素 D 通常是正常的,在肾病综合征没有肾损伤的情况下明显的骨软化或不受控制的甲状旁腺功能亢进是很少见的。

（六）内分泌及代谢异常

肾病综合征患者甲状腺结合球蛋白在尿液中丢失,导致总结合甲状腺素减少,但游离的甲状腺素和促甲状腺激素却又是正常的,且没有临床甲状腺状态的改变。皮质激素结合蛋白的丢失,使血中 17-羟皮质醇减少,游离和结合皮质醇比值改变,组织对皮质醇药物的反应也相应改变。由于铜蓝蛋白、转铁蛋白和白蛋白在尿中丢失,导致出现铜、铁或锌的缺乏,继而发生由于缺铁引起的贫血、缺锌导致的感染和味觉改变等。

药物结合可能因血清白蛋白下降而改变。大多数药物剂量不需要改动,然而氯贝丁酯是一个重要的例外,它的常规剂量可使肾病患者产生严重的肌肉病变。降低蛋白质的结合也可以减少达到充分抗凝作用的华法林(香豆素)的剂量。

四、肾病综合征治疗

（一）治疗原则

肾病综合征的临床诊断并不困难,如需进行肾活检、获得病理学资料也相当方便,那么最考验肾脏科医师的就是治疗。在推崇循证医学的现代,出现了越来越多的临床指南,似乎明确诊断之后按图索骥即可,降低了当医师的难度。实际上并非如此,基于证据的临床指南可以提供参考,避免原则上的错误,但不能机械地遵守,在治疗过程中患者的情况千变万化,如何做出合理的调整更能体现一个医师的水平。肾病综合征病因繁多,并发症复杂,其治疗可谓是一个系统工程,方方面面都要考虑周全。继发性肾病综合征首要的是治疗原发疾病,原发性肾病综合征则应根据其病理类型制定相应的治疗方案。

1.一般治疗

(1)休息:一般推荐肾病综合征患者以卧床休息为主,有利于增加肾脏血流量、利尿及减少尿蛋白。严重水肿的患者本身也行动不便,不宜过多活动以防止意外。但仍应保持适当的床上及床旁活动,以减少发生感染及血栓的机会。蛋白尿缓解后再逐渐增加活动量,应监测尿蛋白变化作相应的调整,无论什么情况都不应剧烈运动。

(2)饮食:肾病综合征患者常常因为胃肠道黏膜水肿和腹水而导致胃肠道症状,包括食欲下降、恶心、呕吐乃至厌食。因此饮食应以清淡、易消化为主要原则,同时保证足够的营养。

①水、钠摄入:肾病综合征是继发性高醛固酮血症的重要原因,尿钠排泄会下降到极低的水平,这导致严重的水钠潴留。限水和限钠是一个最基本的饮食要求。但过于清淡的饮食会影响食欲,不利于患者摄入足够营养。而且临床上对患者水、钠平衡的评价也存在一定的不确定性,因此具体的限制有赖于个体状况。一般成人患者推荐每天摄入 2～3g 的食盐(约 50～70mmol 的钠),味精、酱油等含钠较多的调料也应尽量少用。限盐是治疗的基本措施:重度水肿的患者每日盐入量 1.7～2.3g(75～100mmol),轻、中度水肿患者每日 2.3～2.8g(100～

120mmol)每天摄入液体一般不超过 1.5L,少尿的患者可以根据前一日的尿量加上约 500mL 不显性失水来粗略估计液体摄入量。需要注意这个液体摄入量不仅是指饮水,还包括其他食物中所含的水分。

②蛋白摄入:在肾功能受损的患者,低蛋白饮食的治疗作用已经得到公认,被认为有助于保护肾功能。但肾病综合征患者应该摄入多少量的蛋白还存在争议。在肾病综合征患者存在蛋白丢失、高分解代谢等病理生理改变,尽管肝脏合成蛋白量是增加的,仍不能保证机体需要。患者整体上处于负氮平衡状态,理论上应该增加饮食蛋白的摄入才能弥补。但研究表明,摄入太多蛋白并不能改善低蛋白血症,甚至可能导致肾小球高滤过和蛋白尿进一步增加,加重肾脏损伤。相反,低蛋白饮食[<0.8g/(kg·d)]可以减轻蛋白尿。但这可能加重肾病综合征患者的肌肉消耗和营养不良。看来蛋白摄入过多、过少都有不足之处。大多数情况下医师选择维持接近正常水平的蛋白摄入,以求在治疗需要、营养及患者口味间达成相对平衡。因此尽管目前没有足够的循证医学证据支持,还是推荐正常水平的蛋白摄入[0.8~1g/(kg·d)]。摄入的蛋白应以优质蛋白为主。此外国内报道黄芪、当归等中药可以有效增加肝脏蛋白合成,改善肾病综合征患者蛋白代谢紊乱。

一般情况下不主张静脉输注白蛋白,在严重低白蛋白血症导致低血容量甚至肾功能不全的情况下,从静脉输入适量白蛋白是有益的。但这种疗法的效果非常短暂,输入的白蛋白大多数在 48 小时内经尿排泄,补充白蛋白不能有效改善低蛋白血症。而且静脉输入过多白蛋白还可能加重肾小球滤过负担及损伤肾小管,引起所谓的"蛋白超负荷肾病"。甚至导致急性肺水肿等并发症。所以除非存在严重的血流动力学问题(低血容量甚至肾功能不全)和/或难治性水肿,否则不推荐静脉使用白蛋白,这从医疗和经济上考虑都是明智的。

③脂肪摄入:肾病综合征患者往往合并高脂血症,因此需要控制脂肪摄入,尤其是饱和脂肪酸。适当摄入不饱和脂肪酸是有益的,一项动物试验研究表明,鱼油可以降低血脂、减少尿蛋白及减轻肾小球硬化。

④其他营养成分:尿中丢失的铁、锌等微量元素可以通过正常的饮食得到补充。由于肾病综合征患者常应用糖皮质激素治疗,故建议常规补充钙和活性维生素 D_3,以减少骨质疏松发生的可能。

2.蛋白尿的治疗

肾小球滤过屏障受损导致蛋白尿是肾病综合征的基本病理生理改变,如何减少尿蛋白是治疗肾病综合征的关键。

(1)免疫抑制治疗:这是目前肾病综合征最主要的治疗手段,常用药物有三类,包括糖皮质激素(泼尼松、泼尼松龙)、细胞毒类药物(环磷酰胺、苯丁酸氮芥)及免疫抑制药(霉酚酸酯、环孢素 A、他克莫司及来氟米特等)。目前并没有一个统一的治疗方案,所用药物的组合、剂量及疗程等依具体病因及病理类型而异,儿童和成人也有很大差别,这将在各章节深入讨论。

(2)血管紧张素转换酶抑制药(ACEI)和血管紧张素Ⅰ型受体拮抗药(ARB):肾素-血管紧张素系统(RAS)的激活是蛋白尿的核心发病机制之一。在动物和人类试验都已经证实抑制RAS 可以有效减少蛋白尿。因此在蛋白尿疾病中 ACEI 和 ARB 被推荐作为降尿蛋白的一线药物使用,而不管患者是否存在高血压,肾病综合征也不例外。一般认为这两类药物通过扩张出球小动脉降低肾小球内压力,减少蛋白尿。也有研究证实它们有直接保护肾小球滤过屏障的作用。此外,大量临床研究证实了 ACEI 和 ARB 的肾保护作用,不管是在糖尿病还是非糖尿病肾病,这种保护和其降蛋白尿作用是相关的。但是在肾病综合征患者应用 ACEI 和 ARB 也需要谨慎。它们可能导致暂时的血肌酐上升,30% 以内的升高是可以接受的,超过这个程度要考虑暂时停药并且寻找可能的原因,例如肾动脉狭窄或低血容量。此外要警惕高钾血症,当血钾超过 5.5mmol/L 时要考虑减量或停药。同时应用 β 受体阻滞药、保钾利尿药和环孢素 A 可能增加高血钾的风险。ACEI 和 ARB 的降蛋白尿效果和剂量关系密切,国外研究证实大剂量应用有更好的降蛋白尿作用,例如厄贝沙坦可以用到 900mg/d,但国人很难耐受。在使用 ACEI 和 ARB 时应定期监测血压、血肌酐及血钾水平,在可以耐受的情况下逐步增加剂量以达到最佳疗效。合用 ACEI 和 ARB 理论上会有更好的效果,最近的一个荟萃分析也显示两者联用确实有额外的降蛋白尿效果,尽管有高钾血症的趋势。但是从"Ontargen"多中心研究来看,两者合用并没有体现出期望的优势,合用后尽管蛋白尿进一步减少,但是在生存和肾脏终点(肾衰竭或开始透析时间)上并没有显示益处,在有些患者甚至是有害的,低血压、高血钾及血肌酐上升的风险增加。

(3)其他药物:还有一些药物也用来治疗蛋白尿,但其效果和安全性有限或还没有足够的证据,这些药物一般不作为常规,但可试用于常规治疗无效的难治性肾病综合征。①非类固醇抗炎药(NSAIDs):据报道吲哚美辛有减少蛋白尿的作用,可能与抑制前列腺素生成,降低肾小球滤过率有关。但这类药物疗效难以持久,停药后易复发,且可能会影响肾脏血流及引起肾外副作用,因此应用受限。②免疫球蛋白:有报道静脉使用免疫球蛋白可以治疗膜性肾病的大量蛋白尿,但未得到更多研究的证实。③免疫刺激药:有报道使用左旋咪唑治疗儿童肾病综合征及激素抵抗的肾病综合征有一定的疗效,与其刺激 T 细胞功能,调节免疫作用有关。④醛固酮受体拮抗药:螺内酯作为一种醛固酮受体拮抗药,除了利尿作用,也有潜在的抗蛋白尿作用。研究证实,螺内酯加上 ACEI 和/或 ARB 在减少糖尿病肾病蛋白尿上有叠加效果。但此项观察为时较短,没有监测肾功能,还需要进一步研究。应用时需严密监测血钾变化。⑤肾素抑制药:直接抑制肾素活性的药物 Aliskiren 已经上市,近来的研究显示在 2 型糖尿病肾病 Aliskiren 和氯沙坦合用可以更好地减少蛋白尿。它与 ACEI 及 ARB 两者合用是否有更好的疗效目前还没有相应数据,作为一个新药,其疗效还需要更多研究证实。⑥雷公藤:作为传统中药使用多年,其治疗蛋白尿的效果已经得到肯定,但在肾病综合征一般不作为首选,因其治疗剂量和中毒剂量较为接近,使用时应谨慎。⑦利妥昔单抗:是一种针对 CD20 的人/鼠嵌合单抗,多用于治疗 CD20 阳性的 B 细胞非霍奇金淋巴瘤、急慢性淋巴细胞白血病、多发性骨髓瘤等。目前已试用于一些难治性肾病综合征,取得了一些效果,但鉴于患者数量和随访时间不足,还有待进一步研究。

(4)肾脏切除:在少数顽固性大量蛋白尿、常规治疗无效而可能引起不良后果的肾病综合征患者,有时候不得不接受肾脏切除手术以减轻蛋白尿对人体的危害。较常用于先天性肾病综合征,因为患儿大量蛋白从尿中丢失引起严重营养不良及发育障碍。也用于局灶节段性肾小球硬化的年轻患者及肾淀粉样变的老年患者,罕见用于 IgA 肾病、膜性肾病及膜增殖性肾炎。单侧肾切除对部分患者有效,但有些患者因为未切除的肾出现代偿性高滤过而失败。现在也有"内科切除"的方法,包括使用高剂量的非甾体类抗炎药等肾毒性药物及介入栓塞的方法。可以根据患者的具体情况选用。

(二)症状及并发症的治疗

1.水肿

肾病综合征的水肿在有些患者只是轻微的不适,对另一些患者来说可能是极大的痛苦,因此水肿的正确治疗非常重要。肾病综合征患者发生水、钠潴留的机制仍然存在争议,患者的血容量状态也没有定论,因此临床上要根据患者的具体情况决定治疗方案。限制水、钠摄入和卧床休息是最基本的要求,轻度水肿患者采取这两项措施就可能明显缓解,中重度水肿的患者往往要服用利尿药,更严重者需要住院治疗,直至水肿缓解。

使用利尿药前首先要评估患者的血容量状态和电解质平衡,低血容量不宜快速利尿。在单纯肾病综合征而没有高血压和肾功能异常的儿童患者,使用钠通道阻滞药阿米洛利有较好的疗效。如果肾功能正常,可选用阿米洛利、噻嗪类利尿药、螺内酯及袢利尿药。噻嗪类利尿药和醛固酮拮抗药常联合使用,在难治性水肿可以考虑加用袢利尿药等其他药物。使用利尿药应从小剂量开始,逐步增加,以避免造成血容量不足和电解质紊乱。水肿的消除速度不能太快,每天体重减少以 0.5～1.0kg 为宜。过度利尿的患者可能出现严重的血容量不足,出现四肢血管收缩、心动过速、直立性低血压、少尿甚至肾功能不全等症状,需要引起足够的重视。通过停止利尿、补液等手段一般可以解决。在血清白蛋白水平较低的患者单纯使用利尿药效果不佳,可以考虑在静脉输注白蛋白的同时使用利尿药。有一些因素可降低利尿药的作用。例如,肠黏膜水肿会减少药物吸收,肾小球滤过受损会减少水分的滤过,尿蛋白量过大也会降低利尿药效果。在利尿药效果不佳时要仔细分析原因,不能盲目加大剂量。在药物难以控制的水肿或出现急性肺水肿等紧急情况时,即使肾功能正常,也可以考虑进行临时透析治疗,清除水分。

2.预防和控制感染

严重感染一直被认为是肾病综合征最主要的、危及生命的并发症之一。因为肾病综合征患者存在免疫球蛋白丢失、补体丢失、淋巴细胞功能异常等因素,其免疫力远不如正常人,使用激素等免疫抑制药物,尤其不合理滥用更可能进一步降低免疫力。在抗生素和激素广泛应用之前,败血症占肾病综合征患者死亡病因的1/3,肺炎链球菌引起的败血症在儿童患者中占很大比例,腹膜炎、蜂窝织炎及尿路感染也是常见感染并发症;成人患者败血症相对少见,但细菌谱更广。在抗生素广泛使用的今天,感染仍然是肾病综合征患者的严重并发症,而且不限于普通细菌感染,各种罕见的耐药细菌、真菌及病毒感染都有可能引起感染。保持对肾病综合征患者感染的足够警惕是预防感染的重要前提。一般建议患者卧床休息,减少外出被感染的机会,必要时可采取戴口罩等防护措施。在正常人,接种疫苗是预防某种疾病的常规手段,但在肾病综合征患者这一存在免疫异常的特殊人群如何合理接种疫苗仍然不清楚,相关的研究非常缺乏。这对儿童患者尤其重要,因为儿童在成长过程中需要接种多种疫苗。一般认为肾病综合征儿童仍应根据年龄接种相应的疫苗,但应避免接种减毒活疫苗。在接受大剂量激素或其他免疫抑制药治疗的患者使用疫苗接种应格外谨慎。肺炎链球菌感染的发病率在降低,但在严重蛋白尿和低蛋白血症患者仍推荐注射肺炎链球菌疫苗进行预防。研究表明在儿童微小病变肾病患者使用肺炎链球菌疫苗后反应基本正常,尽管其抗体滴度低于正常水平并且快速下降,不到50%患者维持1年的有效免疫状态。英国指南推荐儿童肾病综合征患者每年注射流感疫苗,研究证实是有效的。此外,在儿童肾病综合征患者使用水痘疫苗也有一定的效果。许多肾脏科医师对肾病综合征患者预防性使用青霉素等抗生素,但迄今为止,没有任何循证医学证据支持这一做法。免疫球蛋白、胸腺肽及中药在预防感染上的作用也有报道,但缺乏更多的研究证实。

3.降脂治疗

肾病综合征时常伴有高脂血症,表面上它不如感染和血栓等并发症紧急,但不能因此而忽视。高脂血症是心血管疾病的高危因素,蛋白尿不能有效缓解的患者将长期面临这种风险。肾病综合征高脂血症的治疗非常困难,实际上,蛋白尿的缓解是最好的治疗方法。限制饮食作用有限,Gentile等研究发现富含不饱和脂肪酸的大豆素可降低血脂25%~30%,加上鱼油并不能进一步提高疗效。所有降脂药物都可用于肾病综合征患者,但最常用的仍然是他汀类药物及抑制胆汁酸的药物(降脂树脂)。降脂树脂单独使用最多可降低总胆固醇30%,他汀类药物可使低密度脂蛋白胆固醇降低10%~45%,同时降低三肽甘油。两者合用效果更好。纤维酸类降脂药主要降低三肽甘油,同时升高高密度脂蛋白水平,但发生肌病的风险增加。烟酸类药物也有降脂作用,但可能导致头痛及脸红,使用也受到限制。在普通人群长期使用小剂量阿司匹林有预防心血管疾病的作用,但在肾病患者的作用还不确定。

4.抗凝治疗

肾病综合征血栓-栓塞性疾病发生率报道很不一致,推测至少35%患者受到影响。静脉血栓-栓塞性疾病比冠状动脉病更常见,外周动脉也可能发生。常见的有深静脉血栓、肾静脉血栓和肺血栓-栓塞性疾病。膜性肾病患者特别容易出现血栓-栓塞性疾病的并发症,原因还不清楚,但这类患者大多年龄较大,可能血管本身存在一定的问题。通常认为肾病综合征患者的高凝状态是因为抗血栓因子从尿中丢失,而促凝血因子和纤维蛋白原水平常增加。在血清白蛋白浓度降到25g/L以下时高凝倾向尤其严重。但是需要指出凝血异常与血栓-栓塞性疾病之间的联系是不确定的,临床上没有合适的指标来指导医师何时需要预防性抗凝治疗。一些时候患者出现了深静脉血栓甚至肺栓塞都没有任何临床症状。目前也没有可靠的循证医学证据支持预防性抗凝治疗。一般认为高危患者应进行预防性抗凝治疗,常见的高危因素包括血清白蛋白浓度<20g/L、低血容量、长期卧床及膜性肾病等。抗凝治疗时间也没有明确规定,但蛋白尿缓解后即可考虑停止抗凝治疗。肾病综合征时易发生血栓栓塞性并发症的情况:①肾病综合征的严重程度(一般认为血浆白蛋白<20~25g/L);②基础的肾脏病(如狼疮肾炎伴抗磷脂抗体综合征);③既往出现过血栓栓塞事件(如深静脉血栓);④家族中存在血栓栓塞患者(血栓形成倾向),可能与遗传因素有关;⑤同时存在其他血栓形成的因素(如充血性心力衰竭、长期不能活动、病态的肥胖、骨科、腹部或妇科术后)。研究指出,膜性肾病患者使用抗凝治疗的益处要大过出血风险。住院期间皮下使用肝素或低分子肝素是常用的方法,口服华法林也可以选择,但应监测凝血酶原时间,国际标准化比值(INR)应控制在1.8~2.0。也可使用抗血小板药物,其使用方便且出血风险小,但预防血栓-栓塞性并发症的作用不确定。对于已经出现的深静脉血栓,可以应用标准的治疗方案进行溶栓及抗凝治疗,应密切监测患者是否有

出血情况。

5.降压治疗

血压的控制对于减少蛋白尿和保护肾功能都是至关重要的,肾病综合征患者的血压应尽可能控制在 130/80mmHg 以下。也要注意避免过度降压,尤其是在低血容量的患者,有时候需要 24 小时动态血压监测来调整药物剂量。在没有特别禁忌证时,所有类型降压药都可以用于肾病综合征,有时需要 2 种及 2 种以上的降压药才能控制血压。因为 ACEI 和 ARB 有独立于降压之外的肾保护作用,在没有高血钾、肾功能不全等禁忌的情况下无疑是首选。钙离子拮抗药因其降压效果好、有心血管保护作用,故常用。

6.保护肾功能

肾病综合征患者有相当一部分会出现肾功能受损,乃至进展到终末期肾病,这和患者本身的病因有很大关系,但是通过积极的预防和治疗可以减少这种进展的机会,因此在治疗蛋白尿的同时,不应忽视对肾功能的监测。一方面降蛋白尿、降脂及降压等治疗都有助于保护肾功能,应用其他治疗时也应考虑到对肾功能的影响;另一方面应根据患者肾功能水平调整治疗方案,如果患者出现肾功能受损则应仔细查找原因,有可逆因素的尽可能通过去除诱因及对症治疗等手段使其逆转,不可逆转的则按慢性肾脏病治疗指南的要求作相应调整。

(三)治疗策略

1.综合治疗

肾病综合征影响的并不仅仅是肾脏,由于大量蛋白从尿中丢失可影响全身多个系统,继发性肾病综合征更要考虑原发疾病的影响。减少蛋白尿是首要的治疗目标,但不能因此而忽略其他方面,这可能带来不利的后果。例如有一种常见的情况,医师为了更好地控制蛋白尿而使用很强的免疫抑制治疗,有可能控制住了蛋白尿,但引起了致命的感染,这显然是不合适的。要根据患者的具体情况全面考虑,在减少蛋白尿的同时维护机体的整体平衡。

2.合理选择药物

用于治疗肾病综合征的药物种类繁多,可能的不良反应也有轻有重,应用前应详细了解这些药物的适应证、禁忌证、不良反应及注意事项等,再根据患者的身体情况来合理选择。主要的药物如激素、环磷酰胺及环孢素 A 等均要长期使用,有较强的副作用,使用时更应慎重考虑。

3.规范化与个体化相结合

肾病综合征的病因及病理类型有很多,相应也有很多不同的治疗方案。以往肾病综合征的免疫抑制治疗多以经验性治疗为主,药物的剂量、疗程带有较大的随意性。但随着循证医学的发展,随机对照临床试验的增多,也出现了越来越多的指南与推荐。在临床实践中,应根据患者的临床及病理表现选择比较成熟的治疗方案,治疗过程中如需调整均应遵循一定的规范。切忌随意更改治疗方案,常犯的错误是一种药物疗程未满,马上换另一种药物,实际上前一种药物作用尚未完全显现出来。同时也应注意,每个患者的情况都是不一样的,不能机械地遵循前人的规范,必要时需作相应调整。

4.儿童和成人肾病综合征

儿童肾病综合征患者病理类型以微小病变肾病为主,因此临床上儿童诊断为肾病综合征时，可以先不进行肾穿刺活检即可使用足量糖皮质激素治疗，以争取时间。如果患者蛋白尿迅速缓解可继续治疗；如果出现对激素无反应或频繁复发等情况再考虑肾穿刺活检并调整治疗方案。成人肾病综合征病理类型较分散，虽可根据临床表现、年龄等作粗略估计，但并不准确，还是主张尽快进行肾穿刺活检，根据病理类型结合临床表现制订治疗方案。

5.肾病综合征的治疗前景

各种引起原发性肾病综合征的肾小球疾病的发病机制与免疫介导的炎症反应过程有关：如膜性肾病，与某些抗原性并不清楚的自身免疫发病机制有关；IgA 肾病、微小病变肾病，与 T 淋巴细胞的过度活化有关；局灶节段性肾小球硬化，与肾脏固有细胞的异常活化与转分化有关。因此，对于原发性肾病综合征治疗前景基本能上市针对免疫抑制与细胞增生的抑制。这方面的治疗措施在自身免疫性疾病（如类风湿关节炎药物）、移植免疫抑制剂及抗肿瘤药物方面有很大的进展，对于原发性肾病综合征的治疗可以借鉴这些方面的进展，包括：①一些新型的免疫抑制药物在本综合征中应用，如霉酚酸酯、来氟米特及他克莫司（FK506）等。②从细胞生物学的角度抑制 B 细胞；组织各种细胞因子（肿瘤坏死因子、白介素）针对补体成分的治疗、针对信号转导途径的治疗及具有免疫抑制作用的细胞因子的应用，如白介素 10 等。浙江大学附属第一医院的陈江华教授通过收集 2011 年 9 月 28 日至 2013 年 10 月 10 日间来自我国 8 家肾脏病中心的 119 位初发成人微小病变型肾病综合征患者的分组治疗数据发现，成人微小病变肾病的单独采用他克莫司治疗的方法，与传统的激素治疗方法相比，疗效相当，但副作用发生次数更少，这为肾病综合征的治疗提供了新思路。目前针对原发系膜性肾病应用 C5 抑制剂的前瞻、随机对照研究正在进行中。

第三节 IgA 肾病

一、定义

IgA 肾病（IgAN）是一类肾小球系膜区以 IgA 弥漫性沉积为特征的系膜增生性肾小球肾炎。1968 年，在免疫荧光技术被应用于肾活检组织检查时，IgAN 最早由法国病理学家 Jean Berger 命名，因此也称为 Berger 病。在肾活检检查广泛普及的西方和亚洲国家，IgAN 是最为常见的肾小球疾病，发病率在中国高达 30%～40%。在全球范围内 IgAN 是导致终末期肾脏疾病的主要病因之一。虽然 IgAN 具有上述独特的免疫病理特征，但其肾活检组织学表现变化多样，临床表现、治疗反应和预后也存在高度异质性。因此，IgA 肾病实际是一种具有特征性免疫病理表现、但由多种临床和病理表型组成的一组临床-病理综合征。另一方面，许多已知病因的肾小球疾病可以导致 IgA 在肾小球系膜区的沉积，例如狼疮性肾炎、过敏性紫癜性肾炎、肝病相关的肾损害、类风湿关节炎及肾损害等。这些"继发性 IgA 性肾病"通常是以其原发疾病命名，而不再称为 IgA 肾病。因此，只有那些病因不明的 Berger 病才能归入 IgA 肾病。

二、病因与发病机制

迄今确切的发病机制尚未阐明。多种因素参与 IgA 肾病的发生和发展。虽然 30％～50％患者发病之前有前驱感染，通常有突发肉眼血尿，但没有证据发现有任何特异抗原物质。肉眼血尿和上呼吸道感染的临床关联表明黏膜是外源性抗原进入体内的部位。长期以来，认为感染因素与 IgAN 发病有关，也有一些病例报告发现 IgAN 与微生物感染有关，包括细菌（弯曲杆菌、耶尔森鼠疫杆菌、支原体和嗜血杆菌）和病毒（巨细胞病毒、腺病毒、柯萨奇病毒和 EB 病毒）。有报道发现新月体形成的重型 IgAN 与重度葡萄球菌感染有关。另外，有证据表明某些 IgAN 患者黏膜对一些食物抗原具有高反应性，因此提示系膜区 IgA 沉积为对这些外源性抗原的免疫应答反应。这种免疫反应的另一个常见特征为 IgA 分子糖基化异常，循环中异常糖基化 IgA 引起自身 IgA 和 IgG 免疫反应，肾小球组织对 IgA 的沉积有着不同的反应，沉积的 IgA 能否引起 IgA 肾病取决于 IgA 与肾组织之间的相互作用，最终决定是否诱发 IgA 肾病、IgA 肾病的严重程度、病情的进展及最终预后。

1.IgA 免疫体系

IgA 是人体内含量最丰富的免疫球蛋白，并且主要与黏膜免疫防御有关。IgA 有 IgA_1 和 IgA2 两个亚型。与其他免疫球蛋白不同的是，IgA 在分子结构上存在独特的不均一性，表现为在不同的体液成分中其结构特征不同。循环中的 IgA 主要由骨髓产生，约 90％为 IgA_1，IgA2 只占 10％。血液循环中的 IgA_1 分子主要以单体形式存在，伴有少量大分子 IgA_1，包括二聚体 IgA_1（dIgA1）和多聚体 IgA_1（$pIgA_1$）。$dIgA_1$ 是由两个单体 IgA 通过 J 链连接形成的，而 $pIgA_1$ 的确切组成尚不清楚。IgA_1 的复合物可以是聚合的 IgA_1、含有 IgA_1 的免疫复合物或者是 IgA_1 与其他蛋白形成的复合物。

与 IgA2 分子不同，IgA_1 分子包含一个高度糖基化的铰链区。IgA_1 的铰链区是一段由 19 个氨基酸残基组成的富含脯氨酸（Pro）、丝氨酸（Ser）和苏氨酸（Thr）的肽链。它具有高度糖基化，每个 IgA_1 铰链区肽链都存在 6 个潜在的 O-糖基化位点。首先在尿嘧啶-N-乙酰半乳糖胺转移酶 2 的催化下将 N-乙酰半乳糖胺转移至丝氨酸或苏氨酸然后在 $β_1$,3-半乳糖转移酶催化下将半乳糖基由尿嘧啶二磷酸半乳糖胺转移至 N-乙酰半乳糖胺。在这一反应中，$β_1$,3-半乳糖转移酶的活性依赖于其分子伴侣的作用。最后通过 $α_2$,6-唾液酸转移酶将带负电荷的唾液酸转移至半乳糖和 N-乙酰半乳糖胺，由此形成 IgA_1 分子的五种糖链。

IgAN 系膜区免疫沉积物主要为 $pIgA_1$。临床与黏膜感或金黄色葡萄球菌超抗原的联系表明黏膜免疫系统缺陷致 $pIgA_1$ 生成过多。然而，IgAN 患者的黏膜 $pIgA_1$ 产生下降，而骨髓 $pIgA_1$ 产生上调，系统免疫的 $pIgA_1$ 反应增强，而黏膜免疫的 $pIgA_1$ 反应减弱。受损的黏膜 IgA 应答使增强的抗原透入骨髓，这可能是 IgAN 的主要生理异常，但这一点目前尚未证明。另有一点尚未明确的是黏膜 IgA 产生浆细胞迁移至骨髓的假说，这一假说可以部分解释 IgAN 中血清 IgA 的特异性糖基化。IgAN 患者扁桃体 pIgA 产生也增强。有病例报道 IgAN 肾小球系膜区有 sIgA 沉积，这一点不能用目前的病因学观点解释。另外，肝细胞清除 IgA 下降，可能因为 IgAN 患者 1/3 的 IgAN 和 HSP 患者的血清 IgA 水平升高，mIgA 和 pIgA 均升高。但血清高 IgA 水平不足以导致 IgAN。多发性骨髓瘤、多克隆 IgA 病和艾滋病的循环高水平 IgA 很少引起肾小球系膜 IgA 沉积。

循环系统大分子 IgA 是 IgAN 特有的特征。虽然抗原很少被识别，但通常描述这种大分子 IgA 为 IgA 免疫复合物。30% 的 IgAN 患者和 55% 的 HSP 患者的循环系统存在 IgA 类风湿因子（抗 IgG 恒定区 IgA）。体外实验研究表明 IgAN 患者单核细胞产生 IgA 增加，并且这些细胞出现细胞因子产生异常。但是这些发现在体内试验尚没有证实。

2.IgA 糖基化

IgA$_1$ 铰链区有特异 O-接糖链；IgA2 没有铰链区，没有这种特异性糖。有证据表明 IgAN 和 HSP 患者的循环 IgA$_1$ 铰链区 O-连接糖类的糖基化出现异常，原因是 IgAN 患者的淋巴细胞产生异常的 IgA。一些数据提示 IgA$_1$ 的 O 糖基化转移酶缺陷可能存在基因变异。另一些研究发现主要异常可能是黏膜 IgA 异常类型，与血清 IgA$_1$ 糖基化类型不同的 IgA$_1$ 到达血液循环中。例如，通过黏膜淋巴组织迁移至骨髓，使循环 IgA$_1$ 糖基化类型异常。这种改变与体外试验一致，IgAN 患者的永久性淋巴细胞不断产生糖基化异常的二聚或多聚 IgA。此外，在 IgA 肾病患者黏膜免疫相关的淋巴器官-扁桃体中的 IgA$_1$ 分子，也存在着糖基化的缺失，提示患者血清中糖基化缺失的 IgA$_1$ 可能部分来自于黏膜的分泌型 IgA。

IgAN 患者肾小球内沉积的 IgA$_1$ 也存在相同的 O-连接糖基化异常。糖基化异常导致机体产生抗 IgA 的 IgG 自身抗体，还可导致 IgA$_1$ 免疫复合物更易形成，直接干扰 IgA$_1$ 与基质蛋白、系膜细胞或单核细胞 Fe 受体的相互作用，从而加速 IgA$_1$ 沉积。此外，还可通过抑制 IgA$_1$ 与肝细胞和循环骨髓细胞 IgA 受体的相互作用来减少 IgA$_1$ 的降解清除。

此外，研究还发现缺乏唾液酸及半乳糖的 IgA$_1$ 分子与细胞外基质成分纤维连接蛋白及 Ⅳ 型胶原的亲和性增加：IgA$_1$ 分子聚合过程的关键酶 β$_1$,3-半乳糖转移酶的功能异常可能是导致其结构异常的关键，此酶可以将尿嘧啶中的半乳糖转移至 O 聚糖链上。而且上述糖基化异常同样存在于过敏性紫癜患者，但仅限于伴有紫癜性肾炎的患者。因此提示异常糖基化的 IgA$_1$ 可能与肾脏损害有关。

3.IgA 清除

IgA 及 IgA$_1$-免疫复合物的清除主要通过两个受体。一是仅位于肝细胞表面的去唾液酸糖蛋白受体，表达后可以识别铰链区 O 糖链而与 IgA 结合；其次是 IgAFc 受体（FcaR、CD89），在中性粒细胞、单核细胞和嗜酸性粒细胞多处表达，能够与单体、二聚体 IgA$_1$ 和 IgA2 结合，介导 IgA 内吞及分解代谢。在 IgA 肾病时，无论是肝脏去唾液酸糖蛋白受体还是骨髓 CD89 表达均明显下调，从而大大影响 IgA 从循环中的清除，继而引起血清中 IgA 水平增加。因此，上述两种受体功能异常也在 IgA 肾病的发病环节上起一定作用。

4.IgA 在系膜区的沉积

IgA$_1$ 循环免疫复合物在肾小球系膜区沉积的机制目前并不十分清楚，部分认为是通过与系膜细胞的抗原结合、电荷依赖或者是通过植物凝集素样结合体与系膜细胞结合，但均未得到肯定的证实。虽然 IgA 骨髓瘤患者血清中 IgA$_1$ 水平升高，但只有存在 IgA$_1$ 糖基化异常的患者才会出现肾脏免疫复合物的沉积，提示 IgA$_1$ 大分子复合物易沉积于肾小球系膜区与其糖基化异常相关。糖基化缺陷的 IgA$_1$ 容易自身聚合或与血液中的 IgG、IgM、C$_3$ 等形成循环免疫复合物,而这个大分子复合物不易通过内皮间隙被肝细胞清除,但能通过肾小球内皮细胞间隙进而沉积在系膜区,沉积过多时则进一步沉积于毛细血管壁。

5.IgA 沉积导致肾小球损伤

不论 IgA_1 通过何种机制介导与肾小球系膜细胞结合,这一过程对后续炎症过程都起到始动作用。已有证据表明,$pIgA_1$ 与系膜细胞 IgA 受体的交联可以使系膜细胞产生促炎症和促纤维化的反应,其表现与肾活检病理标本中所见的系膜细胞增殖相一致。糖基化缺陷的 IgA_1 聚合物与人体系膜细胞亲和力明显大于正常人,并能刺激核转录因子(NFκB)表达,调节激酶(ERK)磷酸化、DNA 合成,分泌 IL-6、IL-8、IL-1β、TNF-α、MCP-1 及血小板活化因子(PAF)和巨噬细胞转移抑制因子(MIF)等,从而诱发系膜细胞增殖和炎症反应,导致肾脏固有细胞的损伤。IgA_1 还可通过调整系膜细胞整合素的表达改变系膜基质的相互作用,这在肾小球损伤后的系膜重塑中起着重要作用,新近研究显示 IgA 肾病患者 $pIgA_1$ 可通过激活肾素血管紧张素系统(RAS),刺激 TGF-β 分泌在肾小球硬化中发挥作用。此外肾脏局部补体的活化可以影响肾小球损伤的程度,通过旁路途径和甘露糖-凝集素(MBL)途径,活化系膜细胞产生炎症介质和基质蛋白。这些发现提示 IgA_1 分子的糖基化异常在 IgA 系膜区的沉积和后续所致损伤中具有重要作用。

6.IgA 肾病动物模型

动物模型的 IgA 没有人类 IgA 的 IgA_1 特性,一些动物模型的 IgA 清除机制也与人类不同。因此,即使动物模型存在系膜 IgA 沉积,提供了许多 IgA 沉积后发病机制的途径,也与人类系膜 pIgA 沉积机制不尽相同。目前尚没有理想的 IgA 肾病的动物模型。

7.IgA 肾病的遗传学研究

遗传因素参与 IgA 肾病发病多年来一直为人们所关注。IgA 肾病具有家族聚集性并在不同种族人群之间的发病率存在差异,表明遗传因素在 IgA 肾病发病机制中发挥了重要作用。近年来基于家族性 IgA 肾病的连锁分析和基于大样本散发性患者进行的全基因组关联研究(GWAS)发现了多个 IgA 肾病的易感基因座位,为探讨 IgA 肾病发病机制提供了重要线索。目前研究发现的家族性 IgA 肾病关联的染色体区段,包括 6q22~23、4q26~31、17q12~22 和 2q36,但至今尚无法精确定位上述染色体区段上与 IgA 肾病关联的具体的致病基因,提示 IgA 肾病遗传背景的复杂性;而随着高通量基因分型技术的出现,在全基因组水平上进行关联分析的 GWAS 成为发现复杂性疾病易感基因的有效手段。截至目前,在 IgA 肾病开展的 5 个 GWAS 共发现了 18 个易感基因座位,极大地丰富了对 IgA 肾病发病机制的认识。目前诸多证据证明 IgA 肾病是一个多基因、多因素复杂性状疾病,遗传因素可能在 IgA 肾病的疾病易感性与病变进展过程的各个环节中都起重要的作用。

近十余年来关于 IgA 肾病发病机制主要的研究进展包括如下几个方面:①研究证实系膜区 IgA 沉积物主要是 IgA_1 亚型,而非 IgA2,并且是以多聚 IgA_1($pIgA_1$)为主;②IgA 肾病患者外周血中 IgA_1 水平明显升高,而且升高的 IgA_1 分子存在显著的半乳糖缺失;③半乳糖缺陷 IgA_1 分子(Gd-IgA_1)可作为自身抗原诱发自身抗体(称为抗糖抗体)的产生,形成循环免疫复合物在肾脏沉积从而诱发 IgA 肾病发病和进展;④基于大样本 IgA 肾病患者进行的全基因组关联研究(GWAS)发现了多个易感基因座位和位点,丰富了对 IgA 肾病发病机制的认识;

⑤补体活化在 IgA 肾病的发生发展中从遗传学到发病机制的研究逐步深入。基于上述研究进展,提出了 IgA 肾病发病机制的"四重打击学说":首先,IgA 肾病患者循环中存在高水平的半乳糖缺失的 IgA_1(Gd-IgA_1)(第一重打击);其次 Cd-IgA_1 作为自身抗原诱发自身抗体的产生(抗糖抗体)(第二重打击);之后两者形成循环免疫复合物在肾脏沉积(第三重打击);最终通过激活补体、诱发炎症因子等途径致肾组织损伤(第四重打击),导致 IgA 肾病的发病和进展。目前认为 IgA_1 分子的糖基化异常造成 IgA_1 易于自身聚集或被 IgC 或 IgA 识别形成"致病性"免疫复合物,可能是 IgA 肾病发病中的始动因素,而遗传因素可能参与或调节上述发病或进展的各个环节。

三、流行病学

IgA 肾病是肾小球疾病最常见的类型。其发病率为每年每 10 万成人至少有 2.5 人发病。世界不同地区人群 IgA 肾病发病率存在差异,以平原地区较多见。在我国 IgA 肾病是最常见的肾小球疾病,约占原发性肾小球肾炎的 45.3%,占肾小球疾病总体的 33.2%。发病率显著的区域差异与种族易感性有关。例如,美国黑种人 IgAN 发病率较欧洲白种人低,世界各地也陆续有一些 IgA 肾病家系和家族聚集性的报道,也提示遗传因素参与 IgA 肾病的发病。此外,不同国家或地区对肾脏疾病的监控及肾活检的指征和时机也是造成发病率不同的原因。日本一个关于肾脏供体的研究,提示伴有系膜增生和肾小球 C_3 沉积的供者占总人口的 1.6%,这表明部分 IgAN 患者临床表现隐匿。由于 IgA 肾病的诊断依赖于肾活检病理,IgA 肾病的发生率在世界许多地区可能被低估。此外,IgA 肾病发病率还可能与当地生活方式有关。

IgA 肾病可发生在任何年龄,16~35 岁的患者占总发患者数的 80%,性别比例各国报道不同,男女发病之比为 2:1 至 6:1。

四、临床表现

IgA 肾病临床表现随着发病年龄发生大范围变化,但以青壮年为主。该病没有特异性症状,不同病例临床进程及预后差别很大。在欧洲人群中,男性发病率较女性高,男女比例为 3:1。在大多数亚洲国家,男女发病率接近 1:1。西方人与国人 IgA 肾病的临床表现有明显差异。例如澳大利亚人高血压常见,而国人则尿检明显异常与腰痛更常见。在我国许多患者是在因各种条件(如体检)下偶然尿检异常,然后进行肾活检才明确诊断的。临床表现多种多样,可以出现肾小球疾病所有的临床综合征表现,如肾炎综合征、肾病综合征及急进性肾炎综合征等,最常见的临床表现为发作性肉眼血尿和无症状性血尿和/或蛋白尿。

1.肉眼血尿

40%~50% IgAN 患者主要临床症状为发作性肉眼血尿,特别是青少年患者,我国出现反复肉眼血尿症状的比例为 14%,单次肉眼血尿发生率为 18.2%,一般为褐色血尿而不是红色,血块不常见。在肉眼血尿发作时,患者可伴有全身轻微症状,如低热、全身不适和肌肉酸痛,个别患者由于肾脏包膜肿胀可引起腰痛。血尿通常发生在黏膜感染后,一般为上呼吸道感染(咽炎与扁桃体炎等),也可在受凉、过度劳累、预防接种及肺炎等影响下出现,偶尔为胃肠道感染或尿路感染后。血尿通常在出现感染症状后的卜2天内明显,可与感染后1~2周出现的感染后肾小球肾炎相鉴别。肉眼血尿可在几天后自发缓解,镜下血尿持续存在。许多患者没有明显血尿发作,而血尿发生较少或很快缓解,这种血尿的发生可能与急性肾损伤有关,可能是由于红细胞管型堵塞肾小管及肾小管坏死。表现为反复肉眼血尿的患者预后较好,与只有一次孤立性肉眼血尿发作的患者在本质上不同,后者可合并肾病综合征及高血压。

2.无症状血尿和蛋白尿

30%~40%的IgAN患者尿检异常者无明显症状,多为体检时发现。镜下血尿伴或不伴蛋白尿(一般<2g/24h)。这类患者的诊断率取决于当地尿筛查普及度和单纯性镜下血尿患者肾活检的应用。许多IgAN患者无明显症状而在尿检时被发现。尿蛋白少于1.0g/24h的IgA肾病患者约占总数的53.2%。单纯尿检异常在成人患者中多见,部分患者在病程中可出现肉眼血尿,也可能出现高血压和肾功能损害。

3.蛋白尿和肾病综合征

IgAN患者很少出现只有蛋白尿而没有镜下血尿,典型肾病综合征并不常见。但可能出现肾病范围内蛋白尿,西方国家只有5%IgAN的患者出现肾病综合征,而亚洲国家IgA肾病的肾病综合征发生率总的来说比西方国家稍高,为10%~16.7%。研究表明,尿蛋白超过1g/24h是IgA肾病预后不良的因素之一。肾病综合征多发生于肾小球病变严重的病例。患者出现较多局灶节段性肾小球硬化样病变,伴有足细胞损伤,较广泛的小管间质损害或新月体形成等。部分临床表现为肾病综合征的IgA肾病患者,肾病综合征一般出现在疾病早期,组织学表现为微小病变性和活动性系膜增生性肾小球肾炎,电镜下可以见到广泛的足突融合。这一类型目前认为是肾小球微小病变合并肾小球系膜区IgA沉积,治疗原则按照肾小球微小病变处理,对糖皮质激素治疗反应好,预后良好。

4.高血压

成年IgA肾病患者中高血压的发生率为20%,而在儿童IgA肾病患者中仅占5%。起病时即有高血压者不常见,随着病程的进展高血压的发生率增高,高血压出现在肾衰竭前平均6年。有高血压的IgA肾病患者肾活检多有弥漫性小动脉内膜病变,肾血管病变多继发于肾小球损害,常与广泛的肾小球病变平行,严重的肾血管损害加重肾小球缺血。但也有部分患者即使临床无高血压症状,病理肾小球病变轻微,小动脉管壁也可增厚。IgA肾病是恶性高血压中最常见的肾性继发因素,多见于青壮年男性,表现为头晕,头痛,视力模糊,恶心呕吐,舒张压≥130mmHg,眼底血管病变在Ⅲ级以上,可伴有肾衰竭和/或心功能衰竭,急性肺水肿,若不及时处理可危及生命。

5.急性肾损伤

虽然在所有IgAN患者中只有不到5%的患者出现AKI,但有研究报道在大于65岁的老年患者中有多达27%的患者出现AKI。主要见于下面几种情况:①急性重症免疫炎症反应:有肾小球坏死和新月体形成,并有血管炎样病变,可能为IgAN的首要表现或在原有慢性疾病上出现。②急性肾炎综合征:表现为血尿,蛋白尿,可有水肿和高血压,患者起病急,常有前驱感染史,少数患者出现一过性的血肌酐上升,但血肌酐很少≥400μmol/L,肾脏病理与急性链球菌感染后肾小球肾炎相似,以毛细血管内皮细胞增生为主要病变。③红细胞管型所致急性肾小管损伤:患者常表现为大量肉眼血尿,可因血红蛋白对肾小管的毒性和红细胞管型堵塞肾小管引起急性小管坏死,多为一过性,有时临床不易察觉。大量蛋白尿导致肾小管被红细胞阻塞,接受抗凝药物治疗的患者更易出现大量红细胞管型,病理表现为轻度肾小球损伤。④IgA肾病合并恶性高血压:多见于青壮年男性,除了急性肾损伤表现外,符合恶性高血压的临床表现,部分患者同时还有血栓性微血管病的临床和病理表现。⑤IgA肾病合并急性小管间质肾病:多数由药物导致,也可能合并自身免疫性肾小管间质肾病,尤其是在老年患者,很多在慢性肾脏病基础上出现急性肾损伤。

6.慢性肾脏病

一些患者初次诊断IgAN时已出现肾损伤和高血压,这些患者常常为年老患者,患者可能长期存在肾脏疾病而在发病前没有诊断,一般没有明显肉眼血尿症状,也没有行尿液检查。与其他慢性肾脏疾病一样,高血压症状常见,5%患者出现恶性高血压。欧美国家慢性肾功能不全发生率高于亚洲国家。这一差别可能与肾活检指征不同有关,早期活检、早期治疗的预后较好。肾活检时已有血清肌酐升高是预后不良的重要因素。

五、实验室检查

迄今为止,IgA肾病尚缺乏特异性的血清学或实验室诊断性检查。

1.尿常规检查

IgA肾病患者典型的尿检异常为持续性镜下血尿和/或蛋白尿。尿相差显微镜异形红细胞增多>50%,提示为肾小球源性血尿,部分患者表现为混合型血尿,偶可见红细胞管型。大多数患者为轻度的蛋白尿,但也有患者表现为大量蛋白尿甚至肾病综合征。

2.血生化检查

IgA肾病患者可有不同程度的肾功能减退,主要表现为肌酐清除率降低,血尿素氮和肌酐逐渐升高,血尿酸常升高;同时可伴有不同程度的肾小管功能的减退。患者血尿酸常增高,也可以合并脂代谢紊乱的相关指标。

3.免疫学检查

IgA肾病患者血清中IgA水平增高的比例各国报道不同,约占30%～70%不等,我国占10%～30%。血清中IgA水平的增高在IgA肾病患者中并非特异。

4.其他检查

近年的研究发现IgA肾病患者IgA$_1$分子O-糖修饰存在明显的半乳糖缺失,不同种族和地区的大样本人群研究证明IgA肾病患者外周血中半乳糖缺陷的IgA$_1$分子(Gd-IgA$_1$)明显高于正常对照人群,并且与IgA肾病临床、病理的严重程度和预后相关,提示Cd-IgA$_1$对IgA肾病可能有潜在的无创性诊断价值。另一方面,也有研究报告IgA肾病患者存在高水平的抗Gd-IgA自身抗体,但目前的结果显示IgA肾病患者与正常对照的Gd-IgA$_1$水平存在很大的重叠,而且Gd-IgA$_1$水平在不同的人群中的差异很大,加之检测技术的方法学还存在诸多问题,因此无论是Cd-IgA$_1$水平还是抗Gd-IgA自身抗体的检测尚未在临床广泛应用。

六、病理及免疫病理

IgA肾病的特征是以IgA为主的免疫复合物在肾小球系膜区沉积,因此肾组织病理及免疫病理检查是IgA肾病确诊的必备手段。

1.免疫沉积物

免疫沉积物可以通过免疫荧光或免疫组化检查。系膜区IgA弥漫性沉积是IgAN的特征性的特点。多达90%患者为C_3沉积,40%患者为IgG或IgM沉积。IgA也可沿血管壁沉积,尤其是在紫癜性肾炎更为突出。膜攻击补体复合物($C5b\sim9$)和备解素沉积而无C4提示补体旁路途径活化。成人或儿童患者经过长期临床缓解后,组织IgA沉积物有可能消失。约1/3患者出现系膜区sIgA沉积,这是疾病严重的特征。如果在肾穿刺标本中IgA伴有较强的IgG沉积时,C1q的存在首先应除外狼疮性肾炎。近期有研究显示系膜区C_3的活化可能是通过甘露醇结合植物凝集素途径发生的。

2.光镜下表现

光镜下表现可有多种变化,并与IgA沉积物分布无关。IgA肾病主要累及肾小球,基本病变类型为系膜增生,但病变类型多种多样,可涉及增生性肾小球肾炎的所有病理表型,包括肾小球轻微病变、系膜增生性病变、局灶节段性病变、毛细血管内增生性病变、系膜毛细血管性病变、新月体性病变及硬化性病变,单纯膜性病变虽有少数报道,但尚未获得公认。典型病例为弥漫性肾小球系膜细胞和系膜基质增生,可出现毛细血管内细胞增多。局灶节段性或球性肾小球硬化提示疾病在一段时间内处在进展期。肾小球与肾小球之间病变程度不一,是IgA肾病的一个特点,肾小球周围常出现灶性炎症细胞浸润。系膜严重增生时可插入内皮下构成除肾小球改变外,即使在只有毛细血管祥节段性双轨,但很少出现肾小球分叶或弥漫双轨形成。一部分患者可出现毛细血管祥坏死,伴有新月体形成,新月体的形态多样化,但多数为小新月体或半月状。在肉眼血尿发生1个月内,发现新月体发生率明显增加。高血压的患者,球前血管常出现管壁透明变性和内膜下纤维化。与其他进行性肾小球疾病一样,长期IgAN患者肾小管间质炎症反应导致间质纤维化和小管萎缩,肾小管萎缩和间质纤维化一般与肾小球球性硬化相伴随,是疾病预后的不良因素,部分IgA肾病患者中还可见间质泡沫细胞。有时与微小病变性合并存在,但存在系膜区IgA沉积。

组织形态学表现对缓慢进展性患者的预后评估有价值。目前普遍公认的是2017年更新的IgAN牛津病理分型,该分型确定了5个能预测预后且光镜下容易评分的病理病变指标:系膜细胞增生(M0/M1)、毛细血管内皮细胞增生(E0/E1)、节段性硬化(S0/S1,及是否伴有足细胞肥大/尖端损伤)、小管萎缩和间质纤维化($<25\%$,$26\%\sim50\%$,$>50\%$;T0/1/2)、新月体比例(0,$<25\%$,$>25\%$;C0/1/2)构成了牛津病理分型MEST-C体系。IgA肾病牛津病理分型工作组建议在IgA肾病的病理报告中需要对肾活检组织的光镜、免疫荧光和电镜发现的病变进行详细描述,并对上述能独立预测肾脏预后的5个病理指标进行评分,同时还需要报告肾活检组织的总肾小球数目和毛细血管内细胞增生、毛细血管外增生、球性硬化和节段硬化的肾小球数目。需要指出的是牛津病理分型(包括近期的更新)均为回顾性研究,虽然经过了来自不同国家的多个肾脏病中心进行的外部验证,但由于入选病例临床表现的不同、随访过程中治疗不同、种族的差异,该病理分型的临床意义和应用价值仍有待进一步大样本、多中心、前瞻性研究进行证实。

3.电镜表现

电镜下可见系膜区或毛细血管壁高电子致密物沉积,与 IgA 沉积分布一致,致密物沉积的量与免疫组化染色强度一致。少数患者可以出现系膜区半球形电子致密物,并导致系膜区的膨出。虽然上皮下和内皮下也可见沉积物,但典型电子致密沉积物局限于系膜区和系膜旁区。IgA 肾病患者内皮下致密物沉积一般呈节段性,有时伴肾小球基底膜阶段双轨形成。足细胞足突节段性融合,部分临床表现大量蛋白尿或肾病综合征患者,可以见到足细胞足突融合弥漫。肾小球入球小动脉壁也被发现存在电子致密物沉积。此外,在毛细血管袢坏死等重症病例中,可见胶原纤维的局部沉积。多达 1/3 患者肾小球基底膜(GBM)局灶变薄,偶尔可有广泛变薄,与薄基底膜肾病相似。

七、诊断与鉴别诊断

IgA 肾病临床表现多种多样,多见于青壮年,与感染同步的血尿(镜下或肉眼),伴或不伴蛋白尿,从临床上应考虑 IgA 肾病的可能性。但是 IgA 肾病的确诊依赖于肾活检,尤其需免疫病理或免疫组化明确 IgA 或以 IgA 为主的免疫复合物在肾小球系膜区弥漫沉积。因此无论临床表现上考虑 IgA 肾病的可能性多大,肾活检病理在确诊 IgA 肾病是必备的。要充分利用光镜、免疫病理和电镜检查提供的信息,保证诊断的准确性。IgA 肾病病理表现多样,缺乏特征性病变,因此,IgA 肾病的诊断是建立在充分排除了继发性肾脏病的基础上的。若在系膜病变的基础上发现较多的炎性细胞浸润,内皮细胞病变,广泛的新月体形成,毛细血管袢坏死和突出的小管阀质病变,包括间质血管炎性病变要注意搜寻继发性病因。IgA 肾病肾小球病变可以很不均一,存在着局灶加重的现象,包括肾小球周围炎性细胞浸润也存在着类似的表现。国内目前对免疫荧光检查在 IgA 肾病诊断中的价值重视不够,要特别注意免疫荧光检查 IgA 在肾小球内分布上的特点,这对于鉴别诊断有一定的帮助。IgA 的沉积是沿着系膜区弥漫性分布。在免疫荧光下,必须确认这一形态特点,同时强调 IgA"弥漫性沉积"的意义。IgA 如果节段性沉积要注意非 IgA 肾病节段性硬化性病变所致循环中大分子物质在局部的滞留。IgA 肾病患者 IgA 沉积除系膜区外可伴血管袢沉积,但是广泛的血管袢沉积则要考虑继发性因素的可能。此外,还要注意免疫复合物沉积的种类。IgA 肾病患者肾小球系膜区除 IgA 沉积外,往往同时伴有 C_3 的沉积,还可以有 IgG 和 IgM 的沉积,若出现 C_4、C1q 沉积,一定要排除继发性病因。肾小球系膜区和系膜旁区电子致密物沉积是 IgA 肾病典型的电镜下表现。IgA 肾病患者电镜下未见电子致密物非常少见。部分患者可见内皮下电子致密物,但多为节段性,往往由系膜旁区延伸而来。若观察到较广泛的内皮下和上皮侧及基底膜内电子致密物要警惕继发性因素的存在。病因诊断是有效治疗的基础,许多继发性 IgA 肾病的原发病是可治的。因此,提高对继发性 IgA 肾病的认识,是解决好 IgA 肾病临床治疗的关键。

系膜区 IgA 沉积也可见于其他疾病,但一般可以通过临床症状、血清学表现和组织学表现鉴别。

除了与上述继发性 IgA 肾小球系膜区沉积的疾病鉴别以外,结合临床表现还需与以下疾病鉴别:

(1)肾小球 IgA 沉积为主的急性感染后肾小球肾炎:一般在金黄色葡萄球菌感染后发生。糖尿病是主要的发病危险因素。与 IgAN 相比,IgA 沉积为主的急性肾小球肾炎常见于老年患者,更易发生 AKI,有金黄色葡萄球菌感染史,有低补体血症,光镜下肾小球毛细血管内皮细胞弥漫增生和明显中性粒细胞浸润,免疫荧光染色 C_3 强于 IgA,电镜下上皮下驼峰样物质形成。

(2)过敏性紫癜肾炎:该病与 IgA 肾病病理、免疫组织学特征完全相同。临床上 IgA 肾病患者病情演变缓慢,而紫癜性肾炎起病多为急性,除肾脏表现外,还可有典型的皮肤紫癜、黑粪、腹痛、关节痛及全身血管炎改变等,目前两者的鉴别主要依靠临床表现。

(3)以血尿为主要表现的单基因遗传性肾小球疾病:薄基底膜肾病和 Alport 综合征。前者主要表现为持续性镜下血尿,肾脏是唯一受累器官,通常血压正常,肾功能长期维持在正常范围,病程为良性过程;后者是以血尿,进行性肾功能减退直至终末期肾脏病,感音神经性耳聋及眼部病变为临床特点的遗传性疾病综合征。除肾脏受累外,还有多个器官系统受累,而且两者的遗传方式不同,薄基底膜肾病多为常染色体显性遗传,Alport 综合征 85% 以上为性染色体 X 连锁显性遗传,15% 左右为常染色体阴性遗传及极少部分为常染色体显性遗传。肾脏病理检查是明确和鉴别三种疾病的主要手段,电镜检查尤为重要。此外,肾组织及皮肤Ⅳ型胶原 α 链检测乃至家系的连锁分析对于鉴别家族性 IgA 肾病,薄基底膜肾病和 Alport 综合征具有重要意义。另外,有研究显示 IgA 肾病患者中有约 6% 经电镜检查证实合并薄基底膜肾病。因此家族性 IgA 肾病诊断应强调同时电镜检查以除外薄基底膜肾病和早期 Alport 综合征。Ⅳ型胶原基因检测对鉴别诊断亦有重要意义。

八、IgA 肾病进展和预后的危险因素

近来对 IgAN 自然病程的长期研究重新评估了 IgAN 的预后。病程 20 年的患者中,1/4 患者发展为 ESRD,20% 的患者肾功能进行性恶化。

IgAN 发展为 ESRD 的风险不是特异性的,因为任何一种慢性肾小球疾病出现高血压、蛋白尿,肾小球滤过率降低,肾小球和间质纤维化均提示预后较差。高尿酸血症、吸烟和体质指数升高是疾病进展风险的危险因素,但只有高血压和蛋白尿是可靠的预后危险因素。加拿大和法国的一些研究指出蛋白尿低于0.2g/24h,血压正常时,疾病进展风险可忽略不计。尽管提高镜下血尿检出率能诊断更多的 IgAN 人群,但其中将包含更多预后良好的患者,这样就改变了疾病整体的发展和预后。肉眼血尿可发生于疾病自然发展病程早期。一般来讲肉眼血尿的发生不提示预后差,但老年患者出现发作肉眼血尿对预后有不良影响。

肾活检确诊为 IgAN 而症状较轻的患者,如单纯性血尿、轻度或无蛋白尿、血压正常和 GFR 正常,其7～10年预后多半较好。然而,多达 40qo 患者发展为蛋白尿进行性增多,多达 5% 患者在这期间出现 CFR 下降,提示这类患者定期随诊的重要性。关于长期随访的大型研

究表明长期随访减少了上述情况的发生。

IgAN 牛津分型表明系膜增生、毛细血管内增生和节段性硬化、肾小管萎缩和间质纤维化均为预后预测因素。

IgAN 的肾脏移植移植治疗相关数据表明在 IgAN 为主要肾脏疾病的患者,肾移植治疗在前 10 年的疾病结局没有很大变化;疾病复发可能加速移植失功。多达 60% 的 IgAN 患者肾移植数天或数周后其移植肾系膜区再次出现 IgA 沉积,其发生率随时间而增加。一些研究表明,活体供肾和尸体供肾 IgAN 再发的比例分别为 30% 和 23%,但并不影响器官成活。然而,任何泌尿系统异常与供肾的关系需进一步评估,必要时行肾活检。新月体性 IgAN 再发且肾功能急剧恶化的发生少见。研究发现伴有 IgA 沉积的尸体供肾被移植到无 IgAN 的受体内后,所有受试对象 IgA 沉积物均快速消失,证明 IgAN 的疾病根源为 IgA 免疫系统异常而不是肾脏本身异常。

九、IgA 肾病治疗

IgA 肾病患者临床、病理表现和预后存在高度异质性,目前病因和发病机制尚未明确,因而没有统一的治疗方案。2012 年发表的改善全球肾脏病预后组织(KDIGO)肾小球肾炎临床实践指南是根据当时的系统文献复习提供的临床研究证据制定,为 IgA 肾病的治疗原则提供了循证医学证据。

(一)IgA 肾病的治疗原则

(1)轻微尿检异常、GFR 正常、血压正常的患者预后良好,但需要长期(>10 年)定期随诊。

(2)明显蛋白尿(尿蛋白>0.5~1g/d),高血压,GFR 下降的预后中等的患者需给予全面综合支持治疗(3~6 个月)。

①GFR>50mL/min 时,若尿蛋白<1g/d,GFR 正常,则只需行支持治疗;若尿蛋白>1g/d,则需在支持治疗的基础上进行糖皮质激素治疗 6 个月。

②当 30mL/min<GFR<50mL/nun 时,支持治疗,并可酌情使用免疫抑制剂。

③当 CFR<30mL/min 时,支持治疗,但不推荐使用免疫抑制剂(急进性肾小球肾炎除外)。

(3)GFR 急骤下降的患者,临床表现为 AKI,首先要除外大量血尿红细胞管型所致急性肾小管损伤导致的或其他病因,需行支持治疗对症治疗。若临床表现为肾病综合征或急进性肾小球肾炎时,需行支持治疗以及激素和免疫抑制剂治疗。

(二)进展缓慢的 IgA 肾病

很少有数据证明 IgAN 疾病进展与进行性肾小球损伤平行。综合支持治疗是进行性加重危险的 IgAN 患者的主要治疗措施。

1.控制高血压和降尿蛋白药物

控制血压在慢性进展性肾小球疾病治疗中的有效作用是毋庸置疑的。降低蛋白尿和控制血压是 IgA 肾病的治疗基础。近几年的 RCT 研究表明,RAS 阻断剂对于非糖尿病肾病患者也具有降低尿蛋白和保护肾功能的作用,而其中关于 RAS 阻断剂在肾小球肾炎的研究中 IgA

肾病的研究证据最多。目前 KDICO 肾小球肾炎临床实践指南建议：当蛋白尿＞1g/d 时推荐使用长效 ACEI 或者 ARB 治疗 IgA 肾病(1B)；如果患者能够耐受，建议 ACEI 或 ARB 逐渐加量以控制蛋白尿＜1g/d(2C)；对于蛋白尿在 0.5～1.0g/d 之间的患者，建议可以使用 ACEI 或者 ARB 治疗(2D)，但成年患者蛋白尿 0.5～1.0g/d 与蛋白尿＜0.5/d 在长期预后上是否存在差异目前并不清楚；在蛋白尿＜1g/d 患者，血压的控制目标应当是＜130/80mmHg；当蛋白尿＞1g/d 血压控制目标＜125/75mmHg。然而目前没有明确的证据表明 ACEI 或者 ARB 能够减少 ESRD 的风险，也没有数据提示 ACEI 和 ARB 在上述减少蛋白尿和改善肾功能方面的差异。另外 ACEI 和 ARB 联合治疗是否更有效也没有明确证据。

2.鱼油

饮食补充鱼油中的 ω-3 脂肪酸有许多有利作用，包括减少具有改变膜流动性的类花生酸和细胞因子的产生，降低血小板聚集功能。这些作用可能在改善慢性肾小球疾病中影响疾病进展的不利机制有一定的意义。IgA 肾病患者中应用鱼油添加剂的研究结论并不一致。目前少有数据表明鱼油治疗 IgAN 具有有效作用。2012 年 KDIGO 指南对鱼油的应用只是低度推荐。考虑到鱼油添加剂危险性很小和可能对心血管有益，因此可以认为鱼油是一种安全的治疗方案。鱼油治疗没有免疫抑制治疗的缺点。KDIGO 建议对于经过 3～6 个月支持治疗(包括 ACEI 或者 ARB 和血压控制)蛋白尿≥1g/d 的患者使用鱼油治疗。对于鱼油治疗的有效性仍然需要进一步大样本研究证实。

3.免疫抑制治疗或抗感染治疗

(1)糖皮质激素：目前对于 IgA 肾病仍然缺乏特异性治疗，糖皮质激素治疗 IgA 肾病一直为关注和争论的焦点。在中国糖皮质激素是治疗 IgA 肾病的常用药，使用非常广泛。然而，基于目前关于激素治疗 IgA 肾病的临床随机对照临床试验的荟萃分析显示，糖皮质激素与对照组相比可以降低 68% 的血肌酐倍增或 ESKD 的风险，但同时也发现增加了 63% 的由激素治疗带来的不良事件的风险。而能够纳入荟萃分析的 9 个研究中，都是基于单中心试验并且样本量小(样本最多的一个研究为 96 例)，每个研究的终点事件数少，激素治疗的潜在副作用没有被统一系统地收集，因此糖皮质激素在 IgA 肾病者中的疗效和安全性仍然缺乏确定性。

目前 KDIGO 指南中关于糖皮质激素在 IgA 肾病的应用，建议糖皮质激素仅应用于高危患者，即经最佳支持治疗 3～6 个月后尿蛋白仍大于 1g/d，且 GFR 保持 50mL/min 的患者，接受 6 个月的糖皮质激素治疗，且密切监测接受长期治疗患者可能发生有害事件的风险。目前无明显证据应用更强或更复杂的静脉内激素治疗比单纯口服治疗作用更好，单纯口服泼尼松治疗一般起始剂量为 0.8～1mg/(kg·d)，持续 2 个月，然后以每个月 0.2mg/(kg·d)减量，总疗程 6～8 个月。然而，没有证据建议 GFR＜50mL/min 的患者使用糖皮质激素。此外，还有两种情况通常被认为是糖皮质激素治疗的适应证，一种是临床表现为肾病综合征和肾活检提示微小病变合并 IgA 肾病(这一类型目前认为是肾小球微小病变合并肾小球系膜区 IgA 沉积)，治疗原则按照肾小球微小病变处理；另一种是新月性 IgA 肾病。

目前两项大规模的对于进展性 IgA 肾病在支持治疗的基础上糖皮质激素和免疫抑制剂治疗 IgA 肾病的 RCT 正在开展，一项已经完成的是德国的多中心随机对照研究— STOP-IgAN，研究结果显示与常规支持治疗相比，免疫抑制治疗(糖皮质激素或糖皮质激素与环磷酰胺/硫唑嘌呤联合)无论蛋白尿的减少还是肾功能的稳定均没有发现有益的疗效,而在明显增加了不良事件风险;另一项是北京大学肾脏疾病研究所和澳大利亚乔治国际健康研究所合作进行的 TESTING 研究,该研究为国际多中心、随机、双盲、安慰剂对照临床试验,评估在足量 RAS 阻断剂及常规治疗上,口服糖皮质激素与安慰剂相比对于 IgA 肾病患者的长期疗效和安全性。已经发表的中期研究结果发现糖皮质激素治疗组有高达 14.7% 的患者发生严重不良反应,较对照组高 4.63 倍(RR 4.63,95% CI:1.63~13.2),但研究也同时发现使用糖皮质激素治疗可减少三分之二的肾脏终点事件的风险(HR 0.37,95% CI:0.17~0.85),肾脏长期获益还在继续随访。此两项研究的完成,对于具有高危进展因素的 IgA 肾病患者糖皮质激素/免疫抑制治疗的收益及风险提供了有力证据,因此也提出目前 KDICO 指南关于糖皮质激素治疗 IgA 肾病的建议,需要一个更为安全有效的方案,这也是目前正在进行的低剂量研究的真正意义和价值。

(2)环磷酰胺和硫唑嘌呤:关于环磷酰胺与华法林和双嘧达莫联用的两个 RCT 研究的结果不一致,两者均适度减少蛋白尿,但只有一个结果为肾功能保持稳定。有研究显示环磷酰胺和硫唑嘌呤依次与泼尼松联用于预后差的患者,虽然血压控制不佳,但可以维持肾功能稳定,但该研究的局限性为在缺少激素治疗组作为对照,而且随访期间血压控制高于目前指南推荐的标准。考虑到环磷酰胺的生殖毒性一般较少在年轻 IgAN 患者应用。近来研究将硫唑嘌呤与激素联用于有蛋白尿而 GFR>50mL/min 的 IgAN 患者,结果提示没有更加有利的效果,反而增加了副作用。2012 年 KDIGO 指南不推荐环磷酰胺和硫唑嘌呤应用于中度危险患者,只有存在新月体 IgA 肾病(也称为血管炎性 IgA 肾病)的病例才有用环磷酰胺的指征。

(3)霉酚酸酯(MMF):MMF 在 IgA 肾病患者的治疗作用目前也存在争议。两个应用于白种人的实验没有发现 MMF 有明显的获益,在中国 IgA 肾病患者中开展的两项 RCT 研究,一项研究显示在 RAS 阻断剂有效控制血压的情况下,MMF 能够有效地降低患者尿蛋白,这组患者在随后长达 6 年的队列随访显示仍有明显的肾功能保护作用;另一项研究在病理类型较重的 IgA 肾病患者中 MMF 的治疗较泼尼松能更有效的降低尿蛋白。然而,同期在白种人中进行的另外两项类似的 RCT 结果则显示接受 MMF 治疗的患者血肌酐、肌酐清除率、尿蛋白与对照组无差异。因此 MMF 是否存在种族差异或者药物代谢动力学的差异需进一步探讨。在一项 MMF 应用于中国 IgA 肾病的研究中,共有 32 名 IgAN 患者接受 MMF 和糖皮质激素联合治疗,其中 4 个死于肺孢子虫肺炎。因此,2012 年 KDIGO 指南不推荐 MMF 应用于中等危险的 IgAN 患者。

(4)环孢霉素:较早的环孢霉素 A 的 RCT 研究显示,尿蛋白>1.5g/d,肾功能基本正常的 IgA 肾病患者环孢霉素 A 治疗 12 周,随访 1 年发现患者尿蛋白明显下降,而肾功能却出现了短暂的下降,停药后尿蛋白和肾功能均回复。该研究尽管将血清环孢霉素 A 浓度控制在治疗范围之内,但仍表现出对肾功能明显损害的作用,因此不推荐使用。

(三)快速进展的 IgA 肾病

肾功能恶化迅速的新月体性 IgAN 在 IgAN 患者中并不常见,临床表现为急进性肾小球肾炎(RPCN),肾活检病理表现为超过50%以上的肾小球有新月体形成,往往短期内迅速进展至终末期肾脏病(ESKD),是IgA肾病中进展最快、预后最差的类型,是IgA肾病中临床表现最严重的类型,是肾脏内科的危重急症。根据风险-效益比主张强化免疫抑制治疗,即大剂量口服或者静脉糖皮质激素联合口服或静脉环磷酰胺治疗,类似于其他新月体性肾小球肾炎,但疗效不尽满意,约一半以上患者在12个月内发展为ESRD。血浆置换在新月体IgA肾病中的疗效目前仅有很少的病例报告。新近来自北京大学第一医院的回顾性队列研究,分析了12例重症新月体IgA肾病患者(平均血肌酐>600μmol/L)血浆置换的疗效,采用倾向性评分的方法匹配血浆置换组与对照组患者的基线临床和病理资料(性别、年龄、基线血肌酐及新月体比例等)及接受激素和免疫抑制剂的治疗,平均随访15.6个月(范围6~51个月),经过血浆置换治疗后的6/12患者未透析,而仅接受常规免疫抑制治疗的对照组所有的患者(12/12)均进入终末期肾病,生存分析发现血浆置换治疗组患者的肾脏存活率明显高于对照组,血浆置换后肾功能缓解的患者随访期间血肌酐和蛋白尿也维持在稳定水平。这一结果提示血浆置换对于重型新月体IgA肾病具有改善肾脏预后的疗效,作为一种的新的治疗策略值得进一步进行大样本前瞻性研究予以证实。

(四)IgA肾病的其他治疗方法

1.IgA肾病患者的扁桃体切除

当扁桃体炎为血尿发作的诱发感染时,切除扁桃体可以减少血尿发作的频率。日本的一个长期回顾性分析发现扁桃体切除可减少肾衰竭的发生风险,但德国、意大利或中国的研究不支持这一点。因为IgAN肉眼血尿的自然病程就是肉眼血尿随时间发作频率增加,需要更多随机对照研究来明确扁桃体切除的治疗效果。扁桃体炎诱发肉眼血尿继而引起AKI复发的患者,扁桃体切除术可能有效,但也不推荐所有患者均需要扁桃体切除术。近期来自日本的一项多中心RCT显示扁桃体切除联合激素冲击治疗与单纯激素冲击治疗相比,在改善血尿和提高临床缓解率(血尿和或蛋白尿消失)方面并无显著性差异。KDIGO指南不建议对于IgA肾病患者进行扁桃体切除治疗。

2.抗凝和抗血小板治疗

有研究认为对于慢性肾功能不全的患者应给予抗凝,抗血小板聚集治疗。然而由于样本量小,观察时间短,而且研究中大多同时合并其他治疗,因此并不能得出抗血小板药物的单独疗效,影响证据的可靠性,仍需进一步扩大样本予以验证。目前KDIGO指南不建议使用抗血小板药物治疗IgA肾病。

(五)移植肾复发的治疗

目前没有数据说明新型免疫抑制剂可以改善IgA再次沉积的发生或预防疾病复发。但有一些数据表明长期激素治疗可以改善移植肾结局,而许多临床医师对这类患者仅仅给予支持治疗。虽然伴有器官功能急剧恶化的新月体性IgAN再发时按初发新月体性IgAN治疗措施处理后成功案例稀疏,但仍推荐该治疗方法。

第四节 糖尿病肾病

糖尿病(DM)发生率在我国随着平均年龄的增加、生活方式的改变以及检测方法的进步而逐年增加,已成为威胁人类健康的主要疾病之一。糖尿病所造成的肾脏损害糖尿病肾病(DN)是 DM 最常见的并发症之一。DN 的临床表现主要有高血压、蛋白尿、肾病综合征,易发展为进行性肾衰竭,还常合并心、脑血管以及眼底并发症。DN 在西方国家已成为导致慢性肾衰竭的最主要原因,在中国这种趋势也日益明显。

一、DN 发病机制

DN 的发生发展是多因素综合作用的结果,在遗传因素与长期高血糖等环境因素相互作用下,肾小球血流量、肾小球滤过率及压力增加,肾组织缺血、缺氧,蛋白非酶糖基化,蛋白激酶C 激活,多元醇途径活化及氧化应激,足突细胞损害等异常情况长期存在导致肾小球系膜基质及基底膜合成增加同时降解减少,最终导致 DN 的发生。

1.基因多态性

临床实践中,Ⅰ型 DM 中仅约 30%病例Ⅱ型 DM 中 20%～50%发生肾脏病变,另一部分不发生。临床流行病学资料也证实,某些人种(例印第安 Puma 人种)发生 DN 的比例特别高。DM 的家族中,发生肾脏损害者也往往有家族集聚性,因此普遍认为可能有某些基因直接参与了 DN 的发生。应用各种基因筛选方法对 DN 患者进行基因多态检测结果变异很大。在Ⅱ型DN 中比较被人们重视有多态改变的基因有:血管紧张素转换酶(DCPD)、血管紧张素原(AGT)、转脂蛋白 E(APOE)、肝脏细胞核因子(HNF1)、白介素受体 1 拮抗物(ILIRN),以及血浆舒缓素(KLK3)、基质金属蛋白酶(MMP9)等。在Ⅰ型 DN 则报道有基因多态者更多,主要有Ⅳ胶原(COL4A1)、白介素-1(ILIBX2)、心钠素(ANP Hpall)、醛糖还原酶(ALDR1)、G 蛋白亚单位(GNB3)、转化生长因子 β_1(Thr263ILe)、血管紧张素系统(AGTT235)、血管紧张素Ⅱ受体(AGT1R Cl166)、转脂蛋白 E(APOE)、内皮素 A 受体以及 β_2 肾上腺能受体(Trp6Arg)等等。

上述各种基因多态性的发现对于了解 DN 发病机制显然有一定帮助,但是仍存在下列问题:①大多检查是在 DN 发生以后的病例中检出,很难确定是疾病本身的原因还是后果。②DN常合并其他许多疾病包括高血压、脂质代谢紊乱、心血管病变等等,很难确定就是致肾脏病变的特殊原因。另外,DN 的发生不一定是单基因异常所致疾病,所发现的可能仅反映多基因异常之一。同时环境因素是促成 DN 发生的另一个重要因素,因此不能除外发现的异常是环境因素促发而成。

2.血流动力学的改变

肾脏血流动力学异常是 DN 早期的重要特点,表现为高灌注(跨膜压过高)状态。高灌注造成的后果有:①蛋白尿生成。②肾小球毛细血管切应力改变而形成病变。③局部 RAS 兴奋。④蛋白激酶 C(PKC)、血管增生因子(VEGF)等基因进一步激活。

导致高灌注原因有:①扩张入球小动脉的活性物质(包括前列腺素、一氧化氮,心钠素等)过多或作用过强。②肾小管肾小球反馈(TGF)失常。③肾髓质间质压力过低。近来认为近端肾小管中钠、葡萄糖协同转运过强使钠盐在该处过度重吸收是发病的关键。由于这种过度重吸收使鲍曼囊压力降低,肾小球滤过被迫增多;与此同时又使到达致密斑氯化钠(NaCl)减少,TGF 的抑制作用减弱;同样机制又使髓质间质的压力改变反馈性地使入球小动脉过度扩张,导致 DN 近端肾小管对钠(Na)重吸收增加。原因不明,可能与血管紧张素Ⅱ在该处作用过强有关。不少学者在 DN(主要在Ⅰ型)动物或患者中发现,与正常人相反,他们的 GFR 与 RPF 在低盐时不仅不下降,反而更上升,此即摄盐与 RPF 改变矛盾现象。可能的解释是摄盐减少,RAS 更兴奋,近端肾小管摄盐更多,启动增加 RPF 的机制更明显。

因此糖尿病时,肾脏自我调节机制很早就遭到破坏,表现为:肾小球内跨毛细血管压力较轻易地随着全身压力的改变而改变,从而造成球内跨膜压的增高。跨膜压增高促进蛋白尿的形成进而在肾小管重吸收过程中激活许多的细胞因子;还可以直接对肾小球的血管内皮细胞和系膜细胞产生机械性的刺激;也可以促使黏附因子、化学趋化因子和生长因子表达的过高。这种压力过高又同时使在局部的血管紧张素Ⅱ生成过多,后者作用在出球小动脉,使它收缩,以致跨膜压进一步增高;另一方面又作用在邻近的肾小管上皮细胞,促使它们也表达黏附因子、化学趋化因子和生长因子等,最终造成广泛肾小球的硬化,小管间质的纤维化,以致整个肾单位的损失。此外还和心钠素分泌过多、蛋白糖基化早期产物积聚、蛋白激酶 C(PKC)的过度激活等有关。

3.糖代谢紊乱

(1)多元醇通路激活:高糖所造成的另外一个结果是多元醇通路激活。由于醛糖还原酶的作用,细胞内的山梨醇积聚过多,直接造成高渗性的损害;另外葡萄糖代谢的不正常使钠钾ATP 酶活性下降,细胞内 NADH/NAD+ 比例升高,使从头合成(de novo)的二乙酰甘油(DAG)生成过多,导致蛋白激酶 C(PKC)的活性过高,细胞代谢产生障碍。己糖激酶激活结果则可生成过多蛋白糖苷以及 O-联糖蛋白(O-linked proteoglycan),它们可以促使细胞外基质特别是层连蛋白在系膜细胞中产生过多,还同时刺激血管内膜 PAI-I 生成而参与了病变的形成。

(2)PKC 激活:PKC 激活是糖尿病时血管损伤的共同通路。PKC 家族有 10 余种同工酶,在血管损伤中起作用的主要是 PKCβ,在糖尿病时可通过多种途径激活 PKC,如高血糖可使组织细胞内二酰甘油(DAG)增多激活 PKC;多元醇通路活跃使 NADH/NAD+ 比值增高,有利于 DAG 形成而激活 PKC;蛋白糖基化高级产物(AGE)与其受体的相互作用激活 PKC;氧化应激增加及游离脂肪酸增加等激活 PKC。PKC 抑制内皮型一氧化氮合酶(eNOS)的活性,降低一氧化氮(NO)水平,并抑制 NO 介导的环鸟苷酸(cGMP)生成,导致血管舒缩功能障碍;PKC 刺激血小板聚集,增加 PAI-1 含量和活性,促进糖尿病患者的高凝状态及血栓形成;PKC促使血管内皮生长因子(VEGF)表达,促使新生血管形成,增加血管通透性;PKC 上调转化生长因子 TGFβ 表达,增加纤维连接蛋白和Ⅳ型胶原的表达,导致细胞外基质扩张。有研究表明TGFβ 是促使肾脏局部细胞外基质沉积的关键性细胞因子。

（3）蛋白糖基化及其高级产物的形成：AGE 的生成在细胞外与分布在身体各部的受体结合，使参与细胞活动的许多分子信号蛋白活化，导致生长、分化、凋亡等障碍；而在细胞内的 AGE 则促使各组织中的结构蛋白等糖基化，造成功能障碍。

AGE 导致胶原纤维构型的改变，并使相互之间的胶原纤维构连在一起，从而改变了原始性质，AGE 还具有非常强的超氧化的作用。晚期的蛋白糖基化产物还使许多参与肾脏基本功能蛋白包括激素蛋白、调节蛋白、信号蛋白等等发生糖基化以致功能紊乱。蛋白高级产物可以介导许多细胞性的损伤介质的激发，包括白介素-1、肿瘤坏死因子 TNFα 和 β、血小板衍生性的生长因子（PDGF）以及反应性氧代谢产物等。蛋白糖基化产物的高级产物可以通过引导核转录因子或 NFkB 导致内皮素以及血管黏附性分子生成，晚期蛋白糖基化产物还可以淬灭一氧化氮，造成许多不良的后果。

4.氧化应激

过多葡萄糖自身氧化作用，造成线粒体过度负荷，导致反应性氧化物质（ROS）产生过多；同时又消耗过多的抗氧化作用物质。另一方面 AGE 大量生成还促使一些脂质如低密度脂蛋白过多氧化。这些作用最终都可通过激活一些重要信号分子，包括 ERK、P38、JNK/SARK 以及 NFkB 等，造成肾脏损害。值得注意的是，这些机制也同时参与了胰岛素耐受以及 β 细胞功能失常的机制形成等等。在被激活的各种生长因子中，转化生长因子 β 系统为参与 DN 中细胞外基质积聚、肾脏细胞肥大等最关键的因子。近年的研究已阐明 TGFβ 兴奋后通过下游信号蛋白，即 Smad 蛋白家族起作用。阻断 TGFβ 可以明显减轻 DN 病变为最有力的佐证。

5.足细胞损伤

以前并不认为是 DN 早期的致病因素，只在尿蛋白升高后方出现。但近期 DN 患者的肾活检病理显示，足细胞功能和结构损伤在 DN 的极早期出现，足细胞在糖尿病早期的肾脏功能和结构损伤中发挥重要作用。一方面，足细胞是糖尿病诸多致病因素作用的靶点；另一方面，足细胞也是糖尿病肾脏的致病因素，其特异性蛋白 nephrin 表达降低可引起足突增宽和融合，其异常分泌的血管内皮生长因子（VEGF）可加速 GBM 增厚和蛋白尿的增多，并导致肾小管肥大和间质纤维化。VEGF 活性增强的另一个效应是提高肾小球的高血流动力学压力，影响 GBM 组分的表达，抑制 nephrin 的表达，最终引起蛋白尿。肾脏局部 AngⅡ升高也发挥了重要作用，AngⅡ能下调 nephrin 表达，诱导足细胞表达 TGFβⅡ型受体，并增强系膜细胞和肾小球内皮细胞旁分泌 TGFβ 的上调促使足细胞凋亡和脱落，引起足细胞减少和肾小球硬化。

二、糖尿病肾病的临床表现及诊断

2 型糖尿病起病隐匿，很多患者往往因其并发症初次就诊，从而给 2 型糖尿病肾病的早期诊断及病程分析带来了困难。与此相反，1 型糖尿病起病症状明显，能够较准确地对其病程及并发症的出现进行分析。Mogensen 曾根据 1 型糖尿病肾病的病程及病理生理演变过程将糖尿病肾病分为以下五期。

Ⅰ期：肾小球高滤过和肾脏肥大期。肾小球滤过率（GFR）增加，可达正常的 140%。肾小球和肾脏体积增大。同时伴有肾血流量和肾小球毛细血管灌注压的增高。在许多新诊断的

Ⅰ型糖尿病患者就已具备这些改变。上述改变与血糖水平密切相关。经胰岛素治疗可以得到部分缓解。

Ⅱ期：正常白蛋白尿期。这期尿白蛋白排出率（UAE）仍正常。肾小球组织结构发生改变，表现为肾小球基底膜（GBM）增厚和系膜基质增加。此期 GFR 仍维持在较高水平。运动后白蛋白尿是临床诊断本期的指标之一。

Ⅲ期：早期糖尿病肾病。这期 UAE 持续高于 $20\sim200\mu g/min$（$30\sim300mg/24h$）。这期患者血压开始升高。降压治疗可以减少白蛋白的排出。肾脏组织学改变进一步加重，表现为 GBM 增厚和系膜基质增加更加明显，可以出现肾小球结节样病变及肾小血管玻璃样变性。

Ⅳ期：临床糖尿病肾病。这期患者的特点为大量白蛋白尿或持续性尿蛋白升高。临床上表现为高血压、肾病综合征，部分患者伴有轻度镜下血尿。肾脏组织学改变出现典型的 K-W 结节。GFR 明显下降，肾功能损伤进行性进展。

Ⅴ期：终末期肾衰竭期。患者一旦进入第Ⅳ期，病情往往进行性发展，如不积极地加以控制，肾功能 GFR 将以平均每月下降 $1mL/min$ 的速度下降，直至进入肾衰竭，临床上出现尿毒症及其合并症的相应症状。

尽管 1 型糖尿病肾病临床经过和病情进展均较 2 型糖尿病快，但他们的临床特点仍有很多相似之处。因此，上述 Mogensen 糖尿病肾病分期在一定程度上也适用于 2 型糖尿病肾病。Mogensen 糖尿病肾病分期较好地展示了糖尿病肾病病理生理的演变过程，而在临床实际应用中希氏内科学的糖尿病肾病三期分法，即早期糖尿病肾病，临床期糖尿病肾病和晚期糖尿病肾病。这种分期临床实用性较强。

早期糖尿病肾病：肾小球滤过率（GFR）增加，肾单位肥大，肾脏体积增大和出现微量白蛋白尿是早期糖尿病肾病的特征性改变，病人缺乏肾小球病变的临床症状及体征。GFR 增高是导致糖尿病肾病的一个重要因素。有研究表明尿白蛋白排出率正常的 1 型糖尿病患者其 GFR（$97\sim198mL/min$，平均 $135mL/min$）就比正常人（$93\sim143mL/min$，平均 $118mL/min$）高 14%，而伴有微量白蛋白尿的患者其 GFR（$100\sim186mL/min$，平均 $142mL/min$）又比尿白蛋白排出率正常者高出 5%。虽然，GFR 的增高与血糖水平有关，但是用胰岛素严格控制血糖只能使其得到部分逆转。随着病程进展，当患者由微量白蛋白尿向中期糖尿病肾病进展时，GFR 开始逐渐下降。

微量白蛋白尿的定义是尿中白蛋白的排出量高于正常入水平（$\geqslant20\mu g/min$），但又低于用常规尿蛋白检测方法所能检出的水平（$\leqslant200\mu g/min$）。因此，若发现尿白蛋白排出率（UAE）在 $20\sim200\mu g/min$（$30\sim300mg/24\ h$）范围则被称为微量白蛋白尿。若在这一阶段进行有利的干预治疗，仍有希望防止向大量白蛋白尿发展及延缓其发展速度。若患者出现微量白蛋白尿，应该在 6 个月中反复再查两次 UAE，如果均显示有微量白蛋白尿，早期糖尿病肾病的诊断成立，并应给予积极的治疗。如果患者仅有一次微量白蛋白尿.则应定期进行 UAE 检测。一般来说，对于青春期以后起病的 1 型糖尿病患者，如病史在 5 年以上应定期进行 UAE 测定。由于 2 型糖尿病大多起病隐匿，很难确定患者确切的发病日期。所以，一旦诊断为 2 型糖尿病，UAE 应被列为常规检查项目定期进行。微量白蛋白尿的出现预示着患者将在一定时间内发展为临床糖尿病肾病。此外，微量白蛋白尿的出现还与糖尿病的多种并发症有关。微量白蛋白尿患者高血压的发生率明显高于 UAE 正常患者。正常白蛋白尿、微量白蛋白尿和大量白蛋白尿者高血压的发生率分别为 48%,68% 和 85%。出现微量白蛋白尿的糖尿病患者往往又伴有胆固醇和纤维蛋白原水平的升高以及动脉粥样硬化和心血管合并症。因此,微量白蛋白尿不仅是诊断糖尿病肾病的重要依据,而且还能反映糖尿病患者大血管和微血管病变的广泛性。用微量白蛋白尿来预测临床糖尿病肾病的发生在 1 型糖尿病较 2 型糖尿病更有意义。有统计 1 型糖尿病出现微量白蛋白尿的患者中有 80% 的患者将发展为临床糖尿病肾病,而在 2 型糖尿病患者中其发生率约为 20%。由于 2 型糖尿病患者在出现微量白蛋白尿的同时往往合并有心血管并发症,这类患者死亡率明显增高,从而影响了上述观察结果。另外,2 型糖尿病患者与其他肾脏疾病合并存在的发生率也远远高于 1 型患者,故其微量白蛋白尿的影响因素较多。

临床期糖尿病肾病:当 UAE 持续 $>200\mu g/min$,或常规尿蛋白定量 $>0.5g/24h$,即诊断为临床期糖尿病肾病。患者肾功能开始进行下降,并出现高血压。对于有大量蛋白尿的患者,临床诊断糖尿病肾病必须仔细排除其他可能引起尿蛋白的原因。另外,糖尿病肾病通常没有严重的血尿,当有明显血尿时,必须考虑除外其他肾脏疾病。据国外报道 2 型糖尿病肾病合并其他原发性肾脏疾病的发生率大约在 23% 左右。因此,在诊断中要仔细采集病史,借助尿液分析、影像学检查和肾穿刺活检进一步明确诊断。在 1 型 DM 中,凡有蛋白尿同时合并视网膜病变,特别是青春期过后的患者,几乎完全可以确定为 DN。但 2 型 DM 特别是视网膜未能检出病变合并明显蛋白尿不一定就是 DN。根据一组报告单纯只有 MA 而无其他改变者经肾活检证明由非 DM 引起占 41%;另一组以肾病综合征表现活检证实非 DN 占 49%。因此下列情况推荐必须进行肾活检以确诊:①肾炎性尿沉渣(畸形红细胞、多型性细胞管型)。②既往曾有非糖尿病的肾脏病史。③短期内蛋白尿明显增加。④24h 蛋白尿 >5 克。⑤有明显蛋白尿但无视网膜病变。

临床期糖尿病患者在病程进展中尿蛋白的排出量随病程呈指数增加,而 GFR 则随之不断下降。当蛋白尿达到肾病范围($>3.5g/24h$)患者会出现浮肿,往往同时伴高血压。糖尿病肾病患者出现水肿时其血浆白蛋白水平普遍比一般肾病患者高。糖尿病肾病水肿多比较严重,对利尿剂反映差,其原因除血浆蛋白低外,至少部分是由于糖尿病肾病的钠潴留比其他原因的肾病综合征严重。糖尿病肾病患者肾小管功能障碍出现较早,其程度与血糖水平直接相关。肾小管功能障碍表现为近曲小管对水、钠以及糖重吸收增加。上述过程减少了远端肾小管钠的排泌,进而刺激管-球反馈机制使 GFR 增加。除此之外,无论是 1 型糖尿病患者注射胰岛素,还是 2 型患者本身的高胰岛素血症,胰岛素可以直接增加远曲小管对钠的重吸收,加重水肿。这一期患者的 GFR 开始下降,但大多数患者血肌酐维持在正常水平。

晚期糖尿病肾病:患者出现血肌酐升高,水肿及高血压加重。如不能很好地控制血压及血糖水平,GRF 将以平均每月 $1mL/min$ 的速度下降。进入该期的患者,虽然 GFR 不断下降,蛋白尿往往持续存在,使低蛋白血症不断加重。肾衰竭的患者一般在 GFR 降至 $15\sim20mL/min$ 时会出现较明显的高钾血症。在部分糖尿病肾病患者,当 GFR 在 $20\sim40mL/min$ 水平就会发生明显的高钾血症。并出现高钾、高氯性酸中毒,即Ⅳ型肾小管性酸中毒的表现。出现上述改变的患者大多伴有低肾素和低醛固酮血症。这一现象的发生与患者肾素-血管紧张素-醛固酮系统功能异常及(或)肾小管对醛固酮呈低敏反应有关。导致低肾素的原因可能为糖尿病肾病伴交感神经病变者其对β肾上腺能神经系统的反应性降低,使肾素分泌减少。另外,糖尿病肾病患者细胞外容量扩张也可反应性地降低体内肾素水平。有人认为糖尿病肾病患者入球小动脉和出球小动脉透明变性是肾内肾素分泌系统受累的形态学标志。这期患者常常同时合并其他微血管合并症。如视网膜病变和周围神经病变。如果自主神经病变累及膀胱,发生膀胱尿潴留其结果不仅可以引起梗阻性肾病,同时也使原已易受感染的糖尿病患者发生上行性肾盂肾炎及缺血性肾乳头坏死。这些都将进一步加速肾功能的损害速度。糖尿病肾病合并眼底病变和神经病变的发生率各家报道不一致。在相当一部分糖尿病肾病患者并没有眼底病变。这一现象提示糖尿病肾病与糖尿病眼底病变的发生机制有相同之处,但还存在各自独特的机制。2 型糖尿病患者发展到该期年龄大多数在 40 岁以上,加之长期糖代谢紊乱,高血压以及动脉硬化的并存,晚期糖尿病肾病常常合并有冠心病、脑血管疾病及周围血管病变。这些肾外合并症的存在不仅导致此期患者病死率高,而且也给进入终末期肾衰竭患者的替代治疗带来了困难。血肌酐上升显示 DN 肾功能已严重减退,常提示预后不良。此时下列特点可作为与一般非糖尿病肾病肾衰鉴别诊断的参考:①蛋白尿相对仍较多。②GFR 检查相对不低。③肾体积缩小相对出现较晚。④贫血出现较早。⑤全身心血管并发症较严重。

其他早期诊断 DN 的实验室指标

(1)尿视黄醇结合蛋白(RBP):DM 患者在持续性微量白蛋白从出现前 RBP 排泄量已明显增加,提示 DN 早期肾小管病变甚至早于肾小球病变,故尿 RBP 也可作为 DN 的早期诊断指标之一。

(2)尿胱蛋白酶抑制剂 C:Mojiminiyi 等报道在 DN 早期,尿胱蛋白酶抑制剂 C(CysC)反映肾小球滤过功能较 β_2 微球蛋白、肌酐等更敏感。

(3)免疫球蛋白 4(IgG4):IgG4 是血浆大分子免疫球蛋白的亚类之一,它在尿液中出现意味着肾小球基膜上滤孔孔径的改变。有研究报道糖尿病伴微量白蛋白尿者,尿 IgG4 明显升高及 IgG4/IgG 比值明显增高,而总 IgG 值尚处于正常范围内,提示尿 IgG4 检测是一诊断早期 DN 很有价值的敏感指标。

(4)转铁蛋白(TRF):尿转铁蛋白为单链糖蛋白,相对分子质量为 8 万左右,由于 TRF 的等电点较白蛋白高,带有较少负电荷,而肾小球滤过膜带有大量的负电荷,当 TRF 通过滤过膜时,受到的电荷排斥力较白蛋白小,故它较后者更容易漏出,能更早、更敏感地反映电荷屏障受损。因此,尿 TRF 是糖尿病微血管并发症较好的预测指标,对 DN 的早期诊断较尿白蛋白更敏感。

(5)细胞外基质(ECM)。

三、鉴别诊断

糖尿病患者合并肾脏损害,不一定都是糖尿病肾病。多项研究表明,糖尿病合并的肾脏损害有 10%~53% 为非糖尿病性肾脏疾病(NDRD),尤其在 2 型糖尿病患者中的比例更高。糖尿病患者出现肾脏损害有 3 种情况:DN、DM+NDRD 以及 DN+ NDRD。如果临床出现以下特点。有助于 2 型糖尿病合并 NDRD 的诊断。①患者糖尿病病程较短,多数在 5 年以内。②糖尿病早期出现肾损害,或肾损害早于糖尿病,或糖尿病与肾损害同时出现。③血尿明显。DKD 血尿常不突出,而 NDRD 常有较多的畸形血尿;2 型糖尿病患者当出现血尿时应注意怀疑合并 NDRD 可能。④棘形细胞尿。⑤出现肾损害多不伴有其他微血管病变,特别是视网膜病变。⑥肾衰竭进展迅速。

四、病理分型

糖尿病肾病(DN)的病理分型一直缺乏共识,荷兰莱顿大学 Bruijn 领导的国际专家组 2010 年发布了 DN 病理分型系统,以期更好地指导 DN 的临床治疗。

该专家组依据肾活检组织肾小球病变特征,并参考间质和血管病变程度,将 DN 分为 4 型,从Ⅰ型到Ⅳ型病情由轻至重,具体如下。

Ⅰ型,肾小球基膜增厚:光镜下,活检组织仅有孤立的肾小球基膜增厚和轻度非特异性增生。无肾小球系膜增生,系膜基质无结节性增生或球形肾小球硬化程度不足 50%。

Ⅱ型,肾小球系膜增生:又分为轻度(Ⅱa)和重度(Ⅱb)。肾活检发现轻至重度肾小球系膜增生,但无结节性硬化或球形肾小球硬化程度不足 50%。

Ⅲ型,结节性硬化:至少有 1 个肾小球发生系膜基质结节增大,但球形肾小球硬化程度不足 50%。

Ⅳ型,晚期糖尿病性肾小球硬化:球形肾小球硬化程度超过 50%,且有其他临床或病理证据支持这一病变为糖尿病肾病所致。

这一分型系统将有助于我们深入了解 DN 的进展过程,从而提高对 DN 患者的诊治水平。

五、治疗

DN 治疗依不同病期、不同对象而异。在历来研究中,针对 DN 发病机制各主要环节都曾有过针对性的干预治疗试验,但是大多限于实验动物观察,在人类 DN 验证中,或结果不满意或副作用过大,大多未能实际应用。例如应用醛糖还原酶抑制剂在大鼠 DN 模型中可以有效减轻 DN 病变,但在人类试验中则因达到效果所需剂量过大,副作用过强而不能耐受。PKCβ 受体阻滞剂可以减少蛋白尿,同时改善肾脏异常血流动力学,但作用持续时间很短。针对阻碍 AGE 形成或干预 AGE 与其受体结合药物在实验动物中曾有过十分令人鼓舞的结果,但在人群试验中,效果远不如实验中满意。大剂量 VitE 等抗氧化剂应用在 DN 人群中有一定好处,但尚不理想。最后针对参与 DN 发病的各细胞因子、生长因子等而应用各种阻滞剂,单克隆抗体等,虽然效果明显但因为这些分子信号途径不仅参与 DN 的发病,同时还参与众多细胞生理活动,阻断后可能发生严重后果也较难推广。在实际的临床应用中,针对 DN 的治疗主要有以下几方面。

1.控制血糖

控制血糖以达到纠正代谢异常是治疗 DN 最根本的手段。强化的血糖控制可以减少 1 型糖尿病患者的蛋白尿。糖尿病并发症的对照研究(DCCT)将年龄在 13～39 岁的 1441 名 1 型糖尿病患者(没有心血管疾病,肾功能正常)随机分为强化血糖控制组(HbA1c<6.05%)和传统治疗组(HbA1c<9%)随访 6.5 年,发现通过严格的血糖控制能降低微量蛋白尿和显性蛋白尿的发生率各为 39% 和 54%,但低血糖事件增加 3 倍,且并未减少心血管事件的发生率。英国糖尿病前瞻性研究(UKPDS)也证明严格控制血糖可以明显减少 MA 出现或发展为显性肾病。有报告 1 型 DN 伴严重肾小球硬化者成功胰岛移植后 8～10 年病变几近完全恢复。一般认为 DN 病例 HbA1c 尽量应控制在 7.0% 以下。DN 发展到肾功能明显减退时,易发生低血糖,因此在控制血糖时应予特别关注。肾功能减退者(肌酐>115μmol/L)不宜使用二甲双胍类、胰岛素增敏剂等药物以防止乳酸性酸中毒。糖尿病的干预和并发症的流行病学研究(EDIC)继续对这些人群进行随访,发现两组人群血糖水平接近之后 10 年,原来的强化治疗组心血管事件减少 42%,提示强化控制血糖对心血管事件有持续的保护效应。

而 2 型糖尿病血糖控制研究结果还不清楚。早期的 UGDP 比较了甲苯磺丁脲,胰岛素,苯乙双胍或安慰剂,未发现肾、微血管和心血管的保护作用,甲苯磺丁脲反而增加心血管疾病死亡。更大样本的(UKPDS)比较了磺脲类药物或胰岛素和饮食控制的作用,发现无肾脏保护作用,25% 患者微血管病发生率降低,对心血管事件无影响。三个大的临床试验(ACCORD),(ADVANCE),(VADT)纳入了近 23 000 名患者,结果发现强化血糖控制后对心脏的作用从无明显效果到增加心血管风险报道不一,对肾脏的保护作用也不一致,但低血糖的发生率明显增高。

因此,严格的血糖控制对于 1 型糖尿病患者有肯定的肾脏保护作用,在 2 型糖尿病肾病患者的发病早期低血糖发生率不高的时候可能有好处,但不是所有的 2 型糖尿病患者都适合特别强化的控制血糖。

2.控制血压

DN 中高血压不仅常见,同时是导致 DN 发生和发展的重要因素,还是本病中心血管并发症的重要原因。高血压在 DM 最早期时常表现为夜间血压过度降低,随后昼夜血压节律改变消失,之后日间虽血压正常但运动后可以明显上升,进而出现明显高血压。随着全身血管病变的发展,可表现为单纯严重收缩压过高。尽管目前的指南都要求 CKD 患者降压目标<130/80mmHg,但没有证据力很强的随机研究来证明该降压水平带来的好处,因为制定这些指南的研究基础源于类似 MDRD 这样的临床研究。但这些研究中糖尿病患者数量很少,当然严重高血压会导致糖尿病患者肾功能急剧恶化这个结果毋庸置疑,早期的临床研究也证明降低血压对于保护 GFR 的好处。HOPE 研究和 IDNT 研究都证明了收缩压达标,如 180mmHg 降至 120mmHg 能降低心血管患病风险。但更重要的是那些收缩压低于 120mmHg 的患者要比高于 180mmHg 的有更高的心血管病患病风险。因此对于糖尿病肾病的血压管理并不是越低越好。基于目前一些进行中的临床研究初步结果和 ACCORD 等血压研究的结果,糖尿病患者目前仍推荐降压靶目标<130/80mmHg,但这个目标必须个体化,在非糖尿病和儿童患者中得出的研究结果也不适用于糖尿病人群。

(1)RAS 单药应用:在临床 DN 患者治疗中,达到上述血压靶目标时大多需要多种药物联合应用,常用的降压药有 ACEI、ARB、钙通道阻滞剂、β 受体阻滞剂以及利尿剂等。其中

ACEI 或 ARB 治疗近年来获得特别重视。在几个大型临床试验中与其他降压药物相比,本组对减少蛋白尿,延缓肾脏病进展及终末期肾功能衰竭的发生有更好作用,因此认为 RAS 阻断剂除通过降压作用外,还可能通过一些非降压依赖机制发挥肾脏保护作用。近来也有少数报道 ACEI 与 ARB 合并使用,可起到对 RAS 的更全面阻断作用。普遍认为降压是导致防止 DN 发生及延缓进展的最关键机制,但在 DN 发病机制中有众多发病机制可以通过阻断 RAS 而得到干预,因此 ACEI、ARB 在本病应用中可能有一定特殊意义。

ACEI 对于 1 型糖尿病肾病患者对于肾功能的保护作用明确。卡托普利 25mg,每日 3 次治疗 409 名基础尿蛋白排泄率≥500mg/d 和血肌酐≤221 μmol/L 4 年后,死亡,透析或肾移植的复合终点的风险比下降 50%。而 2 型糖尿病和早期微量白蛋白尿患者给予厄贝沙坦每日 300mg 治疗 2 年后,和安慰剂比,显性蛋白尿的风险下降 65.1%,但 150mg 和安慰剂无明显差别。IDNT 和 RENAAL 研究都证明有大量蛋白尿的患者经厄贝沙坦或氯沙坦的治疗后能减少肌酐翻倍、终末期肾脏病或死亡的复合终点。

(2)RAS 联合用药:有很多小样本和证据力低的研究用蛋白尿作为观察指标得出的结论虽然不太一致,但是基本都支持在糖尿病肾病中联合使用 ACEI 和 ARB 或者超大剂量使用 ACEI 或 ARB 会获益。COOPERATE 研究在非糖尿病患者中联合使用 ACEI 和 ARB 的结果受到质疑,并已被官方撤回。AVOID 研究观察了肾素抑制剂 Aliskiren 联合安慰剂或氯沙坦对 2 型糖尿病患者蛋白尿的作用发现在治疗 24 周时蛋白尿有减少,但这个研究时间尚不足以评估 Aliskirin 对于 CKD 或 CV 进展的影响。联合治疗容易引起高钾。ONTARGET 研究比较了单用替米沙坦和替米沙坦或两药联用对于心血管事件的影响发现三组并无区别,但肾脏的终点事件如血透、肌酐翻倍或死亡在综合治疗组明显增加。可能这个结果不能推广到所有的 RAS 阻断剂的联合使用,而且很多联用方案会因高钾的副作用而限制了使用。

3.降脂治疗

多个小样本的临床研究试图回答降脂治疗能否延缓肾脏病的进展,但没有大样本的临床研究数据。Meta 分析结果提示降脂治疗能够改善肾脏病的预后,但似乎这个作用与它们的降脂效果无关。

4.生活方式改变和饮食控制

临床和试验研究均观察到高蛋白质饮食能增加肾小球的灌流和压力,加重糖尿病所引起的肾血流动力学改变。低蛋白质饮食能延缓糖尿病患者肾功能损伤的速度。糖尿病患者低蛋白饮食的标准为每日每千克体重 0.6～0.8 g,大量蛋白尿患者可以有蛋白尿减少,但同时应注意食物中给予充足的热卡。合并有肝病、妊娠或生长发育期患者不宜过度限制蛋白质。严重脂质代谢异常对糖尿病肾病特别是合并心血管并发症可有不利影响,宜尽量纠正之。其他可推荐的治疗包括戒烟,改变不良生活习惯等,对于已进入慢性肾衰者治疗原则是尽早给予促红素纠正贫血;尽早进行透析治疗,同时注意残余肾功能的保存等等。

5.终末期 DN 患者透析方式的选择

不同的透析方式是否会影响终末期肾脏病患者尤其糖尿病患者的生存率,这个问题一直存在争议。一些观察性研究发现老年糖尿病患者接受腹透(PD)治疗后死亡的风险增加,以至于一段时期内大家开始质疑糖尿病患者选择腹透治疗是否符合伦理。血透(HD)和 PD 各有优缺点,而糖尿病终末肾病患者比非糖尿病患者有更严重的血管问题和更高的感染率。因此腹透的优势在于温和、持续的超滤;能保持血流动力学稳定;无须建立血管通路;残肾功能保护佳;避免电解质(如钾、钙)的快速波动。而另一方面以葡萄糖为基础的腹透液会使患者血糖更高、体重增加而限制了 PD 在 DN 患者中的开展。目前仍缺乏 RCT 研究来证明 HD 和 PD 何者更优。近 20 年的设计不一的观察性研究证明 PD 可能有早期生存优势,但取决于患者的年龄、糖尿病状态和是否有并发症。而同时期发表的 8 个前瞻性队列研究中有 5 个认为两种透析方式对生存率无影响。多数的研究认为年轻的糖尿病 ESRD 患者比老年 ESRD 更适合 PD。但必须指出这些研究大多都把 2000 年前的腹透患者纳入观察队列中,而 PD 在最近 10 年中因为连接系统的改良、腹透管出口预防性抗生素使用减少感染的发生率和提高对于水分清除和容量管理的重视等措施已使得腹透的质量得以大大提高,而这些优势没有在这些研究中体现出来。因此目前为止,仍没有强而有说服力的证据表明何种透析方式更优。在这种情况下,更应仔细评估患者的各种状况,个体化地选择透析方式。

如果 DN 患者选择了 HD,应严格限制透析间期的液体增加和避免电解质的大幅波动,应尽可能避免静脉插管。如 DN 患者开始腹透,应尽量减少使用高张含糖腹透液。

第六章　感染科常见疾病

第一节　中枢神经系统感染

中枢神经系统感染可分为脑膜炎和脑实质感染两部分,实际上两部分的病变往往相互影响,前者虽以脑膜感染为主,但可同时累及脑实质,严重者可表现为脑膜脑炎型;脑实质感染多数亦可累及脑膜,引起不同程度脑膜炎症。

一般脑膜炎可分为化脓性及非化脓性两大类,前者起病急,由各种化脓性细菌(包括脑膜炎双球菌、肺炎双球菌、流感嗜血杆菌、金葡菌及革兰阴性菌等)引起;非化脓性组中,由病毒、阿米巴原虫引起者起病多急,而由结核杆菌、新生隐球菌及其他真菌所致者多呈亚急性或慢性过程,亦有据起病急缓将脑膜炎分为急性脑膜炎和慢性脑膜炎的分类方法。两组的鉴别还在于脑脊液(CSF)的改变,化脓性者外观混浊,细胞数多在 $1000 \times 10^6/L$ 以上,以多核为主,蛋白质明显增高,糖显著降低;非化脓性者 CSF 外观一般多清,细胞数 $(50 \sim 500) \times 10^6/L$。蛋白质大多正常或轻度增高,糖大多正常或轻度降低(慢性脑膜炎如结核性、隐球菌性脑膜炎例外)。

中枢神经系统感染有相同的临床表现,归纳如下:

(一)全身症状

发热,全身酸痛等毒血症状,部分婴儿及少数成人可有呕吐、腹泻等胃肠道症状、精神委靡、嗜睡、烦躁等。结核、真菌引起的中枢感染起病常较慢,全身表现不明显。

(二)神经系统症状,脑膜炎共有症状体征

1.颅内压增高

脑膜的充血水肿和累及实质所致的充血水肿均可导致颅内压增高,临床主要表现有头痛、喷射性呕吐,视乳头水肿,视力模糊,意识障碍及抽搐等,幼儿可见前囟饱满。

2.脑膜刺激征

脑膜炎累及脊神经根部脊膜时,出现颈项强直,克氏征阳性。

3.脑实质炎症表现

(1)大脑皮质的病变可引起意识障碍,其程度不一,轻者嗜睡,重者昏迷、谵妄。

(2)运动神经通路的改变:表现为惊厥、瘫痪。

(3)神经反射的改变:因反射通路障碍,腹壁、提睾等浅反射消失或由于大脑皮质的抑制减弱,下运动神经元释放,因而出现膝反射亢进及踝阵挛等。

(4)严重的脑实质损害可使脑水肿加剧,引起脑疝。

天幕裂孔疝可压迫患侧动眼神经,使患侧瞳孔增大,不规则,对光反应迟钝,枕骨大孔疝可使呼吸骤停。

一、病毒性脑炎及脑膜炎

病毒性脑炎和病毒性脑膜炎均是多种病毒引起的颅内急性炎症,由于病原体致病力和宿主反应过程的差异,形成不同类型疾病。若炎症过程主要在脑膜,临床上主要表现为病毒性脑膜炎。主要累及大脑实质时,则以病毒性脑炎为临床特征。大多患者具有病程自限性。病毒性脑膜炎发病率每年为 11～27/10 万。临床表现类同,主要侵袭脑膜而出现脑膜刺激征,脑脊液中有以淋巴细胞为主的白细胞增多。病程呈良性,多在 2 周以内,一般不超过 3 周,有自限性,预后较好,多无并发症。病毒侵犯脑膜同时若亦侵犯脑实质则形成脑膜脑炎。根据病情情况可呈大小不同的流行,亦可散在发病。

(一)病因

目前仅有 1/3 左右病例可确认为某种病毒引起,其中,乙脑由虫媒病毒黄病毒科黄病毒属的乙型脑炎病毒引起,属乙类传染病;大多数(80%)为肠道病毒,如 ECHO 病毒 4、6 和 9 型,柯萨奇 A、B 组病毒,流行性腮腺炎病毒,淋巴细胞脉络膜脑膜炎病毒;少见的有肝炎病毒、脊髓灰质炎病毒等。另外,单纯疱疹病毒Ⅰ型、Ⅱ型、腺病毒、水痘一带状疱疹病毒除引起脑实质炎症外,也可仅累及脑膜。肠道病毒引起的病毒性脑膜炎,发病高峰主要在夏季和早秋。腮腺炎病毒脑膜炎一般多见于冬、春季节,与腮腺炎同时流行。淋巴细胞脉络膜脑膜炎则以晚秋和冬季较常见,而单纯疱疹病毒脑膜炎发病无明显季节性,或由单纯疱疹病毒的直接接触感染,或为潜在感染后的重复反应引起。

(二)发病机制

病毒经肠道(如肠道病毒)或呼吸道(如腺病毒和出疹性疾病)进入淋巴系统繁殖,然后经血流(虫媒病毒直接进入血流)感染颅外某些脏器,此时患者可有发热等全身症状。若病毒在定居脏器内进一步繁殖,即可能入侵脑或脑膜组织,出现中枢神经系统症状,因此,颅内急性病毒感染的病理改变主要是大量病毒对脑组织的直接入侵和破坏。然而,若宿主对病毒抗原发生强烈免疫反应,进一步导致脱髓鞘及血管与血管周围脑组织损害。

(三)临床表现

病情轻重差异很大,与病变累及部位密切相关。一般说来,病毒性脑炎的临床经过较脑膜炎严重,重症脑炎更易发生急性期死亡或后遗症。以下特征有助于临床诊断。

(1)部分急性脑膜脑炎患者(38.29%)在出现脑炎症状前 1～2 周可有前驱症状,如呼吸道感染、消化道感染、口周疱疹、鼻窦炎、牙龈炎或腮腺炎等。

(2)无菌性脑膜炎的临床表现有:发热、头痛、脑膜刺激征,脑脊液中细胞增多且以淋巴细胞为主、糖含量正常,很少出现意识障碍。

(3)真性病毒性脑炎(病毒直接损伤脑组织)临床表现无特异性,多急性、亚急性起病,出现发热、头痛、恶心、呕吐、意识障碍、精神障碍、抽搐、失语。神经损害定位体征:偏瘫、共济失调、面瘫、巴氏征阳性、肌阵挛、眼球震颤、眼肌麻痹等,查体多有病理反射征阳性,脑脊液为细胞反应和蛋白质轻度增高。

（4）感染后脑脊髓炎：如感染后播散性脑脊髓炎（ADEM）一般是在感染性疾病消退后几日由于引起机体免疫反应导致的脱髓鞘病变，症状同真性病毒性脑炎，但影像学提示双侧白质病变。

（5）慢性起病可以渐进性智力减退、痴呆、精神障碍、嗜睡、昏迷为首发。

（四）实验室检查

脑电图早期即可出现局灶性或广泛性异常，在慢波基础上出现局灶性、周期性棘慢综合波时对诊断意义较大。影像学检查：对 HSV 脑炎，CT 在发病 1 周左右可见颞、额叶的低密度病灶，边缘不规则强化，如有出血坏死则混杂高密度信号；MRI 比 CT 更敏感，可早于 CT 出现异常，可见相同部位长 T_2 信号。病原学检查：PCR 检测 HSV 用于早期快速诊断。ELISA 测定 HSV 抗体，适于起病 3d 以后的患者。脑组织活检是确诊方法，但阳性率不高。

1.脑电图

以弥漫性或局限性异常慢波背景活动为特征，少数伴有棘波、棘慢综合波。慢波背景活动智能提示正常脑功能，不能证实病毒感染性质，某些患者脑电图也可正常。

2.血液检查

周围血象：白细胞计数大多正常，亦有减少或中度增多。如出现大量非典型单核细胞，且嗜异反应阳性时，提示 EB 病毒感染。

3.脑脊液检查

（1）常规检查：脑脊液压力正常或轻度升高，色清，白细胞数增加，$(10\sim1000)\times10^6/L$ 不等，早期以中性粒细胞为主，几小时后主要为淋巴细胞。

（2）生化检查：蛋白质正常或稍高，糖及氯化物一般为正常。但在疱疹病毒、腮腺炎病毒、柯萨奇病毒以及淋巴细胞脉络膜脑膜炎患者，糖含量可减少。

（3）可见单克隆 IgG 正常或轻度增高。腮腺炎病毒脑膜炎病例的脑脊液中测出单克隆 IgG 腮腺炎特异抗体，并可持续存在 1 年。

4.病毒学检查

绝大多数病毒性脑膜炎实际上没有必要作出确切病原诊断，因为其为良性自限性病程，治疗上只需对症治疗，不需要用抗生素。若为确定病原，可以从脑脊液分离病毒；急性期和恢复期的血清和脑脊液中检查 IgM 抗体或病毒抗原。

（五）诊断

目前病毒性脑炎尚无确诊的金标准，通常的诊断条件是：①临床上有似病毒感染所致的脑实质受损征象。②脑电图呈弥散性异常（部分可局灶化）。③脑检查无占位性病变征象（某些局灶性脑炎例外），特征性脑影像学表现。④血清抗体滴度明显增高（特别是恢复期比急性期高 4 倍以上）。⑤脑脊液有或无炎症性改变，查不到细菌（包括结核杆菌、真菌等）感染的证据。⑥脑脊液查到病毒抗原或特异性抗体。⑦脑组织发现病毒。

（六）鉴别诊断

由于病毒性脑炎主要表现为头痛、发热、精神异常、脑膜刺激征等，需与肝性脑病、尿毒症、大面积脑梗死（尤其是颞叶梗死）、脑出血、其他炎症（其他微生物、寄生虫导致的炎症）、肿瘤、颅内静脉血栓（数字减影脑血管造影是诊断本病的金标准）等鉴别。

（七）治疗

本病缺乏特异性治疗。但由于病程自限性，急性期正确的支持与对症治疗，是保证病情顺利恢复、降低病死率和致残率的关键。

1.对症支持治疗

(1)降颅压:甘露醇、甘油果糖、清蛋白,可联合利尿剂。体位:上身及头部高30°,加强控制体温。

(2)控制抽搐:可持续使用咪达唑仑、丙泊酚,注意呼吸及循环抑制。

(3)控制体温:非甾体类消炎药及物理降温,后者包括冰袋降温、酒精擦浴,可联合冬眠合剂,有条件者使用控温毯。

(4)监测并维持水、电解质平衡。

(5)营养支持。

(6)保证呼吸道通畅,避免误吸。

(7)处理并发症,如继发消化道出血、肺炎等。

2.抗病毒治疗

(1)阿昔洛韦(无环鸟苷):选择性抑制病毒 DNA 聚合酶,抗 HSV、VZ、巨细胞病毒,蛋白结合率低,能透过血脑屏障。脑脊液中阿昔洛韦的浓度约为血浆的 50%,在肝内代谢,$t_{1/2}$ 为 2.5h,主要经肾小球滤过和肾小管分泌而由尿液排出。用法:10mg/kg＋0.9%氯化钠溶液 250mL,1 次/8h,每次在 1h 滴完,连用 10～14d,若已确诊而此药效果欠佳,可延长用药至 4～6 周或改用更昔洛韦。

(2)更昔洛韦:有抗巨细胞病毒、HSV、VZ、EB 病毒等活性,其中对巨细胞病毒、EB 病毒的抑制活性比阿昔洛韦强 10～20 倍,属于广谱抗病毒 DNA 药物,其在感染细胞内的浓度可以高于非感染细胞的 100 倍,脑脊液中的浓度为血液浓度的 67%,$t_{1/2}$ 为 2.9h。用法:5～10mg/(kg・d),1 次/12h,疗程为 14～21d。主要副作用为暂时的肾功能损害和骨髓抑制。停药后可恢复正常。膦甲酸钠:抗 HSV 和巨细胞病毒,适用于对阿昔洛韦耐药的 HSV 株,剂量为 0.18mg/(kg・d),分 3 次静脉滴注,14d 为 1 个疗程。干扰素:诱导宿主细胞产生抗病毒蛋白,具有广谱抗病毒活性,包括干扰素 α 和干扰素 β。

3.糖皮质激素应用

糖皮质激素能抑制抗体的产生,有利于病毒的复制,故对真性病毒性脑炎是否使用糖皮质激素存在争议。

一般认为对病情危重、有出血坏死性改变的脑炎患者可酌情使用,采用早期、大剂量冲击给药的原则。对 HSV 脑炎,甲泼尼龙 500～1000mg/d,连续 3～5d;然后改为泼尼松口服,30～50mg/d,顿服,3～5d 减量 5～10mg,直到停止。激素是脱髓鞘病变如 ADEM 的最好治疗方法。

有报道免疫球蛋白[400mg/(kg・d)]联合甲泼尼龙[2mg/(kg・d)]治疗 3～5d 效果明显。

(八)预后

急性病毒性脑炎的预后与所感染的病原密切相关,大多可痊愈,不留任何后遗症。单纯疱疹病毒引起者预后较差,不少存活患者留有不同程度的后遗症。同一病毒感染的流行其严重程度每年也可有不同。

二、化脓性脑膜炎

化脓性脑膜炎是由化脓性细菌引起的中枢神经系统感染性疾病。其临床特点为发热、头痛、呕吐、惊厥,甚至昏迷。脑膜刺激征阳性,脑脊液呈化脓性改变。随着早期诊断及抗生素的合理使用,病死率已明显下降,但部分病例仍有耳聋、癫痫、智能落后、肢体瘫痪等神经系统后遗症。

(一)病原学

多数化脓性球菌均可引起化脓性脑膜炎,以肺炎链球菌、脑膜炎球菌及流感嗜血杆菌最常见,其次有葡萄球菌、肠道革兰阴性杆菌(大肠埃希菌、铜绿假单胞菌、沙门菌属等)及厌氧菌等。随着脑室外引流、腰穿脑脊液持续引流、脑室腹膜腔分流(VP)、开放性颅脑外伤和开颅手术等侵入性病例的增多,凝固酶阴性葡萄球菌、粪肠球菌和屎肠球菌等阳性菌的检出机会也有增多趋势,使医院获得性中枢感染病原谱发生明显变化。

1.脑膜炎奈瑟菌

脑膜炎奈瑟菌仅存在于人体,可自带菌者咽部、患者的血液、脑脊液和皮肤瘀点中检出。根据菌群特异性荚膜多糖(CPS)结构,脑膜炎奈瑟菌属可分为 13 个群,特异的血清型是根据 2 类和 3 类外膜蛋白上的抗原差异而定,而 1 类外膜蛋白的抗原差异决定其亚型。其中 A、B、C 三群最为常见,占 90%以上,C 群致病力最强,B 群次之,A 群最弱,我国 95%以上流行菌群为 A 群,随着 A 群脑膜炎球菌多糖疫苗在全国各地的应用,A 群的发病率明显下降,1990 年后,A 群已由 96.9%降至 61.7%,而 B 群和 C 群却相对的增多。具有患病年龄小、病情重,易并发硬膜下积液和脑室管膜炎的特征。C 群往年有散发病例的报道,2002 年以来有小范围流行。由于大多数人缺乏抵御 C 群的抗体,该菌群又具有易传播、隐性感染比例高、起病急、病程进展快、病死率高等特点,必须引起我们高度的重视。

近年来脑膜炎球菌对磺胺耐药现象普遍,以 C 群和 B 群最为严重,A 群耐药菌株也有上升趋势。

2.肺炎链球菌

为革兰阳性有荚膜的双球菌,已知有 86 种血清型,其中 18 种血清型可引起伴菌血症的肺炎链球菌肺炎,6 种荚膜型(1、2、4、7、8、14)分别可单独引起严重感染。儿童以 1、6、14 和 19 型为主。本菌不产生外毒素,其致病物质主要有以下 3 种:①荚膜,是起到侵袭作用的主要致病因素。②溶血毒素,能溶解人的红细胞,可引起皮肤坏死和致死作用。③紫斑产生因子,极少数肺炎链球菌自溶后可释放紫斑因子,引起紫斑及出血斑点。

3.流感嗜血杆菌

系革兰阴性短小杆菌,本菌分为 a、b、c、d、e、f 共 6 个型,其中 b 型荚膜株的致病力最强,菌体有荚膜,表面有纤毛,从而增强了对黏膜的黏附力。本菌进入呼吸道到黏膜上皮,并可侵入血流繁殖,侵入中枢神经系统。

(二)流行病学

1.年龄

(1)小于 2 个月的婴儿患者,病原体多为大肠埃希菌、B 组链球菌(国内较少见)及李斯特菌。

(2)3 个月～3 岁幼儿以流感杆菌脑膜炎为多见,其中 5～9 个月者占 70%,3 岁以上者的血清抗体水平逐年增高,发病率渐减,成人患者罕见。

(3)6 个月以下婴儿因有母体的被动免疫,故流行性脑脊髓膜炎(流脑)的发病率极低,6 个月～2 岁的抗体水平最低,以后逐年增高,所以小儿患者多于成人。

(4)一岁以下的肺炎双球菌脑膜炎(肺脑)发病率甚高,约 20% 的老年肺炎患者伴菌血症,故老年人的流脑发病率亦高,但其他各年龄组均可发病。

2.季节

流脑有严格的季节性,冬春季为多见,流感杆菌脑膜炎亦以冬春两季为多;流脑全年均可发病,但冬春二季的发病率较高,腮腺炎病毒脑膜炎亦然,夏秋季节则以肠道病毒脑膜炎为多见。

3.家族中发病情况

若兄弟姐妹中有 2 人同时发病,则多见为流脑及流感杆菌脑膜炎。

4.医院内获得感染的化脓性脑膜炎

主要为耐药程度高的革兰阴性杆菌如肺炎杆菌、沙雷菌、肠杆菌、铜绿假单胞菌,以及耐药性葡萄球菌及厌氧菌等。

5.细菌入侵途径

病原菌可通过下列途径达到中枢神经系统。

(1)脑膜旁邻近器官的感染或其他部位的感染:①脑膜炎患者伴鼻窦炎时,其致病菌可为肺炎双球菌、金葡菌及溶血性链球菌。②中耳炎:在急慢性中耳炎时,致病菌可破坏骨壁或经血行侵入蛛网膜下腔,病原菌以肺炎双球菌,变形杆菌及大肠埃希菌为主。③上呼吸道感染:脑膜炎双球菌可先引起鼻咽部感染继而入血。④肺炎:在肺炎球菌脑膜炎和金葡菌脑膜炎中,以肺炎为入侵途径者占半数左右。⑤败血症:金葡菌败血症可并发金葡菌脑膜炎,并发率可达 38%,革兰阴性菌败血症也可并发脑膜炎。⑥皮肤疖肿:可为金葡菌脑膜炎的主要原发灶。

(2)脑脊液鼻漏、耳漏多由颅外伤、肿瘤、外科手术等多种原因所致,常引起复发性脑膜炎,其病原菌 80% 为肺炎双球菌,其他常见菌为革兰阴性杆菌及金葡菌。

(3)颅脑外伤:未合并鼻漏及耳漏的闭合性颅外伤,其所致脑膜炎的病原菌以肺炎双球菌及革兰阴性菌为主,开放性颅外伤引起的脑膜炎,其致病菌以革兰阴性杆菌及金葡菌为主。

(4)神经外科手术后:约有 50% 的革兰阴性杆菌脑膜炎发生于颅脑手术后。

(5)腰椎穿刺污染:病原菌以金葡菌及铜绿假单胞菌为多见。

(6)脑室-心房及脑室-腹腔引流术后,有 10%～30% 可发生脑膜炎,50% 的病原菌为表皮葡萄球菌,其他依次为金葡菌、革兰阴性杆菌,近年来后者有增多的趋势。

(7)神经系统先天性皮肤窦道。多伴皮肤或上皮样瘤;引起脑膜炎的病原以金葡菌及大肠埃希菌为主。

(8)其他:全身免疫情况的低下常可诱发脑膜感染,先天性丙种球蛋白缺乏症患者常反复发作化脓性脑膜炎,多见于儿童,病原菌以肺炎双球菌、脑膜炎双球菌及流感杆菌为多见;糖尿病患者常合并肺炎双球菌、革兰阴性杆菌、金葡菌及隐球菌性脑膜炎;白血病、淋巴瘤患者与之相似,另尚可合并结核性脑膜炎。

（三）发病机制与病理

病原体进入机体后是否入侵中枢神经系统，取决于机体的免疫状态及细菌的毒力两方面因素。在机体防御功能正常，细菌毒力弱的情况下，存在于一些部位的细菌仅处于寄居或带菌状态而并不致病；当人体免疫力明显下降或细菌毒力强时，细菌可自不同途径入侵脑膜而致病。

化脓性脑膜炎最初病理现象是血脑屏障的破坏。细菌在血流中繁殖时，或用抗生素治疗后，细菌溶解，可释放大量细菌活性产物，如细胞壁或内毒素和磷酸壁等。这些物质刺激脑血管内皮细胞、巨噬细胞、星形细胞和小胶质细胞，产生细胞因子如 TNFα、IL-1β。TNFα 和 IL-1β 在诱发炎症反应中起协同作用，可活化脑血管内皮细胞上的 CD18 促白细胞黏附受体，使白细胞黏附于血管壁，释放蛋白溶解酶，破坏内皮细胞间的连接，导致血脑屏障渗透性增高，使白细胞和血浆大量进入脑脊液中。另外，这些细胞因子可激活花生四烯代谢产物如前列腺素，并可产生血小板活化因子（PAF），从而使血脑屏障渗透性进一步增加及脑内血栓形成。上述炎症介质及其细胞相互作用的结果，引起蛛网膜下隙的炎症反应，最终导致脑水肿、颅内压增高以及脑内细胞功能和代谢紊乱等一系列病理生理改变。

病变主要在中枢神经系统。细菌入侵脑膜后引起软脑膜及蛛网膜化脓性炎症，蛛网膜下隙充满大量炎症渗出物，使整个脑组织表面及底部都覆盖一层脓性液体。肺炎链球菌感染时，稠厚的脓性纤维素性渗出物主要覆盖于大脑表面，尤以顶部为甚，并可迅速形成粘连和包裹性积脓，甚至发生硬脑膜下积液或积脓。由于脑膜血管通透性增加，白蛋白易透过而形成积液。化脓性脑膜炎过程中硬脑膜及脑血管浅表静脉尤其是桥静脉的炎症栓塞和血管壁损伤的影响，可导致渗出、出血，使局部渗透压增高，因此周围水分进入硬膜下腔，形成硬膜下积液。脑膜表面的血管极度充血，常见血管炎病变，包括血管或血窦的血栓形成，血管壁坏死、破裂与出血。由于未能及早诊断和治疗，脓性炎症渗出物逆流而上，亦可由败血症引起。感染累及脑室内形成脑室膜炎。大脑表面和脑室附近的脑实质常有炎性改变，表现为充血、水肿、脑细胞变性坏死、炎性细胞浸润等，形成脑膜脑炎。炎症累及脑神经、或因颅内压增高使脑神经受压、坏死，则可引起相应的脑神经损害等，表现如失明、耳聋、面瘫等。如脓液黏稠或治疗不彻底，则可发生粘连，阻塞脑室孔，或大脑表面蛛网膜颗粒因炎症后发生粘连并萎缩致脑脊液循环受阻及吸收障碍而形成脑积水。

（四）临床表现

各种细菌所致的化脓性脑膜炎，有相似的临床表现，可归纳为感染、颅内压增高和脑膜刺激征三方面。临床表现很大程度取决于年龄，年长儿及成人可出现典型表现。

常见病原菌引起的化脓性脑膜炎的临床特点：

1.肺炎链球菌脑膜炎

发病率仅次于流行性脑脊髓膜炎，多见于 1 岁以下的婴儿（占 80%）和老年人，冬春季较多，常继发于肺炎、中耳炎、乳突炎、鼻窦炎、败血症或颅脑外伤。其炎症渗出物多分布于大脑顶部表面，故早期颈项强直不明显。由于渗出物中纤维蛋白较多，易致粘连和包裹性脓肿。硬膜下积液或积脓、脑脓肿、脑积水等并发症较其他化脓性脑膜炎多见。患者一般病情较重，病程多迁延和反复,脑脊液涂片及培养阳性率较高。

2.流感杆菌脑膜炎

主要由 b 型流感杆菌引起,多见于出生 3 个月至 3 岁小儿,秋季较多,多数起病急,突然高热、呕吐、惊厥;部分起病稍慢,先有明显的呼吸道感染,经数日或数周后才出现脑膜炎表现。偶见皮疹,常并发硬膜下积液,亦可出现会厌炎、关节炎、蜂窝织炎及肺炎。易发生轻度贫血。脑脊液涂片常见极短小的革兰阴性杆菌。

3.葡萄球菌脑膜炎

主要有金黄色葡萄球菌引起,各年龄组均可患病,但以新生儿及年长儿多见。多发生于夏季。常先有化脓性病灶如新生儿脐炎、脓疱疮、蜂窝织炎、败血症等。常为金黄色葡萄球菌脓毒败血症的迁徙病灶之一。病程中可见荨麻疹、猩红热样皮疹和小脓疱。脑脊液成脓性、混浊、易凝固,涂片见成堆革兰阳性球菌。血及脑脊液培养可获阳性结果。

4.大肠埃希菌脑膜炎

多见于出生 3 个月内婴儿,特别是新生儿及早产儿。本菌主要来自母亲产道、婴儿肠道及脐部等。此外、脊柱裂、尿布皮炎、中耳炎亦可为侵入门户。年长儿患病时应仔细检查背部中线皮肤有无交通窦道。脑脊液除化脓性改变外,常有臭味。预后差,病死率高。

(五)并发症与后遗症

1.硬膜下积液

为常见并发症之一,多见于肺炎链球菌和流感杆菌脑膜炎,其发生率在婴幼儿约 50%。有文献报道,在 78 例硬膜下积液患者的病原菌检查中,肺炎链球菌 36 例(46.3%),流感杆菌 21 例(26.9%)。多出现在病程 4～10d,主要为 1 岁以内前囟未闭的婴儿。硬膜下积液的表现:①化脓性脑膜炎经有效抗生素治疗 4～6d 后,脑脊液已好转,但发热仍持续不退、或退后又复升;同时出现颅内压增高症状,如频繁呕吐、惊厥、易激惹、持续昏睡、前囟膨隆、头围增大、颈项强直及局灶性体征、肢体抽搐或瘫痪。②颅骨透照试验阳性。③硬膜下穿刺液体为黄色,>2mL,蛋白定量较同时腰椎穿刺所得脑脊液中蛋白质高,常高于 400mg/L。④头颅 B 型超声波和 CT 扫描可确诊。

2.脑室管膜炎

本病是新生儿及婴幼儿较常见的并发症,表现为频繁呕吐、发热持续不退、反复抽搐、呼吸衰竭;或脑脊液检查已好转而发热不退、颅内压增高。头颅 B 型超声波见脑室明显扩大、脑室管膜粗糙。CT 扫描显示脑室扩大及室管膜形成一圈密度增强影像。有时脑室内可见网状囊样脓液纤维化影像。确诊依赖于侧脑室穿刺。确诊标准:①脑室液培养细菌与腰椎穿刺报告相同。②脑室液细胞数≥50×10⁶/L,以中性粒细胞为主。③糖定量<1.68mmoL/L,蛋白定量>400mg/L。

3.脑性低钠血症

化脓性脑膜炎时可因下视丘受累致抗利尿激素异常分泌,又因呕吐、进食少而致低钠血症和水中毒,出现尿少、轻度浮肿、频繁呕吐、反复惊厥和昏迷。这些症状和脑膜炎症状相似,故应及时检查血电解质加以鉴别。

4.脑神经受损

由于脑实质损害及粘连可使脑神经受累,出现失明、耳聋、面瘫等,后遗症有智力落后、肢体瘫痪、癫痫、耳聋、失明、脑积水等。

(六)实验室检查

1.血液检查

血常规白细胞明显增高,可达$(20\sim40)\times10^9/L$,以中性粒细胞为主,可达$80\%\sim90\%$。严重者白细胞总数可减少。

C反应蛋白(CRP)是一种重要的急性时相蛋白,细菌感染时CRP浓度升高。有学者研究发现,革兰阴性菌脑膜炎的脑脊液和血清CRP含量均高于革兰阳性菌脑膜炎,可作为辅助检查方法。

降钙素原(PCT)也是一种炎症急性期蛋白,较CRP更敏感,细菌感染时血PCT可显著升高,而在病毒感染时正常或轻度升高,有助于鉴别。血清PCT尚可作为判断化脑疗效和预后的指标,持续高水平的PCT,提示病情恶化或预后不佳。

2.脑脊液检查

压力增加,外观混浊或脓样。白细胞数明显增加,达$1000\times10^6/L$以上,高者达数万,以中性粒细胞为主。蛋白质明显增加,糖及氯化物早期可正常,晚期降低。脑脊液涂片及培养可找到病原菌。对初次腰椎穿刺脑脊液正常的可疑者,可再次复查。

3.细菌学检查

(1)涂片检查:脑脊液沉淀涂片用革兰染色常可找到病原菌。

(2)细菌培养:取鼻咽拭、血及脑脊液培养可获得病原菌。血培养阳性率为$40\%\sim50\%$。对脑脊液常规阴性者,有时培养也可获致病菌。

4.特殊检查

(1)脑脊液病原菌的抗原检测:常用方法有对流免疫电泳、乳胶凝集法、血凝抑制试验、RIA、荧光抗体测定及ELISA等,能较快检出脑脊液中抗原。

(2)聚合酶联反应(PCR):适用于脑脊液革兰染色、细菌抗原检测及培养为阴性的脑膜炎患者,但有假阳性。

(3)鲎溶解物试验:可间接证实革兰阴性菌感染。

(4)脑脊液酶学检测:脑脊液中含有多种酶,可以鉴别化脓性脑膜炎与病毒性脑膜炎,磷酸己糖异构酶(PHI)和乳酸脱氢酶(LDH),在化脓性脑膜炎时升高,PHI较LDH敏感。

(七)诊断与鉴别诊断

早期诊断是治疗成功与否的关键,可减少后遗症,提高治愈率。典型病例根据临床症状、体征及脑脊液可明确诊断。对经过不规则抗生素治疗后的化脓性脑膜炎,脑脊液检查结果不典型,涂片和培养均阴性者,应结合病史及临床表现等综合考虑作出诊断。

化脓性脑膜炎应与下列疾病相鉴别:

1.病毒性脑膜炎

不彻底或部分治疗的化脓性脑膜炎,脑脊液改变与病毒性脑膜炎难以区别。但病毒性脑膜炎全身感染中毒症状不重,脑脊液外观清亮以淋巴细胞为主,蛋白质含量正常或轻度升高,糖及氯化物正常,细菌涂片及培养均阴性。

2.结核性脑膜炎

起病缓慢,常有结核接触史和肺部等处结核病灶及相应症状,结核菌素试验阳性。脑脊液外观呈毛玻璃状混浊,细胞数多在 $500×10^6/L$,以淋巴细胞为主,蛋白质明显增高,糖和氯化物均降低。脑脊液静置24h后可见薄膜形成,并用薄膜涂片、培养或动物接种找抗酸杆菌。文献报道,少数结核性脑膜炎可急性起病,高热,早期脑脊液可混浊,白细胞数显著增多,可在 $100×10^6/L$ 左右。

3.隐球菌性脑膜炎

隐球菌性脑膜炎患者的表现及脑脊液的常规与生化改变与结核性脑膜炎类似,一般说来,隐球菌脑膜炎急性期的颅内压升高较早出现且显著,腰穿测压常＞300mmHg,可高达500～600mmHg,甚至更高。脊液糖降低较结核性脑膜炎显著,可降低至微量,才有阳性结果。脊液隐球菌培养及作隐球菌乳胶试验,可提高诊断率。

(八)预后

目前,发达国家的化脓性脑膜炎患儿成活率有了明显改善,总死亡率低于10%,流行性脑脊髓膜炎低于5%,但是持续性后遗症的发生率仍没有明显下降,为10%～30%。

(九)治疗

化脓性脑膜炎的治疗主要是抗菌、对症及支持治疗。

1.抗菌治疗

治疗原则是:①抗菌药物对病原菌敏感。②抗菌药物在脑脊液中浓度高。③能快速杀菌达到无菌化。社区获得性中枢感染与医院获得性社区感染病原谱各有侧重,抗菌治疗原则亦有所不同。

(1)社区获得性中枢神经系统感染的抗菌治疗:

①抗菌药物的选择:针对社区获得性中枢神经系统感染的常见病原:脑膜炎奈瑟菌、肺炎链球菌、单核细菌增多性李斯德菌及流感嗜血杆菌等首选药物:头孢曲松,2g,q12h,静脉滴注。发现耐头孢曲松的肺炎链球菌时可加用万古霉素。大于55岁的老年人及免疫抑制患者,为覆盖单核细菌增多性李斯德菌,应加用阿莫西林,静脉滴注,2g,q4h。

②抗菌治疗疗程:脑膜炎奈瑟菌:头孢由松 iv,2g,q12h,7d。肺炎链球菌:头孢曲松 iv,2g,q12h,14d。流感嗜血杆菌:头孢曲松 iv,2g,q12h,7d。单核细菌增多性李斯德菌:阿莫西林 iv,2g,q4h,至少21d。

(2)医院获得性中枢神经系统感染的抗菌治疗:院内中枢神经系统感染的病原学较为复杂,颅内感染致病菌有如下特点:a.以革兰阳性球菌为主,占分离菌总数的70%以上,其中又以凝固酶阴性葡萄球菌为主,占62.1%(表皮葡萄球菌在其中占第一位,为25.2%),其次为金黄色葡萄球菌占9%,肠球菌属不多,占2.8%。b.原发性细菌性脑膜炎最常见的致病菌是脑膜炎双球菌,肺炎链球菌及流感嗜血杆菌均很少见。c.革兰阴性杆菌仅占约25.2%,其中以不动杆菌属及肠杆菌属为主,分别为6.9%和5.0%,铜绿假单胞菌、大肠埃希菌及肺炎克雷伯菌分别各占约2%,嗜麦芽窄食单胞菌也可见到,但分离率低,约占0.5%。

根据分离菌的耐药状况,经验性抗菌治疗方案如下。

①革兰阳性球菌的抗菌治疗:目前院内分离的凝固酶阴性葡萄球菌及金黄色葡萄球菌对

大多数抗菌药物均有很高的耐药率,因此首选药物为万古霉素 10~15mg/kg,q8h 或 q12h。因万古霉素进入 CSF 的量少,如果致病菌对其他药物敏感(如青霉素、头孢菌素等),则不推荐应用万古霉素。即使对青霉素和头孢菌素高度耐药的细菌,应用万古霉素时要联合一个第三代头孢,不能单独应用万古霉素。用万古霉素治疗细菌性脑膜炎时,血浆谷浓度应维持在15~20mg/mL。如果静脉给药效果不好,可考虑使用万古霉素鞘内注射。也可选用去甲万古霉素,效果是类似的。但不建议选用替考拉宁,因其对血脑屏障通透性差。利奈唑胺在脑脊液中穿透力达 70%,临床中已有较多成功案例报道,可应用于万古霉素过敏以及肾功能不全患者。

②革兰阴性杆菌的抗菌药物:院内脑脊液中分离的革兰阴性杆菌主要还是以非发酵菌群和肠杆菌科细菌为主,依次为不动杆菌属、肠杆菌属、铜绿假单胞菌、大肠埃希菌及肺炎克雷伯菌,嗜麦芽窄食单胞菌也可见到,但分离率低。上述细菌耐药率相当高,相对可选的药物基本为第三、四代头孢和碳氢霉烯类抗生素。

头孢曲松和头孢噻肟作为流感嗜血杆菌脑膜炎的经验治疗药物,疗效很好,对于肺炎球菌和脑膜炎奈瑟菌脑膜炎也有很好疗效,但对于上述非发酵菌群和肠杆菌科细菌则疗效非常差。

头孢哌酮/舒巴坦对血脑屏障的渗透性较差,脑膜无炎症患者的脑脊液中不能测到药物,化脓性脑膜炎患者静注 2g 后的脑脊液浓度为 $0.95~7.2\mu g/mL$,仅为血药浓度的 1%~4%,因此也不适合选用。可选的仅有头孢他啶和头孢吡肟,头孢他啶在几项铜绿假单胞菌脑膜炎研究中显示有效。对于肠杆菌属细菌和铜绿假单胞菌,头孢吡肟比第三代头孢体外活性更强,是治疗细菌性脑膜炎有效的药物。头孢他啶和头孢吡肟在治疗中枢神经系统感染时的用药剂量都很高,均为 2g,q8h。

与亚胺培南相比,美洛培南较少引起癫痫,美洛培南可用于治疗对标准治疗药物耐药的革兰阴性杆菌脑膜炎,对于产超广谱 β 内酰胺酶的革兰阴性杆菌和高产 β 内酰胺酶的细菌(如肠杆菌属、枸橼酸杆菌属或沙雷菌属)以及敏感的非发酵菌群(不动杆菌、铜绿假单胞菌)引起的脑膜炎,最好使用包括美洛培南的联合方案。美洛培南的用药剂量为 2g,q8h。

帕尼培南的体外抗菌作用、药动学特点与亚胺培南相仿,致惊厥、意识障碍等严重中枢神经系统不良反应率较亚胺培南明显为低,在正常人脑脊液中浓度较低,但在儿童化脓性脑膜炎急性期脑脊液浓度可超过大部分细菌的 MIC,因此帕尼培南也被用于中枢神经系统感染或合并中枢神经系统疾病的感染患者。但目前其在成人中枢神经系统感染的治疗中尚缺乏研究经验,推荐剂量亦不详。

③抗菌治疗疗程:对于院内中枢神经系统感染,无论是革兰阳性球菌(凝固酶阴性葡萄球菌及金黄色葡萄球菌)还是革兰阴性杆菌(非发酵菌群和肠杆菌科细菌),其疗程均不应小于 3 周。脑脊液培养阴性后,继续抗菌治疗不应小于 1 周。

(3)关于脑室内注射给药:对分流术后感染难于彻底清除或不宜拔管的患者,有必要通过脑室穿刺或分流器储液池直接把抗菌药物注入脑室。美国食品药品监管局(FDA)未批准任何抗菌药物用于脑室内注射,适应证也无法确切定义。脑室内注射抗菌药经验使用剂量和给药间隔应根据药物 CSF 浓度调整,单次剂量一般以不超过静脉给药单次剂量的 1/10 为宜。

2.对症支持疗法

高热时用物理或退热剂降温;惊厥者可给地西泮(安定)每次 0.2~0.3mg/kg(最大剂量不

超 10mg),缓慢静脉注射,或用苯巴比妥钠负荷剂量 10～20mg/kg,12h 后给维持量每日 4～5mg/kg,肌内注射。此外,有休克或颅内压增高时,应积极采用抗休克及降颅内压处理。

保证足够的热量与液体量,对意识障碍及呕吐的患者应暂禁食,宜静脉补液,并精确记录24h 出入水量,细致检查有无异常的抗利尿激素分泌。如有液体潴留,必须限制液体量每日30～40mL/kg。当血钠达 140mmol/L 时,液体量可逐渐增加到每日 60～70mL/kg。对年幼、体弱或营养不良者,可补充血浆或少量鲜血。

3.糖皮质激素

目前认为激素作为抗炎物质在化脓性脑膜炎时可减少细胞因子释放,减轻脑水肿,降低颅内压和血脑屏障的作用。地塞米松能减少脑膜炎患者后遗症的发生及耳聋的发生率。一般轻型病例不用,重症患者在有效抗生素应用前或同时给药,现在较公认的治疗方案为 0.15mg/kg,每 6h 1 次,连续应用 4d,或 0.4mg/kg,每 12h 1 次,连续应用 2d。无菌性及部分治疗后脑膜炎,和小于 6 周的患儿均不宜使用糖皮质激素。

(十)预防

1.药物预防

肺炎链球菌脑膜炎的药物预防可试用利福平,剂量 10mg/kg,每日 2 次,服用 2d,但鼻咽部细菌清除率仅 70％。

2.免疫预防

(1)肺炎链球菌脑膜炎的免疫预防:目前有 23 价肺炎链球菌疫苗推荐适用于 2 岁以上肺炎链球菌疾病高危人群,包括年龄在 65 岁以上者、糖尿病患者、充血性心力衰竭者、肝病患者、慢性酗酒者、脾切除者、肾病患者、其他心或肺疾病患者、脑脊液渗漏者及 HIV 感染者。前往肺炎链球菌疾病高发区者亦应接种。

(2)流感杆菌脑膜炎的免疫预防:流感杆菌 b 型荚膜多糖疫苗由磷酸多核糖基核醇(PRP)组成,在 18 个月至 6 岁儿童有效率为 90％,但对婴儿无效,而此组人群对流感杆菌高度易感。两种组合疫苗、白喉 CRM_{197} 蛋白结合疫苗(HbOC)及脑膜炎球菌结合疫苗(PRP～OMP)可适用于所有儿童。

三、结核性脑膜炎

结核性脑膜炎(结脑)是由结核杆菌引起的脑膜非化脓性炎症,是结核病中最重要的一种类型。可继发于粟粒性结核及其他器官的结核病灶。在抗结核药物问世以前,其病死率几乎高达 100％。我国自普遍推广接种卡介苗和大力开展结核病防治以来,本病的发病率较过去明显下降,预后有很大改善,若早期诊断和早期合理治疗,大多数病例可获痊愈。但如诊断不及时、治疗不恰当,其病死率及后遗症的发生率仍然较高。

(一)病原学

结核分枝杆菌是小型、杆状、需氧、不产芽胞的细菌。可在环境中发现,主要存在于土壤和水中。结核分枝杆菌及其他大多数分枝杆菌生长皆极缓慢;在多数培养基中的倍增时间均达18～24h。在固体培养基上,2.5～5 周亦难见到可分辨的菌落。

（二）流行病学

目前半数以上患者为成人，其余为儿童，结核杆菌的播散有以下数种途径：①儿童大多继发于粟粒性结核，经血行播散而来。②婴幼儿结核性脑膜炎往往来源于原发综合征，尤其是纵隔淋巴结的干酪样坏死破溃到血管，细菌大量侵入血循环，导致本病。③少数患者可由脑内结核瘤、结核性中耳炎或脊椎结核直接蔓延引起。④除原发综合征外，肺部、泌尿生殖系、消化道等结核常是成人的原发病灶。成人结脑中 3/4 有上述病灶，而且以肺外为主。根据该病可并发于粟粒性肺结核，但通常在发病后数周才出现，也有人认为是室管膜下结核灶（Rich 灶）破溃至蛛网膜下隙所致，而非直接由血行播散至脑膜。

（三）发病机制与病理

1.发病机制

结核菌到达蛛网膜下隙，在人体过敏性增高的情况下，引起变态反应性炎症，感染波及软脑膜、蛛网膜，形成多数散在的以单核细胞及淋巴细胞浸润为主的细小结节。若治疗及时、有效，病变可以完全吸收；反之，病变转至慢性和出现典型结核病理改变，如结核性肉芽肿、干酪样坏死等。病灶周围有炎症和纤维蛋白性渗出，后者多集中于脑底部，分布在 Willis 动脉环、脚间池、视交叉及环池等处。渗出物可压迫和损害视交叉、动眼神经和面神经等，导致视力减退、全盲及其他相应的脑神经症状。炎症累及下丘脑，可引起自主神经功能紊乱。渗出物阻塞环池则引起脑积水。

病程后期由于炎性粘连，使蛛网膜隙及浅表血管间隙回收脑脊液的能力减弱，导致非阻塞性脑积水。受脑膜病变的波及，脑实质浅层亦出现炎症，严重者可出现结核结节、结核瘤。下丘脑病变常引起自主神经功能紊乱。脑内动脉亦常受累，若形成血栓则引起脑梗死。中脑动脉最易累及，并导致偏瘫；较小动脉栓塞则引起类似大脑炎的各种症状。

脊髓蛛网膜和脊髓实质亦常出现渗出、结节和干酪样坏死。

2.病理改变

（1）脑膜：脑膜弥漫性充血，脑回普遍变平，尤以脑底部病变最为明显，故又有脑底脑膜炎之称。延髓、脑桥、脚间池、视神经交叉及大脑外侧裂等处的蛛网膜下隙内，积有大量灰白色或灰绿色的浓稠、胶性渗出物。浓稠的渗出物及脑水肿可包围挤压脑神经，引起脑神经损害。有时炎症可蔓延到脊髓及神经根。

（2）脑血管：早期主要表现为急性动脉内膜炎。病程越长则脑血管增生性病变越明显，可见闭塞性动脉内膜炎，有炎性渗出、内皮细胞增生，使管腔狭窄，终致脑实质软化或出血。北京儿童医院 152 例结核性脑膜炎病理检查，发现脑血管病变者占 61.2%。

（3）脑实质：炎性病变从脑膜蔓延到脑实质，或脑实质原来就有结核病变，可致结核性脑膜炎，少数病例在脑实质内有结核瘤。152 例结核性脑膜炎病理检查，有结核性脑膜炎者占 75%，有单发或多发结核瘤者占 16.4%。

（4）脑积水：结核性脑膜炎常常发生急性脑积水脑水肿。初期由于脉络膜充血及室管膜炎而致脑脊液生成增加；后期由于脑膜炎症粘连，使脑蛛网膜粒及其他表浅部的血管间隙神经根周围间隙脑脊液回吸收功能障碍，这两种情况，可致交通性脑积水。浓稠炎性渗出物积聚于小脑延膜池或堵塞大脑导水管、第四脑室诸孔，可致阻塞性脑积水。脑室内积液过多或使脑室扩大,脑实质受挤压而萎缩变薄,上述病理资料证实,有脑室扩张者占 64.4%,且脑积水发生甚早,有 4 例在病程 1 周即已发生明显脑积水。

3.结核性脑膜炎的病理分型

根据病理改变,结核性脑膜炎可以分为浆液型、脑底脑膜炎型、脑膜脑炎型以及脊髓软硬脑膜炎型(脊髓型)4 型。

(四)临床表现

1.一般症状

起病缓急不一,以缓慢者居多。低热,或为高热,常伴畏寒、全身酸痛、乏力、畏光、精神萎靡、食欲减退等。小儿结核性脑膜炎的临床表现多较隐匿,缺少特征性。

2.神经系统症状、体征

(1)脑膜刺激征:多数病例早期即出现。在粟粒性肺结核常规脑脊液检查,有时脑脊液已出现显著改变,但患者并无脑膜刺激征。在婴幼儿和老年人,脑膜刺激征多不典型。

(2)颅内压增高征象:有头痛、喷射性呕吐、视乳头水肿、意识障碍,严重者出现脑疝、枕骨大孔疝,可迅速导致呼吸停止。

(3)脑神经损害征象:多见于面神经,次为展神经、动眼神经、视神经,可为单侧,或为双侧,多数在疾病充分显现时才出现,但有时可以是结核性脑膜炎的首发征象。

(4)脑实质损害征象:表现多变,有瘫痪、去大脑强直、手足震颤与徐动、舞蹈样运动等不同表现,取决于病变损害部位。

(5)自主神经受损征象:表现为皮质—内脏联合损害如呼吸、循环、胃肠和体温调节紊乱等,亦可出现肥胖、尿崩症或抗利尿激素增高综合征。

(6)脊髓受损征象:可出现脊神经受刺激或脊髓压迫、椎管阻塞等症状、体征。

(五)实验室检查

1.脑脊液检查

可出现以下变化:①压力增高,外观清晰或呈毛玻璃样,放置数小时后可因纤维蛋白增多而出现纤维薄膜。②细胞数 $(100\sim500)\times10^6/L$,60%～95%的病例以淋巴细胞占多数,但于疾病早期,4%～17%的患者可以中性粒细胞为主。③蛋白质含量 800～1000mg/L,多数病例 1000～2000mg/L。56%～88%患者的糖含量减至 2.24mmol/L 以下,在 5 个系列涉及 117 例患者的报道中,蛋白质含量平均在 1510～2060mg/L,但高者可达 10g/L、13.4g/L 和 29g/L,而个别病例低下至 110mg/L 与 130mg/L。

另以 5mL 脑脊液 3000r/min,离心 30min,沉渣涂片作抗酸染色找结核杆菌,脑脊液作培养及动物接种等则可增加病原诊断的机会。在国外 7 个系列的报道中,有 5 个报道显示细菌培养阳性率在 25%～40%,2 个报道的阳性率较高,分别为 70% 与 86%。我国细菌鉴定的阳性率尚待提高。

检测脑脊液中结核杆菌抗体或 DNA 的技术正在摸索中,如用 ABC-ELISA 测定脑脊液的抗结核抗体,阳性率在 70%～80%;ELISA 测定中性粒细胞集落因子的阳性率也在 90%左右,该集落因子是调节粒系祖细胞的糖蛋白生长因子,为非特异免疫的重要组成部分,但其意义尚待明确;腺苷脱氨酸酶(ADA)是与细胞免疫相关的酶,与 T 细胞的分化有关,阳性率

90％左右。

2.外周血结核特异性 T 细胞斑点试验

近年来发展的酶联免疫斑点法（ELISPOT）是一种新型的免疫检测技术，优势在于直接检测人体细胞因子分泌细胞，具有较高的敏感性和特异性。由 ELISPOT 发展而来的结核感染 T 细胞斑点试验（TSPOT-TB），就是通过检测结核感染后 T 淋巴细胞分泌的特异性细胞因子 IFNCCC，在初发肺结核患者中的有较高的特异度和敏感度，对结脑的诊断有一定的帮助。

3.影像学检查

应常规作胸部摄片，以便了解肺内有无病变。CT 可以揭示脑实质粟粒性结节、结核瘤等。其他表现多见者依次为：基底池的渗出物、脑水肿、脑积水及脑梗死等，间接改变也能提供可靠诊断依据。

4.眼底检查

可发现脉络膜血管附近有圆形或椭圆形苍白色外绕黄圈的结核结节。

（六）诊断和鉴别诊断

结脑的诊断要点有：密切的结核接触史；可有肺部、泌尿生殖系、肠道等的结核病灶；发病缓慢，具结核毒血症状，伴颅内高压、脑膜刺激征及其他神经系统症状体征，脑脊液检查符合非化脓性脑膜炎表现。

至今结脑的诊断往往具有挑战性，合理的诊断性治疗仍然是诊断的主要手段。

结脑应与以下疾病进行鉴别：

1.病毒性脑膜炎

柯萨奇、埃可、流行性腮腺炎等病毒及疱疹类病毒等均可引起脑膜炎，起病多急骤，高热者多可伴肌痛、腹痛等；脑脊液中糖和氯化物不减低，蛋白质在 1000mg/L 以下。2～3 周后可康复。

2.化脓性脑膜炎

由化脓性细菌引起，急性起病伴高热、寒战。脑脊液白细胞数每立方毫米达数千以上，且以中性粒细胞为主，糖降低较结脑更为明显，脑脊液涂片、培养可找到致病菌。脑脊液乳酸定量多＞300mg/L，结脑则多小于此值。

3.真菌性脑膜炎

新生隐球菌脑膜炎的临床表现及脑脊液改变酷似结脑，诊断有赖于脑脊液墨汁染色、培养及抗原检测。

4.流行性乙型脑炎

常在夏秋季发病，急性起病，高热。脑脊液糖含量正常或略高，氯化物不减少，蛋白质＜1000mg/L 等有助于鉴别。

5.颅内占位性病变

如脑脓肿、听神经瘤等，常因病程进展较缓，以头痛、呕吐、视乳头水肿为主要表现，易与结核性脑膜炎混淆，CT 有助于诊断。

（七）预后

预后取决于人体的反应性、疾病的严重程度、结核菌的药物敏感性，以及治疗早晚和是否彻底。婴儿和 40 岁以上患者的预后较差,3 岁以下患儿的病死率达 18%～55%。有神志改变如谵妄、昏迷者的病死率达 30% 以上。治疗宜彻底,治疗 1～1.5 年者有 6.6% 复发,不足 1 年者复发率高达 25%。

(八)治疗

抗结核治疗:结脑的有效、正确治疗包括以下几方面。

1.选用易透过血脑屏障的药物

使 CSF 中药物能达到有效浓度。常用的抗结核药物中以异烟肼(INH)及吡嗪酰胺(PZA)较易透过血脑屏障,当脑膜炎症时它们在 CSF 中浓度与血中浓度几乎相等,而利福平(RFP)、乙胺丁醇(EMB)、链霉素(SM)和对氨水杨酸(PAS)等不易透过血脑屏障,当脑膜炎症时通透性略有增高,因此在治疗结脑时首先应选用 INH 及 PZA。

2.尽量选用杀菌剂及能渗透入巨噬细胞内的药物

INH、PZA、RFP 及 SM 均为杀菌剂,而 EMB 及 PAS 等为抑菌剂,治疗结脑时当然选用杀菌剂更为有效。由于结核菌是胞内寄生菌,因此治疗时必须选用能渗透入巨噬细胞中的药物,INH 及 PZA 能渗透入巨噬细胞内杀灭结核菌,而 RFP、SM、EMB 及 PAS 均不能渗入巨噬细胞内,因此,仍以用 INH 及 PZA 为好。

3.联合用药

单独应用任何一种抗结核药物均极易产生耐药性,至少需同时应用 2 种药物才能减少或延缓耐药性的产生。鉴于结脑是一种严重的结核病,故需 3 种或 4 种药物联合应用以加强抗结核作用,最佳联合除了考虑药物在 CSF 中的浓度、是杀菌剂还是抑菌剂、能否进入巨噬细胞内等因素外,更重要的是防止联合用药后所产生的严重副作用。抗结核药物中除 SM、EMB 外均有肝毒性,由 INH,PZA 和 RFP 引起的肝脏损害发生率分别为 10%～20%,2%～3% 及 1%,而联合应用后毒性反应发生率更高,尤其当 INH 与 RFP 联合应用时,因治疗结脑又需要大剂量 INH,使肝毒性反应发生时间提早且毒性反应发生率高达 50%～60%,而 INH 与 PZA 联合后的肝毒性反应发生率未增加,现在亦提倡治疗方案中应包含 PZA,因有表明凡早期应用 PZA 的强化治疗,不论临床属于哪一期,均较不含 PZA 的疗效好,且可缩短疗程。PAS 疗效差,消化道反应明显,不易为患者所接受,现已基本不用。因此目前治疗结脑的最佳联合是:初期以 INH,PZA,EMB 及 SM,4 药联合疗法(4 联),待 SM 出现耳毒性反应后应以 INH,PZA 及 EMB,3 药联合疗法(3 联)。此法肝损少,不易产生耐药性,疗效较满意。

研究发现,恶唑烷酮类抗菌药物利奈唑胺具有较强的抗分枝杆菌作用,其抗 MTB 的最低抑菌浓度(MIC)值为 0.125～1mg/L,对敏感菌株和耐药菌株具有同等的抗菌活性,对快速增殖期和静止期菌群均有抗菌作用,并且产生耐药机会也较少。一些小样本临床研究发现用于 MDR-TB 和 XDR-TB 的治疗有满意的疗效;不良反应的发生率虽然较高,但多为轻到中等度不良反应。可应用于多重耐药结核菌(MDR-TB)和广泛耐药结核菌(XDR-TB)感染的危重及难治患者。

4.适当的剂量、疗程与给药途径

①INH:以往初期治疗成人为 0.6g/d,但疗效欠佳,由于中国人有 80% 属 INH 快代谢型,而快代谢型的血及 CSF 药物浓度仅为慢代谢型的 20%～50%,因此为提高 CSF 药物浓度需

增加 INH 量至 1.2g/d[儿童为 20～25mg(kg·d)]。最初的 1～3 个月内静滴,病情稳定后改口服,治疗 3 个月后减为 0.9g/d,半年后 0.6g/d,分 4 次口服,若有关节酸痛等痛风症状时减量或暂停,待症状消失后继续用原量治疗直至停药。②EMB 0.75g/d,分 3 次口服,出现球后视神经炎表现(视力下降、视野缩小、出现中央及周围盲点应暂停药,一旦症状消失仍继续应用,疗程为 2 个月。③SM:0.75g/d,肌内注射(肌注),1 个月后改为隔日肌注。疗程长短依个体差异而定,不能一概而论,由于耳毒性反应严重的会致耳聋,且毒性反应在停药后仍继续进行性加重呈永久性损害,因此发现先兆的前庭损害症状(眩晕、头昏、急骤动作后恶心、呕吐)时应立即停药。过去所提倡的用药 3～6 个月或总量 60～90g 均不恰当。

5.鞘内注射

一般无需鞘内注射,其适应证为:①开始治疗已属结脑晚期,有椎管阻塞及脑积水表现者。②脊髓型患者。③经正规治疗 1～2 周症状、CSF 未改善者。④严重肝脏损害不能全身用 INH 及 PZA 时。通常鞘内注射 SM(从 10mg 渐增至 100mg)加地塞米松 2mg,每日 1 次,连续注射至出现蛛网膜炎症状(尿潴留、下肢麻木或轻瘫)时停止注射,隔日注射效果不如每日注射满意。INH 能较好地透过血脑屏障不需鞘内注射,但严重肝功能损害时 INH 应停止口服改为鞘内注射,剂量及方法与 SM 等同。

6.脑室内给药

有人报道对重型或有肝、肾功能障碍而不能全身应用抗结核药物者,可用皮下贮液囊治疗,方法是通过导管将 RFP 5mg 注入侧脑室,每日 1 次,共 50d,取得良好的治疗效果,无任何局部及全身的副作用。同时联合全身治疗对重型结脑是一个安全、高效的治疗方法。

7.肝毒性反应时的调整用药

肝毒性反应是结脑治疗中最棘手的问题之一,若临床症状不明显仅轻度黄疸及转氨酶升高,可在严密观察下暂减少或停用 PZA,待黄疸消退,肝功能恢复正常后再继续 PZA 治疗。若出现严重肝损、深度黄疸则除了停用 PZA 之外,还要停用 INH,以防发生肝衰竭。此时可将 INH 改为鞘内注射,待肝功能恢复后再口服。必要时亦可脑室内给药。

长程治疗按上述方案要坚持 2 年治疗,停药后才不会复发,曾有人提出包含 PZA 的强化短程疗法的治疗时间只要 6 个月,但我们临床实践中遇到治疗 1～1.5 年停药后仍有复发者,因此只要患者能耐受以坚持 2 年最佳。

(九)激素应用

在强有力的全身抗结核治疗中加激素可以缓解发热、盗汗、疲乏等毒血症症状,可加快意识的恢复,又可减少渗出、减轻蛛网膜下隙的粘连、降低颅内压、稳定血脑屏障功能等,因此在重型结脑治疗中加激素是有用的辅助治疗。通常用泼尼松龙 40～60mg/d 或地塞米松 10mg/d,分 2～4 次口服或肌注,至病情稳定,CSF 明显好转(尤其糖及蛋白质接近正常)可逐渐减量至停用,疗程需 1～3 个月。

(十)对症治疗

1.脑积水的治疗

脑积水的控制常为治疗中首要的问题。在病程的 1～2 周即可从临床上诊断出脑积水,可经 CT 检查、侧脑室穿刺及引流证实。对脑积水的治疗除常规使用激素治疗外,可采取以下措施。

（1）侧脑室引流：适用于急性脑积水用其他降颅压措施无效，或疑有脑疝形成时。持续引流时间1～3周，一般作1～2次即可控制，引流量每日可达50～200mL。引流时应注意固定好侧脑室穿刺针，以免损伤脑组织，并经常观察脑脊液压力，防止压力过低引起脑出血。特别注意防止继发感染。

（2）高渗液的应用：其作用原理为当静脉快速滴入高渗液后，由于血与脑脊液之间渗透压之差而产生降颅压作用。适用于抢救脑疝等严重脑水肿者20%甘露醇、25%山梨醇、50%甘油糖浆，于30min内快速静脉注入，必要时可用2～3次。

（3）醋氮酰胺：为碳酸酐酶抑制剂，可能由于抑制脑室脉络丛中碳酸酐酶之作用，从而使脑脊液生成减少，降低颅压。作用较慢，剂量为20～40mg/（kg·d），分2～3次口服，疗程宜长，可数周至半年。配合侧脑室引流或高渗液静点治疗之前后应用，以弥补两者不能长期应用之不足。对慢性脑积水其他降压措施不易坚持时，更为适用。其副作用在较小婴儿可发生代谢性酸中毒，必要时可同时服用碳酸氢钠以资预防。少见的副作用有血尿伴腹痛，停药后很快恢复，最严重的副作用是无尿及急性肾衰竭。

（4）分流手术：如果由于脑底脑膜粘连梗阻致发生梗阻性脑积水时，以上疗法均难以奏效，长期应用侧脑室引流只起到对症治疗的作用，而且难以长期坚持，此时在抗结核药物治疗，炎症基本控制的情况下，可考虑采用脑室脑池分流术。

2.其他

高热及惊厥不止时可用冬眠Ⅱ号或其他镇静剂。为了改善神经系统代谢过程可用谷氨酸、复合维生素B、维生素B_{12}及大量维生素C等；因呕吐、入量不足、脑性低钠血症时，应补足所需的水分和钠盐。

（十一）预防

可通过注意以下几点来预防本病的发生：①注意营养，加强锻炼，增强体质。②劳逸适度，保持情绪乐观。③积极治疗原发结核，彻底清除结核病灶，防止继发感染。④按时预防接种，接种卡介苗不但可预防肺结核等的发生，而且在新生儿时期接种卡介苗，使结核性脑膜炎的发病率明显降低。

四、中枢神经系统真菌感染

中枢神经系统真菌感染大多由新型隐球菌、曲霉菌和念珠菌所致，是病情最为严重、诊断最为困难、治疗最为棘手的深部真菌感染，有较高的病死率。近20年来，由于肿瘤化疗药物的使用、AIDS的流行、器官移植等因素，隐球菌性脑膜炎（隐脑）的发生率越来越高，在国外已成为AIDS患者最常见的并发症之一。在我国隐脑呈散发分布，但长期以来上海、广州、北京、湖南等地收治患者较为集中，其他地区资料显示其患病率也呈逐年增加的趋势。脑曲霉病、念珠菌性脑膜炎较为少见。非条件致病菌如组织胞浆菌、芽生孢子菌、副球孢子菌等可导致免疫力低下患者中枢神经系统感染。值得注意的是近半数隐脑患者无明显免疫力低下，少数曲霉菌所致中枢神经系统真菌感染可发生在免疫正常患者。由于隐球菌性脑膜炎（隐脑）是临床最常见的中枢真菌性感染,以下主要讲述隐脑。

(一)病原学

隐球菌至少有 30 多个种,其中具有致病性的绝大多数为新生隐球菌,新生隐球菌在组织中呈圆形或椭圆形,直径一般在 $4\sim6\mu m$,大小为红细胞的 $2\sim3$ 倍,个别可达 $20\mu m$,有很厚的透明荚膜。在普通培养基生长良好,生长最适宜温度为 $30℃$ 左右,且能在 $37℃$ 生长。可分为 4 种血清型(A、B、C、D 型)。

新生隐球菌系环境腐生菌,广泛生存于土壤和鸽粪中,偶可在水果、蔬菜、牛乳,以及健康人体的口腔、鼻腔、咽部、胃肠及皮肤等处分离到。

(二)流行病学

隐球菌病在世界各地均有发生,可发生在任何年龄组,多见于 $20\sim50$ 岁。儿童相对少见,男性较女性为多,呈散发性分布。人群发生约 $0.2\sim0.8/10$ 万。然而,近 20 年随着 HIV 的流行,隐球菌病显著增加,隐球菌感染是 AIDS 患者最常见的四个机会性感染之一,约 80% 隐球菌病患者与 HIV 感染有关。

1.传染源

鸽粪是新生隐球菌新生变种临床感染的重要来源,此外,其他禽类如鸡、鹦鹉、云雀等排泄物亦可分离出隐球菌,而土壤中的病原菌则是鸽粪等鸟类排泄物污染所造成。

2.传播途径

隐球菌病一般认为主要是从呼吸道吸入环境中的隐球菌孢子,导致肺部感染,而后血行播散至中枢神经系统。此外,消化道也可能是引起感染的另一途径,因为从各种食物中可分离到隐球菌。人与人、人与动物之间一般并不传播。

3.易感人群人群

普遍易感,但有一定自然免疫能力。

(三)发病机制和病理

隐球菌的发病机制是多因素的,与病原菌的菌量、毒力以及机体免疫状态等因素相关。目前认为隐球菌的荚膜多糖是其最主要的致病因子,其致病的原因可能与其抑制机体免疫及增加免疫耐受性有关。自身免疫功能低下患者容易感染隐球菌,而隐球菌感染又可导致机体免疫功能低下。虽然部分患者没有造成细胞免疫功能低下的疾病,但可能还潜在地存在着细胞免疫功能低下的因素。

隐球菌侵犯中枢神经系统,多首先累及脑脚间池引起脑膜炎,然后经血管周 Virchow～Rolin(V～R)间隙扩散至脑实质引起脑膜脑炎;还可产生多发性小囊,内含大量酵母菌,称为假性囊肿,并进一步发展形成隐球菌瘤。隐球菌脑膜炎在颅底、软脑膜的病变较为显著。蛛网膜下隙有广泛的渗出物积聚,内含单核细胞、淋巴细胞及隐球菌等。隐球菌易侵犯中枢神经系统的原因并不十分清楚。

中枢神经系统病变的范围较广,易侵犯脑脊膜,也可同时侵犯脑实质,病变程度很不一致,可导致脑组织充血、水肿,也可引起脑组织局部缺血、软化,病变常见于脑基底节、丘脑和大脑皮质区。此外,还可形成颅内肉芽肿、脑积水。

(四)临床表现

在中枢神经系统真菌感染中最为常见,多见于成年人,起病常隐匿,表现为慢性或亚急性过程,起病前可有上呼吸道感染史。少数患者急性起病,多数为免疫抑制或缺陷患者,病死率高,约 2 周即死亡。约 12.5% 患者伴有颅外感染,AIDS 患者则高达 50%。

根据中枢神经系统隐球菌感染的症状、体征和头颅 CT 改变,一般临床分为 3 种类型:①脑膜炎型:临床最为常见,病变主要侵犯脑膜,临床表现为脑膜刺激征。②脑膜脑炎型:AIDS 患者最为多见,除脑膜病变外,还有脑实质的损害,可出现相应部位的症状和体征。③肉芽肿型:相对少见,可因颅内肉芽肿压迫脑神经造成相应的神经系统症状和体征。

97% 的隐球菌脑膜炎患者在病程中出现头痛,通常头痛是最早或唯一的症状,在复旦大学附属华山医院收治的近 300 例隐球菌脑膜炎病例来看,97% 患者在病程中出现头痛,常为该病出现最早的症状,在确诊前 1~20 周(平均 6 周)就开始出现。初起为间歇性,以后持续并进行性加重,后期头痛剧烈,难以忍受;头痛以前额、颞区为显,枕部少见。

90% 患者在病程中可出现发热,体温一般在 39℃ 以下,个别患者可出现高热。发热同时也是 AIDS 患者并发隐球菌脑膜炎的最早症状之一,据报道 2/3 以上患者均有发热。

其他症状尚有恶心、呕吐、食欲不振、体重下降,也可发生阵发性眩晕、晕厥及癫痫。个别患者出现吞咽困难,严重者甚至不能服药,但很少有感染的毒血症状。中、后期约 1/4 患者可出现视物模糊、畏光、复视、视力下降,甚至完全失明,可能与隐球菌直接导致视神经通道受损、视神经炎、视神经萎缩、脉络膜视网膜炎及颅内压高有关。眼底检查可见明显视乳头水肿、视网膜渗出、出血。尽管颅脑 CT/MRI 显示脑实质损害,然而除视神经受累外,其他感觉、运动神经损害相对少见,约 10% 患者在后期可出现听力下降、偏瘫、共济失调、腱反射亢进或减弱,以及局灶性神经系统的定位体征等。尽管隐球菌脑膜炎以脑膜炎型多见,然而约 213 患者脑膜刺激征缺如或不明显。

此外,后期还可出现性格、行为异常,定向力障碍以及意识模糊、昏睡、昏迷等,抽搐少见。约 1/3 的患者在入院时有不同程度的意识障碍,与颅内压显著增高及脑实质弥散性损害密切相关,预后不佳。HIV 感染者,常伴有严重颅外播散性感染,包括菌血症、淋巴结累及等。

(五)实验室检查

1.常规检查

隐球菌脑膜炎患者的外周血白细胞数正常或轻度增高,个别患者明显增高,且以中性粒细胞增多为主。脑脊液多有不同程度的异常,呈非化脓性改变。70% 患者的脑脊液压力明显增高,大多数大于 $200mmH_2O$,甚至超过 $500mmH_2O$。脑脊液外观清澈、透明或微混。90% 以上患者有细胞数轻至中度增多,半数在 $(100~500)×10^6/L$,常以单核细胞增多为主,早期可以多核细胞占优势。90% 以上病例的蛋白质含量呈轻度或中度增高,个别可达 4g/L 以上。大多数患者糖含量显著下降,甚至为零。氯化物轻至中度降低。AIDS 患者并发隐球菌脑膜炎时,往往脑脊液常规、生化检查正常或轻度异常。

2.真菌学检查

(1)直接镜检:脑脊液墨汁涂片镜检则是隐球菌脑膜炎诊断最简便而又迅速的诊断方法,约 70% 隐球菌脑膜炎患者可获阳性结果。

（2）分离培养：分离培养能确诊隐球菌,需时 2～5d。培养阳性率并不很高,为 30％～50％。

（3）免疫学检测方法：方法主要有乳胶凝集试验（包括 CoA）、ELISA 和单克隆抗体法。其中乳胶凝集试验最为常用,脑脊液标本检测的敏感性为 93％～100％、特异性 93％～98％。

（4）病理学检查：组织活检病理和培养有助于确诊,但临床取材较为困难。

（六）诊断

对于临床上出现中枢神经系统感染的症状、体征,伴脑脊液压力明显增高、脑脊液糖含量明显低下的患者,应高度警惕隐球菌脑膜炎的可能,尤其是具有免疫功能低下的患者和养鸽或有鸽粪接触史者,更应高度怀疑。然而,隐球菌脑膜炎的确诊仍有赖于实验室的特异性检查,包括脑脊液印度墨汁涂片、真菌培养及隐球菌荚膜多糖特异性抗原检测。此外,组织活检病理和培养也有助于确诊。

（七）预后

未经抗真菌药物治疗的隐球菌脑膜炎患者均会死亡,治疗后仍有 10％～40％的病死率。存活者也有 20％～25％的复发率。部分患者治愈后留有严重的后遗症,包括视力丧失、脑积水、智能减退等。

（八）治疗

隐球菌病的治疗包括抗真菌药物治疗、对症治疗、免疫制剂治疗、手术治疗及原发病的治疗等。

1.抗真菌药物治疗

（1）多烯类抗真菌药物：

①两性霉素 B：是本病治疗的首选药物之一,疗效优于其他抗真菌药物。由于两性霉素 B 不易透过血脑屏障,静脉滴注后,脑脊液中的药物浓度甚低,需长疗程应用。对于难治性隐球菌脑膜炎患者可以同时进行两性霉素 B 静脉和鞘内注射。其不良反应也较为显著,主要包括：a.静脉滴注过程中可发生即刻反应,如寒战、高热、头痛、恶心、呕吐等,有时有一过性血压降低、眩晕等表现。b.脏器功能损害：25％患者可出现心肌损害和肝功能异常,35％以上患者有肾功能损害的表现。c.低钾血症：发生率在 40％以上。d.静脉炎。e.轻度溶血性贫血,偶见血小板及白细胞减少。

②两性霉素 B 脂质制剂：由两性霉素 B 与脂质体组成,其最突出的特点是不良反应明显低于两性霉素 B。

（2）吡咯类抗真菌药物：目前能用于系统性隐球菌感染的三唑类药物包括氟康唑、伊曲康唑和伏立康唑。氟康唑具有较好的药代动力学特性,生物利用度高。它既能口服,又可静脉滴注。静脉给药效更佳;伊曲康唑对隐球菌有较好的抗菌活性,在脑脊液中的浓度很低,但在脑膜和脑组织中可以达到治疗浓度。不良反应相对较少,且大多能耐受;伏立康唑药代动力学特性与氟康唑相似,药物组织分布广（包括脑和脑脊液）,安全性较好。伏立康唑在体外对隐球菌有较好的抗菌活性,也能较好地透过血脑屏障,唯临床治疗的经验仍不多。

（3）氟胞嘧啶：可进入真菌细胞内干扰嘧啶的生物合成,从而抑制隐球菌的核酸合成,达到杀灭隐球菌的作用。本药与两性霉素 B 或氟康唑使用都有协同作用。

在国内报道的主要是非 AIDS 相关性隐球菌脑膜炎,在治疗上氟胞嘧啶应用与国外基本一致,剂量为 100mg/(kg·d)左右,而对于两性霉素 B,我们常用剂量为 0.5～0.7mg/(kg·d)。具体用法:初始 3d 的剂量分别为 1mg、3mg、5mg,加入 5％葡萄糖液 500mL 内 6～8h 缓慢静脉滴注,若无严重不良反应,第 4d 起剂量可每日增加 5mg,直至每日剂量达 25～35mg,以后维持该剂量静滴。疗程长短主要根据疗效来判断,一般需 2～3 个月,总剂量 2～3g 以上方能取得较好的疗效。对少数患者根据临床症状及脑脊液变化,总剂量可超过 4g,以达到治愈目的。

对于一些难治性隐球菌脑膜炎患者,采用两性霉素 B 静脉滴注联合鞘内注射治疗较单用两性霉素 B 疗效好。此外,早期有效降低颅内压的措施非常重要,对于一些恶性颅内压增高征患者,脑室引流术是早期降低病死率的重要手段。

2.对症治疗

包括降低颅内压、纠正电解质紊乱等。

3.支持治疗

应注意加强饮食营养,必要时可静脉输注脂肪乳剂、新鲜血浆或全血。此外,对于免疫功能低下患者可考虑适当地给予免疫增强剂治疗,如胸腺肽等。

（九）预防

(1)注意个人和环境卫生,忌食腐烂水果,防止吸入带鸽粪的尘埃;做好卫生宣教工作,加强家鸽和广场鸽子饲养的卫生管理,及时处理鸽粪,防止鸽粪污染空气。

(2)对于高危人群如恶性肿瘤、长期大剂量应用糖皮质激素、慢性消耗性疾病、自身免疫病、器官移植、AIDS 及特发性 CD4 缺乏症等患者,应避免高危环境,如流行区域的鸟排泄物或某些树木的接触,同时应高度警惕隐球菌感染发生的可能。

(3)疫苗的开发研究具有重要的价值,国外文献报道一种根据隐球菌荚膜多糖主要成分 GXM 融合蛋白疫苗已试制成功,动物实验表明有特异性保护作用,健康自愿者试验结果也显示具有特异的免疫原性,这将有望大大降低高危人群的发病率。

(4)艾滋病的防治也极为关键,国外流行病学资料已明显显示,艾滋病的患病率与该病的发生率密切相关,艾滋病的控制将大大降低隐球菌脑膜炎的发生。HAART 仍是 HIV 感染者的最佳预防方法,能提高机体细胞免疫功能而起到预防作用。

第二节 病毒性肝炎

病毒性肝炎是由多种肝炎病毒引起的以肝脏损害为主的全身性疾病,根据病原不同分为甲型、乙型、丙型、丁型及戊型。临床上以疲乏、食欲减退、肝肿大、肝生化检查异常为主要表现,部分病例可出现黄疸,无症状者常见。除肝炎病毒外,很多其他病毒,如巨细胞病毒、EB 病毒、黄热病毒、风疹病毒、单纯疱疹病毒、柯萨奇病毒、出血热病毒、艾柯(ECHO)病毒等,也可引起肝脏损害,但同时有其他脏器、系统损害,且各有特点,不包括在病毒性肝炎中。

一、诊断标准

(一)临床诊断与分型

1.急性肝炎

(1)急性无黄疸型肝炎

①流行病学资料:有与确诊的病毒性肝炎患者密切接触史;或接受输血、血液制品及消毒不严格的注射和针刺史;或接受血液透析、脏器移植史。

②症状:近期内出现持续数天无其他原因可解释的乏力、食欲减退、恶心、厌油、腹胀、肝区痛等;小儿尚可出现呕吐、腹痛、腹泻、精神不振及发热。

③体征:肝肿大并有压痛、肝区叩击痛,部分患者可有轻度脾肿大。

④实验室检查:主要为血清 ALT 增高。

⑤病原学检测阳性。

凡化验阳性并且流行病学资料、症状、体征三项中有两项阳性或化验及体征(或化验及症状)均明显阳性,并已排除其他疾病者可诊断为急性无黄疸型肝炎。

凡单项血清 ALT 增高,或仅有症状、体征,或仅有流行病学史及(2)~(4)三项中之一项,均为疑似病例。对疑似病例应进行动态观察或结合其他检查(包括肝活体组织检查)作出诊断。疑似病例如病原学诊断为阳性,且能除外其他疾病者可以确诊。

(2)急性黄疸型肝炎:凡符合急性无黄疸型诊断条件,且血清胆红素大于$17.1\mu mol/L$,或尿胆红素阳性,并能排除其他原因引起的黄疸,可诊断为急性黄疸型肝炎。

2.慢性肝炎

既往有乙型、丙型、丁型肝炎或 HBsAg 携带史或急性肝炎病程超过半年,而目前仍有肝炎症状、体征及肝功异常者可诊断为慢性肝炎。发病日期不明或虽无肝炎病史,但影像学、腹腔镜或肝组织学检查符合慢性肝炎改变,或根据症状、体征、化验综合分析亦可作出相应诊断。

3.重型肝炎(肝衰竭)

(1)急性重型肝炎(急性肝衰竭):急性黄疸型肝炎患者如有严重的消化道症状、极度乏力,同时出现昏迷前驱症状者,即应考虑本病;若肝浊音界进行性缩小,黄疸急剧加深,肝功能明显异常(特别是血清胆红素大于 $171\mu mol/L$),且起病后 14 天内迅速出现精神神经症状(肝性脑病Ⅱ度以上)、凝血酶原活动度低于 40%并可排除其他原因者,即可诊断为急性重型肝炎。

(2)亚急性重型肝炎(亚急性肝衰竭):急性黄疸型肝炎患者凝血酶原活动度低于 40%,起病 15 天~26 周,具备以下指征之一者,可诊断为亚急性重型肝炎:①出现Ⅱ度以上肝性脑病症状;②数日内血清胆红素升至 $171\mu mol/L$ 以上,酶胆分离,白/球蛋白比例倒置;③高度乏力及明显食欲减退或恶心、呕吐,重度腹胀或腹水,可有明显出血现象。

(3)慢性重型肝炎(慢加急性肝衰竭):临床表现同亚急性重型肝炎但有慢性肝炎、肝硬化或乙肝病毒表面抗原携带史,或虽无上述病史,但影像学检查、腹腔镜检查或肝组织学检查支持慢性重型肝炎者,可诊断为慢性重型肝炎。

4.淤胆型肝炎

起病类似急性黄疸型肝炎,但自觉症状常较轻,常有肝肿大,皮肤瘙痒,大便呈白陶土样;实验室检查为梗阻性黄疸,且黄疸持续 3 周以上并能除外其他肝内外梗阻性黄疸者,可诊断为急性淤胆型肝炎。在慢性肝炎基础上发生上述临床表现者可诊断为慢性淤胆型肝炎。

5.肝炎肝硬化

凡慢性肝炎患者具有肯定的门脉高压证据,且可除外其他能引起门脉高压的原因,或影像学证实或肝组织学检查证实者,可诊断为肝硬化。

(1)活动性肝硬化:慢性肝炎的表现依然存在,特别是 ALT 或 AST 升高、黄疸、白蛋白减低,肝脏质地变硬,脾进行性增大,且伴有门脉高压症。

(2)静止性肝硬化:ALT 和 AST 正常,无黄疸,肝质硬,脾大,伴门脉高压症,血清白蛋白降低。

(二)病原学诊断、病原学分型

1.甲型肝炎

急性肝炎患者血清抗-HAV-IgM 阳性,可确诊为 HAV 近期感染。

2.乙型肝炎

有以下任何一项阳性,可诊断为现症 HBV 感染:①血清 HBsAg 阳性;②血清 HBVDNA 阳性;③血清抗-HBc-IgM 阳性;④肝内 HBcAg 和(或)HBsAg 阳性,或 HBVDNA 阳性。

(1)急性乙型肝炎诊断:须与慢性乙型肝炎急性发作鉴别,可参考下列动态指标:①HBsAg 滴度逐渐下降,消失后抗-HBs 阳转;②急性期抗-HBc-IgM 滴度大于 1:1000。

(2)慢性乙型肝炎诊断:临床符合慢性肝炎,并有一种以上现症 HBV 感染标志阳性。

(3)慢性 HBsAg 携带者诊断:无任何临床症状和体征,肝生化正常,HBsAg 持续阳性 6 个月以上者。

3.丙型肝炎

诊断须血清 HCV RNA 阳性;或抗-HCV 阳性者,需检测 HCV RNA 阳性。仅抗-HCV 阳性,检测 HCV RNA 阴性者,不能作为现症 HCV 感染。

(1)急性丙型肝炎诊断:急性肝炎患者,血清或肝内 HCV RNA 阳性;无其他型肝炎病毒的急性感染标志。

(2)慢性丙型肝炎诊断:临床符合慢性肝炎,血清和(或)肝内 HCV RNA 阳性。

4.丁型肝炎

HDV 为缺陷病毒,只在 HBsAg 阳性患者中复制,表现为 HBV 与 HDV 混合感染,可分以下几型。

(1)急性 HDV、HBV 同时感染:急性肝炎患者,除急性 HBV 感染标志阳性外,血清抗-HDV-IgM 阳性,抗-HDV-IgG 低滴度阳性;或血清和(或)肝内 HDAg、HDV RNA 阳性。

(2)HDV-HBV 重叠感染:慢性乙型肝炎患者或慢性 HBsAg 携带者,血清 HDV RNA 和(或)HDAg 阳性,或抗-HD-IgM 和(或)抗-HD-IgG 高滴度阳性,肝内 HDV RNA 和(或)HDAg 阳性。

(3)慢性丁型肝炎诊断:临床符合慢性肝炎,血清抗-HD-IgG 持续高滴度,HDV RNA 持续阳性,和(或)肝内 HDV RNA 和(或)HDAg 阳性,且 HBsAg 阳性。

5.戊型肝炎

急性肝炎患者血清抗-HEV 阳转或滴度由低到高,或抗-HEV-IgM 阳性或斑点杂交法或聚合酶链反应(PCR)检测血清和(或)粪便 HEVRNA 阳性。

二、治疗原则

(一)急性病毒性肝炎的治疗

由于急性甲型肝炎是自愈性疾病,预后良好,不转为慢性,发生重型肝炎者亦较少,一般均能顺利恢复,故治疗主要是对症及支持治疗。充分休息防止发生重型肝炎,清淡饮食、补充足够热量和维生素及抗炎、保肝、抗氧化治疗药物。对有黄疸和明显消化道症状者,可给予甘草酸制剂等药物治疗。另外,应禁酒、禁用可能损伤肝脏的药物。

急性戊型肝炎常较甲型肝炎重,尤其是妊娠妇女患戊肝时易发生重型肝炎,病死率可达 10%～20%,必要时可按重型肝炎处理。戊型肝炎常常表现为急性淤胆型肝炎,黄疸持续时间长,必要时可以使用熊去氧胆酸(UDCA),S-腺苷蛋氨酸,或肾上腺皮质激素。个别严重黄疸患者可行血浆置换或胆红素吸附。

急性乙型肝炎的预后大都良好,95%的成人患者可自愈,其治疗同甲型肝炎。

急性丙型肝炎若 HCV RNA 阳性,需要抗病毒治疗。建议普通 IFN-α 3MU～5MU,隔日 1 次,皮下注射;或聚乙二醇干扰素-α 2a 180μg,或聚乙二醇干扰素-α 2b 1.5μg/kg,每周 1 次。疗程为 24 周,同时服用利巴韦林 800～1000mg/d。

(二)慢性乙型肝炎的治疗

包括抗病毒、免疫调节、抗炎和抗氧化、抗纤维化和对症治疗,其中抗病毒治疗是关键,只要有适应证,且条件允许,就应进行规范的抗病毒治疗。

1.支持、对症治疗

应强调高蛋白饮食,包括动物蛋白及植物蛋白;新鲜蔬菜、水果也很重要。热量以能维持标准体重为度,勿过胖以防发生脂肪肝,勿食糖太多以防诱发糖尿病。适当休息、生活规律,肝炎明显活动时应卧床休息,相对稳定时可适当活动和轻微锻炼。保持精神愉快。忌酒、忌用损害肝脏的药物和疗法。

2.减轻肝脏炎症、保护肝细胞、防止肝纤维化

(1)甘草甜素:具有较明确的抗炎作用,一般剂量(80～120mL/d,静脉滴注)无诱发继发感染的副作用。临床上有缓解症状、降酶、退黄的作用。应用半年对肝脏炎症有减轻作用(可先静脉滴注,后改口服)。

(2)水飞蓟制剂:具有较明确的抗氧化作用。

(3)双环醇:具有抗氧化、保肝等作用。

(4)多种中药复方制剂:具有抗纤维化作用,如安络化纤丸,扶正化瘀等但需要进一步大样本临床试验证实其有效性。

3.抗病毒治疗

目前主要有两类抗病毒药物,一是干扰素,具有抗病毒和免疫增强双重作用,包括普通干

扰素-α(2a,2b 和 1b)和聚乙二醇干扰素 α(2a 和 2b)。二是核苷(酸)类似物,包括:①L-核苷类:拉米夫定、替比夫定、克拉夫定、恩曲他滨等,属于胞嘧啶核苷类似物;②无环磷酸盐类:阿德福韦酯,替诺福韦酯;③环戊烷类:恩替卡韦,属于鸟嘌呤核苷类似物。

目前拉米夫定、阿德福韦酯、恩替卡韦和替比夫定已经在我国上市。

慢性乙型肝炎治疗的总体目标是:最大限度地长期抑制 HBV,减轻肝细胞炎症坏死及肝纤维化,延缓和减少肝脏失代偿、肝硬化、HCC 及其并发症的发生,从而改善生活质量和延长存活时间。

抗病毒治疗的一般适应证包括:①HBeAg(＋)慢性乙肝患者,HBV DNA≥20000IU/mL(相当于 10^5 拷贝/mL),HBeAg(－)慢性乙肝患者,HBV DNA≥2000IU/mL(相当于 10^4 拷贝/mL)。②ALT≥2×ULN;如用干扰素治疗,ALT 应≤10×ULN,血清总胆红素应<2×ULN。③ALT<2×ULN,但肝组织学病变,炎症坏死分级≥G_2,或纤维化分期≥S_2。

对持续 HBV DNA 阳性但达不到上述治疗标准且有以下情形之一者,亦应考虑给予抗病毒治疗:①对 ALT 大于正常上限且年龄>40 岁者,也应考虑抗病毒治疗。②对 ALT 持续正常但年龄较大者(>40 岁),应密切随访,最好进行肝活检;如果肝组织学病变,炎症坏死分级≥G_2,或纤维化分期≥S_2,应积极给予抗病毒治疗。③动态观察发现有疾病进展的证据(如脾脏增大)者,建议行肝组织学检查,必要时予抗病毒治疗。

在开始治疗前应排除由药物、酒精或其他因素所致的 ALT 升高,也应排除应用降酶药物后 ALT 暂时性正常。在一些特殊病例如肝硬化或服用联苯结构衍生物类药物者,其 AST 水平可高于 ALT,此时可将 AST 水平作为主要指标。

(1)慢性 HBV 携带者和非活动性 HBsAg 携带者:慢性 HBV 携带者暂时不需抗病毒治疗,但应每 3～6 个月进行生化学、病毒学、甲胎蛋白(AFP)和影像学检查,若符合抗病毒治疗适应证,可用 IFN-α 或核苷(酸)类似物治疗。对于年龄>40 岁,特别是男性或有 HCC 家族史者,即使 ALT 正常或轻度升高,建议肝组织学检查确定是否需抗病毒治疗。

非活动性 HBsAg 携带者一般不需抗病毒治疗,但应每 6 个月进行一次生化、HBVDNA、AFP 及肝脏超声显像检查。

(2)HBeAg 阳性慢性乙型肝炎患者:普通 IFN-α,3～5MU,每周 3 次或隔日 1 次,皮下注射,一般疗程为 12 个月。聚乙二醇 IFN-α 2a 180μg,或聚乙二醇 IFN-α 2b 1.0～1.5μg/kg,每周 1 次,皮下注射,疗程 1 年。应注意剂量及疗程的个体化。

拉米夫定 100mg 或阿德福韦酯 10mg 或恩替卡韦 0.5mg 或替比夫定 600mg,每日 1 次口服。治疗至少 1 年时,如 HBV DNA 低于检测下限值(PCR 法)ALT 复常、HBeAg 血清学转换,再巩固治疗至少 1 年可考虑停药,但延长疗程可减少复发。

(3)HBeAg 阴性慢性乙型肝炎患者:此类患者复发率高,疗程宜长。最好选用干扰素或耐药发生率低的核苷(酸)类似物治疗。核苷(酸)类似物治疗至少 1 年时,当 HBV DNA 低于检测下限值和 ALT 复常,再巩固至少 1.5 年可考虑停药,由于停药后复发率较高,可以延长疗程。

(4)代偿期乙型肝炎肝硬化患者:HBeAg 阳性者的治疗指征为 HBV DNA≥2000IU/mL(10^4 拷贝/mL),HBeAg 阴性者的治疗指征为 HBV DNA≥200IU/mL(10^3 拷贝/mL),ALT

正常或升高。治疗目标是延缓和降低肝功能失代偿和 HCC 的发生。因需要较长期治疗,最好选用耐药发生率低的核苷(酸)类似物治疗,其停药标准尚不清楚。干扰素因其有导致肝功能失代偿等并发症的可能,应十分慎重。如认为有必要,宜从小剂量开始,根据患者的耐受情况逐渐增加到预定的治疗剂量。

(5)失代偿期乙型肝炎肝硬化患者:对于失代偿期肝硬化患者,只要能检出 HBV DNA,不论 ALT 或 AST 是否升高,建议在知情同意的基础上,及时应用核苷(酸)类似物抗病毒治疗,以改善肝功能并延缓或减少肝移植的需求。因需要长期治疗,应选用耐药发生率低的核苷(酸)类似物治疗,不能随意停药,一旦发生耐药变异,应及时加用其他已批准的能治疗耐药变异的核苷(酸)类似物。干扰素治疗可导致肝衰竭,因此,对失代偿期肝硬化患者应禁用。

(6)核苷(酸)类似物耐药的预防和治疗

①严格掌握治疗适应证:对于肝脏炎症病变轻微、难以取得持续应答的患者(如 ALT 正常、HBeAg 阳性的免疫耐受期),特别是当这些患者<30 岁时,应当尽量避免使用核苷(酸)类似物治疗。

②谨慎选择核苷(酸)类药物:开始治疗时最好选用抗病毒作用强和耐药发生率低的药物如恩替卡韦。

③治疗过程中密切监测:定期检测 HBV DNA,以及时发现原发性无应答或病毒学突破。

④一旦发现耐药,尽早给予救援治疗:对于接受拉米夫定治疗的患者,一旦检出基因型耐药或病毒学突破(在治疗过程中,HBV DNA 水平间隔 1 个月连续 2 次均较最低值升高>1logIU/mL)时应加用阿德福韦酯联合治疗。对于替比夫定、恩替卡韦发生耐药者,亦可加用阿德福韦酯联合治疗。对于阿德福韦耐药者,可换用恩替卡韦或加用拉米夫定或替比夫定治疗。对于核苷(酸)类似物发生耐药者,亦可考虑改用或加用干扰素类治疗。

⑤尽量避免单药序贯治疗。

⑥加强患者依从性。

(7)其他特殊情况的抗病毒治疗:应用化疗和免疫抑制剂治疗的患者,应常规筛查 HBsAg;若为阳性,即使 HBVDNA 阴性和 ALT 正常,也应在治疗前 1 周开始服用拉米夫定或其他核苷类似物预防乙肝发作。对于 HBsAg 阴性、抗-HBc 阳性患者,在给予长期或大剂量免疫抑制剂或细胞毒药物(特别是针对 B 或 T 淋巴细胞单克隆抗体)治疗时,应密切监测 HBV DNA 和 HBsAg,若出现阳转则应及时加用抗病毒治疗。乙型肝炎导致的肝衰竭及原发性肝细胞癌,若 HBV DNA 阳性,建议应用核苷(酸)类似物抗病毒治疗。

4.免疫调节药物的治疗

免疫调节治疗是慢性乙型肝炎治疗的重要手段之一,但目前尚缺乏乙型肝炎特异性免疫治疗方法。胸腺素 α_1 增强非特异性免疫功能,不良反应小,使用安全,对于有抗病毒适应证,但不能耐受或不愿接受干扰素和核苷(酸)类似物治疗的患者,有条件可用胸腺素 α_1 1.6mg,每周 2 次,皮下注射,疗程 6 个月。

(三)慢性丙型肝炎的治疗

血清 HCV RNA 阳性的慢性丙型肝炎患者需要抗病毒治疗。代偿期丙肝肝硬化患者,若 HCV RNA 阳性则应积极抗病毒治疗。可以应用普通干扰素或聚乙二醇干扰素,联合利巴韦林。失代偿期肝硬化患者,在有经验医师严密病情监测下,从小剂量开始应用干扰素治疗。对部分肝硬化脾功能亢进不能耐受治疗者,可以考虑进行脾栓塞或脾切除,创造条件应用干扰素抗病毒治疗。治疗前应进行 HCV RNA 基因分型(1 型和非 1 型),以决定抗病毒治疗的疗程。

药物选择:应用 PEG-IFN-α 2a 180μg,PEG-IFN-α 2b 1.0～1.5μ/kg,每周 1 次皮下注射;或普通干扰素 3MU～5MU,隔日 1 次或每周 3 次,皮下注射;均需要联合口服利巴韦林 800～1200mg/d。

疗程:基因 1 型,或(和)HCV RNA 定量≥$2×10^6$ 拷贝/mL 者,疗程 12 个月,若出现病毒学应答则继续巩固治疗 6 个月。非基因 1 型,或(和)HCV RNA 定量<$2×10^6$ 拷贝/mL 者,疗程 6 个月。也可以根据 12 周治疗应答决定疗程。

(四)重型肝炎(肝衰竭)的治疗

各型病毒导致的重型肝炎缺乏特效疗法,应采取综合治疗。强调早期诊断、早期治疗。原则是减少肝细胞坏死,促进肝细胞再生,人工肝支持治疗,预防和治疗各种并发症,加强监护,维持患者生命以待肝细胞再生修复,有条件尽早肝移植。乙型肝炎病毒引起者及时应用抗病毒治疗。

1.一般支持治疗

卧床休息,保证充足的热量和液体量,维持电解质及酸碱平衡,密切观察病情变化,加强护理,防止褥疮及继发感染。积极纠正低蛋白血症,补充白蛋白或新鲜血浆,并酌情补充凝血因子。

2.减少肝细胞坏死

促进肝细胞再生:肝细胞生长刺激因子,前列腺素 E1(PGE1),甘草酸制剂等。

3.免疫调节治疗

若病情发展迅速且无严重感染、出血等并发症者,可酌情使用肾上腺糖皮质激素治疗。也可以应用胸腺素 $α_1$ 等免疫调节剂。

4.其他治疗

可应用肠道微生态调节剂、乳果糖等,减少肠道细菌易位或内毒素血症;酌情选用改善微循环药物及抗氧化剂,如 NAC 和还原型谷胱甘肽等治疗。

5.预防和治疗并发症

有条件者尽早进行血浆置换、MARS 等人工肝支持治疗。肝移植是治疗晚期肝衰竭最有效的治疗手段。积极治疗并发症。

(1)肝性脑病:积极治疗感染、出血及电解质紊乱等;乳果糖或拉克替醇口服,清洁和食醋保留灌肠;支链氨基酸的应用;必要时限制蛋白质的摄入。

(2)脑水肿:密切监测,及时应用脱水剂,如 20% 甘露醇或甘油果糖,以及利尿剂等。

(3)肝肾综合征:保证液体量,肾灌注压不足者可应用白蛋白扩容或加用特利加压素等,但需要注意有加重脑水肿的风险。

(4)感染:及时发现可能的感染,细菌培养,并应用强效抗菌药物,同时注意二重感染。

(5)出血:可应用抑酸药如法莫替丁或质子泵抑制剂。若合并门脉高压性出血,则应用生长抑素治疗,可用三腔管压迫止血,或行内镜下硬化剂注射或套扎治疗止血。

三、预 防

(一)管理传染源

(1)隔离和治疗急性甲型及戊型肝炎患者,自发病日算起隔离3周。

(2)对患者的分泌物、排泄物、血液以及污染的医疗器械及物品均应进行消毒处理。

(3)献血员管理:筛查HBsAg和抗-HCV测定,阳性者不得献血。

(二)切断传播途径

(1)加强饮食卫生、水源、环境卫生管理以及粪便无害化处理,提高个人卫生意识,防止"病从口入"。

(2)加强各种医疗器械的消毒处理,使用一次性注射器,对牙科器械、内镜等医疗器具应严格消毒。注意个人卫生,不共用剃须刀和牙具等用品。

(三)保护易感人群

(1)甲型肝炎疫苗接种,主要适用于易感儿童和成人。

(2)乙型肝炎疫苗接种是预防HBV感染最有效方法。对HBsAg阳性母亲的新生儿,应在出生后12h内注射乙型肝炎免疫球蛋白(HBIG),同时或24h内在不同部位接种$10\mu g$重组酵母或$20\mu g$中国仓鼠卵母细胞(CHO)乙型肝炎疫苗,间隔1和6个月分别接种第2和第3针乙型肝炎疫苗。

第三节 感染性心内膜炎

一、疾病背景

Lazarus Riverius于1646年第一次描述心内膜炎的赘生物样病变,之后Giovanni Lancisi于1709年作了更多的病理描述。18世纪到19世纪初有一些重要的调查对心内膜炎作了大量描述,然而一直到19世纪中后期才将病变同炎症、转归(如栓塞)相联系起来。1841年,Bouillard认为心内膜的炎症、"伤寒"的一种状况和"坏疽性心内膜炎"之间有着重要的关联。Virchow 1847年和Kirkes1852年认为赘生物和栓塞现象之间有着联系。

Osler在1885年于British Medical Journal杂志上第一次对感染性心内膜炎详尽的描述。他的报道总结了当时的知识,并取得了几个重要进展。首先,Osler描述了当时众所周知的急性和暴发形式,并识别出这类疾病更慢性和隐匿形式的具体特征。从这些观察结果,Osler改善了这种疾病的命名,并基于疾病的临床过程来对"单纯性"和"恶性"心内膜炎做出简单的鉴别。最重要的是Osler认为该心内膜炎是"霉菌性"过程,"……所有形式,本质上都是霉菌性过程;局部和机体的影响是由瓣膜的生长物和微生物远处转移引起的,疾病的进程中有着不同的特征"。此后,对感染性心内膜炎的病理生理、诊断、预后和治疗的理解有了不断进展。近年来,美国和欧洲的心脏病学会又对前些年的感染性心内膜炎预防和诊治指南有所更新。

二、流行病学

(一)不断变化的流行病学

一般认为,感染性心内膜炎的年发病率为 3～10110 万。哥德堡的一项研究显示,从 1984 至 1988 年的流行病学调查,在调整年龄和性别后瑞典人的发病率是 5.9/10 万。同时期,费城的感染性心内膜炎发病率统计为 9.29/10 万,如果排除静脉药瘾者后,这一发病率下降至 5.02/10 万。法国一个城市及农村的背景下统计 1991 年的感染性心内膜炎发病率估计为 2.43/10 万,到 1999 年,这项调查的后续研究显示发病率轻微增加到 3.1/10 万。其中,随着年龄增长,感染性心内膜炎发病率逐渐增加,并在 70～80 岁时达到最高,约为 14.5/10 万,男女比例为 2∶1。女性患者预后差、接受瓣膜置换术的概率相对小。1998 年美国国家医疗照顾制(对老年患者的某些医疗费和住院费由国家负担的制度)人群中老年人发病率同样很高,达 20.4/10万。或许,近 30 年来感染性心内膜炎的发病率没有明显下降可能是值得注意的。但是近年来,虽然牙病和风湿性心脏病在减少,但同时老年人口和介入医学应用在不断增多,使得心内膜炎存在不同变化。以往多见于年轻心脏瓣膜病(风湿性心脏病为主)患者,目前多见于无明确瓣膜疾病、但与医疗活动有关的老年患者及人工心脏瓣膜置换者。比如,在留有慢性静脉途径的人群(如血透)中感染性心内膜炎发病率明显增多,且金黄色葡萄球菌感染比例显著升高。鉴于感染性心内膜炎的现代风险因素(如介入性健康措施和退行性瓣膜病)增加,全球范围内我们可能会持续看到感染性心内膜炎的发病率上升。

近期资料显示,人工瓣膜、二尖瓣脱垂发生感染性心内膜炎的发生率不断增加,而风湿性疾病相关感染性心内膜炎发病率不断下降。一些新的发病因素如心瓣膜修补术后、退行性瓣膜钙化等也不断增加,而这些多与临床侵入性医疗操作导致的菌血症有关。静脉药瘾也在越来越多地成为感染性心内膜炎的促发因素,器械相关性感染性心内膜炎的发生率增高,这些都应引起我们的关注。

病原菌流行病学也有变化,葡萄球菌位居首位,链球菌已退至第二位,其次为肠球菌。当然,该变化在不同地区可能不同,发展中国家的变化较小,发达国家如美国的葡萄球菌性心内膜炎增长较快。长期血液透析、糖尿病、血管侵入性检查、静脉药瘾是金黄色葡萄球菌性心内膜炎的主要因素。感染性心内膜炎预防是成为流行病学、微生物学、口腔科、内科、外科等多领域均面临的重大课题。

(二)感染性心内膜炎分类

1.按照感染部位及是否存在心内异物分类

欧洲心脏病学会(ESC)2009 年新版的感染性心内膜炎预防、诊断与治疗指南摒弃了沿袭多年的急性、亚急性和慢性心内膜炎分类方法,提出应按照感染部位及是否存在心内异物而将感染性心内膜炎分成 4 类。

(1)左心自体瓣膜感染性心内膜炎。

(2)左心人工瓣膜感染性心内膜炎(PVE):若瓣膜置换术后 1 年内发生者称为早期 PVE,

1 年之后发生者称为晚期 PVE。

（3）右心感染性心内膜炎。

（4）器械相关性感染性心内膜炎（包括发生在起搏器或除颤器导线上的感染性心内膜炎，可伴或不伴有瓣膜受累）。

2009 版 ESC 指南推出新的感染性心内膜炎分类方法，主要是因为这 4 种类型感染性心内膜炎的治疗方案存在差异。

2.根据感染来源分类

心内膜炎也可根据感染来源分成 3 类。

（1）社区获得性感染性心内膜炎。

（2）医疗相关性感染性心内膜炎分为院内感染和非院内感染。

1）院内感染定义为在住院 48h 后出现感染性心内膜炎症候。

2）非院内感染定义：在住院 48h 内出现感染性心内膜炎症候，但在感染性心内膜炎表现前存在以下情况：家庭护理、静脉治疗、血透或静脉化疗小于 30d，在急诊监护小于 90d，或者住在护理院、长期监护中。

（3）静脉药瘾者的感染性心内膜炎。

3.根据病原学结果分类

根据获得微生物结果分类如下。

（1）阳性血培养的感染性心内膜炎：85% 的感染性心内膜炎都是这一类。这部分病原体往往是葡萄球菌、链球菌和肠球菌。

①链球菌、肠球菌和口腔链球菌（曾为草绿色链球菌）所致感染性心内膜炎，例如血链球菌、轻型链球菌、唾液链球菌、变异链球菌和麻疹孪生球菌，均对青霉素敏感。需要鉴别出米勒氏链球菌或咽峡炎链球菌组（咽峡炎链球菌、中间链球菌和星群链球菌）病原，因为它们倾向于形成脓肿，导致血行播散型感染，常需要更长时间的抗生素疗程。同样，营养变异性"缺陷"链球菌重分类人其他链球菌种——营养不足链球菌和颗粒链球菌的鉴别同样重要，因为其对青霉素耐药。

②葡萄球菌性感染性心内膜炎：一般而言，自体瓣膜葡萄球菌性感染性心内膜炎由金黄色葡萄球菌形成，在社区获得性感染性心内膜炎，金黄色葡萄球菌大多对苯唑西林敏感。相反的，在人工瓣膜性感染性心内膜炎中的葡萄球菌则往往是凝固酶阴性葡萄球菌，对苯唑西林耐药。最近的 16 国 1779 例患者中，金黄色葡萄球菌不仅是感染性心内膜炎的最常见病原体，同时也是人工瓣膜心内膜炎的最常见病原体。而凝固酶阴性葡萄球菌同样可以引起自体瓣膜心内膜炎，特别是路邓葡萄球菌常会引起侵袭性临床进程。

（2）早期抗生素所致血培养阴性感染性心内膜炎：由于抗感染治疗在未作出感染性心内膜炎诊断前早期使用，如在血培养前对不明原因发热患者的使用，常导致血培养阴性。这样，抗感染治疗中断后再次发热就是需要考虑的诊断依据。即便抗感染治疗终止许多天后血培养仍然可以为阴性，病原微生物常为口腔链球菌或凝固酶阴性葡萄球菌。

（3）常为血培养阴性的感染性心内膜炎：这些病原体在合成培养基上不易生长的微生物，比如营养变异性链球菌、HACEK 组的革兰阴性苛养菌、布鲁菌和真菌。

（4）持续血培养阴性的感染性心内膜炎：其常由胞内菌所致，比如贝纳柯克斯体、巴尔通体、衣原体及最近被证实的 Tropheryma whipplei。总体来说，这些病原体大约引起 5% 的感染性心内膜炎，诊断需依靠血清学检测、细胞培养或基因扩增。

4.其他定义

感染性心内膜炎有以下一种情况者可认为属活动性感染性心内膜炎。

（1）感染性心内膜炎患者持续发热且血培养多次阳性。

（2）手术时发现活动性炎症病变。

（3）患者仍在接受抗生素治疗。

（4）有活动性感染性心内膜炎的组织病理学证据。

感染性心内膜炎的再发有两种情况：①复发：指首次发病后 6 个月内由同一微生物引起感染性心内膜炎再次发作。②再感染：是指不同微生物引起的感染，或在首次发病后超过 6 个月由同一微生物引起感染性心内膜炎再次发作。

三、致病机制

心脏和瓣膜的内皮细胞膜通常能够抵御细菌或真菌感染。偶有高毒力的微生物能够感染正常心脏瓣膜，最终导致心内膜炎的相互作用涉及宿主和入侵微生物之间的复杂关系，包括血管内皮、宿主免疫系统、止血机制、心脏解剖特征、表皮性质和微生物产生的酶和毒素和导致菌血症的外周事件。动物研究提示内皮损伤是起始步骤，接着血小板纤维蛋白沉积从而为细菌定植提供环境。同血流受损处一样，赘生物最容易发生部位是半月瓣的心室侧和房室瓣膜的心房侧，这更加支持内皮损伤诱发机制。瓣膜功能不全同样可以损伤内皮，赘生物可以形成在这些受损部位，如主动脉功能不全（AD 的二尖瓣腱索、二尖瓣关闭不全（MR）的房间隔、室间隔缺损的三尖瓣隔小叶。诱发因素形成后，菌血症还必须要构成赘生物定植。要如此，微生物必须黏附在赘生物或完整的瓣膜内皮上。这需要微生物表面识别黏附基质分子（MSCRAMMS）。某些微生物比其他微生物更易产生这类表面分子，这或许可以解释其对新生的非细菌性赘生物更具有特定的吸引力。例如，可以产生表面葡聚糖的链球菌就更容易导致心内膜炎。当然不同微生物可能会产生利用不同蛋白。

内皮细胞、成纤维细胞和血小板也产生纤维连接蛋白，它能够结合内皮下胶原、纤维蛋白和某些微生物，从而促进病原体对赘生物的黏附。金黄色葡萄球菌、甲型溶血性链球菌、肺炎链球菌和 A、C、G 组链球菌以及念珠菌的表面存在纤维连接蛋白与 MSCRAMMS 受体。黏附机制是宿主细胞外基质蛋白作为主要目标的两步过程。链球菌可产生 10 多个不同微生物表面因子来识别将结合到纤维连接蛋白或胶原的 MSCRAMMs。其中 F1/SfbI 是其中之一，可以结合纤维连接蛋白，介导链球菌黏附到宿主细胞。结合纤维连接蛋白来衔接宿主细胞整合素，进而促进初始化吸收过程，导致链球菌的内化。一旦安全地进入细胞中，链球菌就可以持续抵御抗生素和宿主防御。在某些情况下，一种凝集因子（纤维蛋白原结合表面蛋白）还可以帮助某些微生物（如金黄色葡萄球菌）结合血小板血栓。因此，一个潜在的治疗方法是通过研制化合物或其他途径来干扰这个结合环节。例如，利用阻止微生物结合的人工瓣膜环——镀银聚酯环进入临床试验。然而,该款瓣膜的瓣周漏和栓塞发生率增多,结果被召回。

某些微生物原有的结合特性也许可以解释为什么金黄色葡萄球菌和链球菌比起其他只是进入血流的微生物显得更有毒力,前者更容易结合血小板并引起凝集机制。一旦微生物附着,它就能够繁殖并进入细胞来抵抗宿主防御。随着感染发生,血管内皮细胞遭到侵袭,导致细胞死亡,内皮细胞表面被破坏,进一步促进血小板纤维蛋白沉积。尤其是,高浓度细菌(如每克组织含 10^9 至 10^{11} 细菌)可以积聚在心内膜炎赘生物上。

事实上,金黄色葡萄球菌还可以引发血管内皮细胞产生组织因子,这至少可以部分地解释为什么金黄色葡萄球菌能黏附在相对正常的瓣膜上。静脉药瘾者静脉注射的微粒同样可以通过刺激 MSCRAMMs 使得金黄色葡萄球菌黏附于正常心脏瓣膜上。也许可以解释这部分心内膜炎人群中三尖瓣发生率偏高,达到 78%,其次二尖瓣 24%,主动脉在 8%。所有这些过程导致机体感染,最终导致形成赘生物和增殖。这是个循环,黏附微生物的生长和血小板纤维蛋白沉积,然后不断反复重复,赘生物生长。即使在成功的抗感染治疗下,许多无菌性赘生物仍会持续。

四、病理生理学

1. 瓣膜内皮细胞受损

正常瓣膜内皮细胞抵抗循环中的细菌黏附,防止感染形成。血液湍流、导管损伤、炎症及瓣膜退行性变引起瓣膜内皮损伤,内皮下基质蛋白暴露、组织因子释放、纤维蛋白及血小板沉积,有利于细菌黏附和感染。

这些均与炎症、微小溃疡和微血栓有关。60 岁以上人群中退行性瓣膜病变的检出率为50%,提示老年人患感染性心内膜炎的风险较高。即使无明显瓣膜损害,内皮细胞炎症,也可诱发感染性心内膜炎。

2. 短暂菌血症

菌血症不仅发生于创伤过程,也可见于咀嚼和刷牙,其严重程度及病原体黏附瓣膜能力均为重要。通常自发性菌血症的持续时间短、临床症状较轻,但其发病率较高。这可解释为何多数感染性心内膜炎并无明显创伤病史。

3. 病原微生物和宿主防御

感染性心内膜炎的常见病原体包括金黄色葡萄球菌、链球菌属和肠球菌属。它们均有黏附损伤瓣膜、改变局部凝血活性、局部增殖能力,并具备多种表面抗原决定簇,对宿主损伤瓣膜表达的基质蛋白具有黏附作用,黏附后的病原微生物对宿主防御可能产生耐受现象。

五、预防措施

既往的指南和临床实践均倡导通过预防性使用抗生素来预防感染性心内膜炎,这种观点是在 20 世纪早期基于观察性研究得出的。这种做法的理论依据是医学操作过程中会发生一过性菌血症,后者可引起感染性心内膜炎,特别是对于有易患感染的患者。另外,预防性使用抗生素能通过减少或避免菌血症,或通过改变细菌的特性而使之不易附着于内皮表面,从而预防感染性心内膜炎。但是上述预防策略的有效性从未在临床试验中得到证实,因此不符合循证医学的要求。

(一)新指南推荐预防措施的适应证

2009版ESC指南提出,一方面我们继续认可易患感染性心内膜炎的患者在接受医学操作时需要考虑预防性使用抗生素的原则。

(二)预防措施更新的理由

该2009版ESC更新指南对既往指南进行修改的主要理由如下:

(1)牙科操作后的菌血症发生率可能与日常活动相似,根据报道,牙科操作后一过性菌血症的发生率变化很大(10%~100%),其他类型医学操作后的一过性菌血症发生率更不明确。但是,日常生活中的刷牙、剔牙或咀嚼动作等常常会引起一过性菌血症。因此,引发感染性心内膜炎的菌血症很大比例可能起源于上述日常活动。另外,不注意口腔卫生者还可发生与操作无关的菌血症。因此,良好的口腔卫生习惯和定期的牙科检查或许能更有效地预防感染性心内膜炎。

(2)预防性使用抗生素的获益—风险比不一定合理,这是基于以下考虑:

①牙科操作相关性感染性心内膜炎的发生率,在普通人群中为1例/1400万人,在既往有感染性心内膜炎病史的患者中约为1例/9.5万人。为了预防1例感染性心内膜炎,需要对极大数量的人群常规地使用抗生素。

②在大多数感染性心内膜炎患者中,未发现其发病前曾接受过可能相关的操作。因此,即使假设在操作前预防性使用抗生素的有效性为100%,也只能保护很小一部分患者。

③抗生素有引起过敏的危险,尽管文献中尚无为了预防感染性心内膜炎口服阿莫西林引起致死性过敏反应的报道。

④广泛且经常不适当地使用抗生素,可能会导致耐药微生物产生。

(3)预防性使用抗生素的有效性缺乏科学证据:

①迄今为止没有任何研究显示,在任何一种医学操作后,减少菌血症的持续时间或频度能减少操作相关性感染性心内膜炎的危险。

②没有足够的病例对照研究来支持预防性使用抗生素的必要性。即使严格遵循常规预防性使用抗生素的建议,也几无可能减少社区感染性心内膜炎患者的总数。

③抗生素预防有效的概念本身从未接受过前瞻性随机对照试验的评价。

2009版指南认为,预防感染性心内膜炎的最有效措施是良好的口腔卫生习惯和定期的牙科检查,在任何静脉导管插入或其他有创性操作过程中都必须严格无菌操作。对于接受高危牙科操作时需要采用抗生素预防感染性心内膜炎的最高危患者,主要的靶目标是口腔链球菌,推荐在操作开始前30~60min内使用1剂抗生素:阿莫西林或氨苄西林,成人2g,口服或静脉给药;儿童50mg/kg,口服或静脉给药。对青霉素或氨苄西林过敏的患者可用克林霉素,成人600mg,口服或静脉滴注;儿童20mg/kg,口服或静脉滴注。

六、感染性心内膜炎的诊断

(一)定义

以往,感染性心内膜炎定义为心腔内瓣膜及腱索的感染。近年来此定义已扩大到包括心脏内任意结构的感染,包括正常内皮表面(如心肌和心脏瓣膜结构)、人工心脏瓣膜(如机械、生物、同种异体移植物和自体移植物)和植入的装置(如心脏起搏器、植入型心脏去颤器和心室辅助设备)。随着工业化国家人口的年龄增加,人工瓣膜和器械的种类将继续大幅增长。

(二)临床表现

感染性心内膜炎临床表现纷繁复杂,其流行病学又不断变化,这使得感染性心内膜炎对诊断来说仍充满挑战。临床进程随感染的病原微生物、有无心脏疾患基础和疾病类型而变化多端。因此,在有些特殊的表现时需要怀疑为感染性心内膜炎。它可以表现为急性、迅速进展的感染,也可作为亚急性或慢性疾病过程,仅伴有低热和非特异性症状,这可能阻挠或混淆初步印象。因此,专家们会考虑成各种其他疾病,包括慢性感染、风湿病和自身免疫病,甚至恶性肿瘤。心脏病专家和传染病专家的早期介入是值得推荐的。

高达90%的患者出现发热,常伴有畏寒、食欲不振和体重减轻等全身性症状。多达85%的患者可以发现心脏杂音。外周体征是教科书的典型体征,常是患者早期表现,越来越少见,但在发展中国家仍可以看到。血管性和免疫性现象仍然常见,比如出血点、Roth点与肾小球肾炎仍然常见,脑、肺或脾栓塞的发生率是30%。在发热患者中,实验室检查有助于做出诊断,比如升高的C反应蛋白或沉降率、白细胞增多、贫血和显微镜下血尿。然而,这些检查缺乏特异性,并没有被纳入目前的诊断标准。

不典型表现常见于老年人或免疫功能低下患者,其中发热频率要少于年轻人。对于这些人群和其他高风险人群,需要保持高度怀疑和低门槛筛查来排除感染性心内膜炎。

(三)超声心动图

感染性心内膜炎的临床表现缺乏特异性,不同患者间差异很大,一些老年或免疫受损的患者甚至没有明确的发热病史。因此,感染性心内膜炎的及时检出首先依靠临床医师的高度诊断警觉性和"一旦怀疑立即求证"的较低实验检查门槛。超声心动图和血培养是诊断感染性心内膜炎的两块基石。

超声心动图有经胸检查(TTE)和经食管检查(TEE)两种途径,对于感染性心内膜炎的诊断、处理以及随访均有重大价值。TTE/TEE 的适应证包括:①一旦怀疑患者有感染性心内膜炎可能,TTE 是首选的影像学技术,应尽早检查(Ⅰ类推荐,B级证据)。②高度怀疑感染性心内膜炎而 TTE 正常时,推荐 TEE 检查(Ⅰ类推荐,B级证据);③(重)TTE/TEE 呈阴性结果但临床上仍高度怀疑感染性心内膜炎的患者,应在 7~10d 后再行 TTE/TEE 检查(Ⅰ类推荐,B级证据)。④感染性心内膜炎治疗过程中一旦怀疑出现新的并发症(新杂音、栓塞、持续发热、心力衰竭、脓肿、房室传导阻滞),应立即重复 TTE/TEE 检查(Ⅰ类推荐,B级证据)。⑤抗生素治疗结束时,推荐 TTE 检查以评价心脏和瓣膜的形态学及功能(Ⅰ类推荐,C级证据)。

超声心动图诊断感染性心内膜炎的 3 项主要标准是：①赘生物。②脓肿。③人工瓣膜裂开(超声表现为瓣周漏,可伴有或不伴有瓣膜的摇摆运动)。TTE 诊断感染性心内膜炎的敏感性为 40%～63%,TEE 敏感性为 90%～100%,TEE 的敏感性和特异性均高于 TTE,特别有助于检出脓肿和准确测量赘生物的大小。因此,大多数怀疑感染性心内膜炎的患者都可考虑TEE 检查,包括 TTE 结果已经阳性的患者(Ⅱa 类推荐,C 级证据)。但是,TTE/TEE 检查结果阴性不能完全排除感染性心内膜炎诊断,因为在有严重瓣膜病变(二尖瓣脱垂、退行性钙化、人工瓣膜)、赘生物很小(<2mm)、赘生物已脱落或未成赘生物的患者中,超声不易或不能检出赘生物。超声心动图也可能误诊感染性心内膜炎,因为有多种疾病均显示类似赘生物的图像,包括风湿性瓣膜病、瓣膜黏液样变性、瓣膜血栓、腱索断裂、系统性红斑狼疮患者的利-萨病变(一种非细菌性心内膜炎,常累及二尖瓣)、心腔内小肿瘤(如纤维弹性组织瘤)等。此外,如何诊断局限于心腔内器械表面的感染性心内膜炎以及如何早期准确检出小型脓肿,也是超声专家感到棘手的难题。

在感染性心内膜炎的诊疗及随访过程中,经胸超声心动图(敏感性 40%～60%)和经食管超声心动图(敏感性 90%～100%)检查很重要。其主要征象包括赘生物、脓肿及新发生的人工瓣膜裂孔。金黄色葡萄球菌的毒力强,临床破坏性大,对其感染者应常规行超声心动图。

已有瓣膜病变如二尖瓣脱垂、严重瓣膜钙化、人工瓣膜者及赘生物<2mm 或无赘生物者,超声诊断较难。某些病变可能类似赘生物,如瓣膜黏液变、系统性红斑狼疮、类风湿疾病等。故对初始超声检查阴性者,如高度怀疑感染性心内膜炎,可于 7～10d 后复查。

此外,CT、MRI、正电子断层扫描(PET)和放射性核素扫描(ECT)在感染性心内膜炎的诊断中也逐渐应用,但其临床疗效待定。

(四)病原学诊断

1.血培养

血培养阳性仍是诊断感染性心内膜炎的基石,药敏试验结果也为治疗提供依据。血培养阴性者 2.5%～31%,常见原因是临床已用抗生素治疗。如结果不明且患者病情允许,可考虑暂停抗生素并重复血培养。有些病原菌在常规培养条件下增殖受限,或者需要特殊培养方法。

2.组织学与免疫学技术

手术切除的瓣膜组织及赘生物应行病理学检查,明确其病原微生物,以利于临床治疗。电子显微镜的敏感性高,有助于描述新的微生物特征。一些病原微生物如葡萄球菌、军团菌可通过血清间接免疫荧光试验或酶联免疫法确诊。尿免疫分析法用于检测微生物降解产物,但上述方法尚未纳入目前的诊断标准中,仅对少见病原体有相应价值。

3.分子生物学技术

聚合酶链反应(PCR),可为病原微生物难以培养和无法培养的感染性心内膜炎患者提供快速、可靠的检验结果。该技术已用于接受手术的感染性心内膜炎患者瓣膜组织检测。切除的瓣膜组织或栓塞标本的 PCR 结果有助于术后血培养阴性患者的诊断。

(五)诊断标准

感染性心内膜炎的诊断取决于临床表现,包括相应器官和全系统症候,最重要的是持续菌血症的证实。但是,直到 20 世纪 70 年代才出现的严格的病例定义。西雅图的 Pellet 和

Petersdorf 以 30 年治疗感染性心内膜炎患者的经验作出了这一诊断定义。虽然有着高度特异性,但它缺乏足够的灵敏度。1981 年,vonReyn 发表了关于感染性心内膜炎拟诊的分类(排除、可能、疑似和明确)。这一改良,明显提高了原有诊断的敏感性和特异性,但可惜的是,他没有纳入当时新兴的心脏超声检查。

1994 年 Durack DT 等提出 Duke 诊断标准(DC),2000 年 Jennifer 等对其改良,对 TEE 的地位作出明确评价,并明确可能感染性心内膜炎的诊断标准。此后的 ACC/AHA、ESC 常用诊断标准均为改良 Duke 标准。

七、预后

住院的感染性心内膜炎患者病死率为 9.6%～26%。影响感染性心内膜炎预后主要因素包括:患者的病情特征、是否有心脏和非心脏并发症、病原微生物种类、超声心动图征象。有心力衰竭(心衰)、血管周围炎、金黄色葡萄球菌感染之一者,其死亡风险极大,如三者并存,风险达 79%,常需在感染性心内膜炎急性期实施手术。1 型糖尿病、左心功能不全、脑卒中、持续感染、肾衰竭等,均为感染性心内膜炎预后不良的重要因素。有外科指征而手术风险较高、无法实施手术者预后差。

八、治疗

(一)抗病原微生物学治疗

1.常见病原体的药物治疗方法

(1)肺炎链球菌及 β 溶血性链球菌(A、B、C 及 G 组):肺炎链球菌导致的感染性心内膜炎现已少见,多与抗生素应用有关,其中 30% 与脑膜炎有关,部分对青霉素耐药者需特殊治疗。青霉素敏感菌株[最低抑菌浓度(MIC)≤0.1mg/L]的治疗与口腔链球菌相似;合并脑膜炎者,应避免使用青霉素,可改用头孢噻肟、头孢曲松联用万古霉素。A 组溶血性链球菌多数对 β 内酰胺类敏感,其他血清型可能对其耐药。B 组链球菌引起的感染性心内膜炎以往多见于围生期,目前也可发生于其他成年人及特殊老年人。B、C 及 G 组链球菌和米勒链球菌可能产生脓肿,需手术治疗。B 组中人工瓣膜心内膜炎(PVE)病死率较高,建议手术。

(2)口腔链球菌和 D 组链球菌导致的感染性心内膜炎:①青霉素敏感(MIC<0.125mg/L)性链球菌的给药方法。4 周疗法:成人青霉素 1200 万～1800 万 U/d,静脉滴注,分 6 次给药;或阿莫西林 100～200mg/(kg·d),静脉滴注,分 4～6 次给药;或头孢曲松 2g/d,静脉滴注或肌注,1 次给药。儿童青霉素 20 万 U/(kg·d),静脉滴注,分 4～6 次给药;或阿莫西林 300mg/(kg·d),静脉滴注,分 4～6 次给药;或头孢曲松 100mg/(kg·d),静脉滴注或肌注,1 次给药。2 周疗法:成人青霉素、阿莫西林剂量及给药次数同 4 周疗法;奈替米星 4～5mg/(kg·d),静脉滴注,1 次给药;或头孢曲松 2g/d 与庆大霉素 3mg/(kg·d)联用,静脉滴注或肌注,1 次给药。儿童青霉素、阿莫西林剂量及给药次数见 4 周疗法;庆大霉素 3mg/(kg·d),静脉滴注或肌注,分 1～3 次给药。②β 内酰胺过敏者:成人万古霉素 30mg/(kg·d),静脉滴注,分

2 次给药。儿童万古霉素 40mg/(kg·d),静脉滴注,分 2～3 次给药。③对青霉素不完全耐药菌(MIC 0.125～2mg/L)的给药方法。4 周疗法:青霉素 2400 万 U/d,静脉滴注,分 6 次给药;或阿莫西林 200mg/(kg·d),静脉滴注,分 4～6 次给药,并联用 2 周庆大霉素 3mg/(kg·d),静脉滴注或肌注,每日 1 次。④对青霉素完全耐药菌(MIC>2mg/L)的给药方法。也有部分指南认为 MIC>0.5mg/L 就是完全耐药。耐药菌治疗同敏感菌治疗类似,但氨基糖苷类联合时间应延长致 3～4 周,并且不推短短期治疗方案。MIC>4mg/L 耐药菌的治疗缺乏经验,但万古霉素可能值得选择。⑤β内酰胺类过敏者的给药方法。4 周疗法:成人万古霉素 30mg/(kg·d),静脉滴注,分 2 次给药,并联用 2 周庆大霉素 3mg/(kg·d),静脉滴注或肌注,每日 1 次。儿童万古霉素(4 周)40mg/(kg·d),静脉滴注,分 2～3 次等份给药,联合庆大霉素(2 周)3mg/(kg·d),静脉滴注或肌注,每日 1 次。

(3)营养变异性链球菌:这类菌导致的 IE 往往是迁延的过程,并常常导致更多并发症和更高的治疗失败率(可达 40%),或许是诊断和治疗延误的关系。近期报道了 8 例感染经青霉素或头孢曲松联合庆大霉素方案治疗成功。7 例患者有大赘生物(>10mm)并接受手术。抗生素建议包括青霉素、头孢曲松或万古霉素 6 周,并在最初联合氨基糖苷类药物至少 2 周。

(4)金黄色葡萄球菌和凝固酶阴性葡萄球菌

①氨基糖苷类对金黄色葡萄球菌性感染性心内膜炎的疗效不明显,但可用于自体瓣膜性感染性心内膜炎的初期治疗。与自体瓣膜性心内膜炎(NVE)相比,金黄色葡萄球菌性 PVE 死亡风险高(>0.45%),疗程长,常需早期瓣膜置换。PVE 外科、介入修补术后为预防其再感染,需长期加用氨基糖苷类、利福平。

②耐甲氧西林葡萄球菌(MRSA)与耐万古霉素性葡萄球菌:MRSA 对大多数 β内酰胺交叉耐药且通常多重耐药,严重感染时能用万古霉素。近年,万古霉素高度耐药金黄色葡萄球菌已从感染者体内分离出来并用新的方法治疗。新肽达托霉素[6mg/(kg·d)静脉注射]最近被批准用于金黄色葡萄球菌菌血症和右心感染性心内膜炎。研究表明,左心感染性心内膜炎也可用达托霉素,但其疗效有待证实。另外,其他治疗方案如奎奴普汀/达福普汀单用或联合 β内酰胺类、β内酰胺类加恶唑烷酮类、β内酰胺类加万古霉素等也可选用。

③肠球菌属:肠球菌感染性心内膜炎主要由乳酸球菌(占 90%)引起,粪肠球菌或其他菌种少见。肠球菌对抗生素(如氨基糖苷类、β内酰胺类和万古霉素)可能高度、多重耐受,常需联用具协同杀菌作用的细胞壁抑制剂和氨基糖苷类药物,并且给药时间足够长(6 周左右)。

(5)革兰阴性菌:包括 HACEK(嗜血杆菌,放线杆菌,人心杆菌,啮蚀艾肯氏菌,金氏杆菌属)相关菌及非 HACEK 相关菌。产生 β内酰胺酶的 HACEK 杆菌对头孢曲松、其他第三代头孢菌素及喹诺酮类敏感,而阿莫西林并非首选。其常用治疗方案:头孢曲松钠 2g/d,持续 4 周。不产生 β内酰胺酶的 HACEK 杆菌可静脉滴注阿莫西林(12g/d 分 4 次,或 6 次给药)加庆大霉素[3mg/(kg·d),分 2～3 次给药],持续 4 周,而不建议选择环丙沙星(800mg/d 静脉滴注,或 1000mg/d 口服)。非 HACEK 相关菌:国际心内膜炎合作组织报道 2761 例感染性心内膜炎患者中,49 例(1.8%)发现非 HACEK 革兰阴性杆菌。此类患者建议早期手术,并长期(>6 周)联用 β内酰胺类与氨基糖苷类治疗,有时尚需联合喹诺酮类药物或复方新诺明。体外杀菌试验和血抗生素浓度监测可能有助于治疗。

(6)真菌类:真菌感染常见于 PVE 和感染性心内膜炎,静脉药瘾者(IVDAs)及免疫力低下者多见。真菌性感染性心内膜炎病死率高(>50%),需要双重抗真菌药及瓣膜置换。近来有少量研究显示棘白霉素卡泊芬净可以成功治疗,大多数病例都是以两性霉素 B 单用或联用唑类抗真菌药治疗。口服唑类需要长期甚至终身应用。

2.经验性治疗

感染性心内膜炎应尽早治疗。抗生素应用前,应行 3 组血培养,标本取血间隔 30min。经验性治疗取决于以下几点。

(1)患者此前是否接受过抗生素治疗。

(2)感染累及自身心瓣膜或人工瓣膜。

(3)细菌流行病学资料,特别是耐药菌、血培养阴性菌。NVE 和晚期 PVE 的治疗应包括葡萄球菌、链球菌、HACEK 菌及巴尔通体属。早期 PVE 的治疗方案应覆盖耐甲氧西林葡萄球菌、典型的非 HACEK 革兰阴性病原体。

3.感染性心内膜炎的门诊静脉抗生素治疗

美国每年约 25000 名感染性心内膜炎患者在门诊接受静脉抗生素治疗。其主要用于感染及并发症控制后的继续巩固疗效。通常分为两阶段:第一阶段为前 2 周,门诊治疗有其局限性指征;第二阶段为 2 周后,门诊静脉给药是可行的。强调对患者教育、增加其依从性、监测疗效及不利影响,如有意外及早处理。

(二)并发症及手术治疗

1.并发症

尽管在过去几十年中,我们的诊断检测和抗感染治疗得到改善,然而,心内膜炎并发症的发生率并没有明显变化。

(1)心力衰竭:充血性心力衰竭是感染性心内膜炎最常见和最严重的并发症,约占全部患者 50%~60%。心内膜炎的心力衰竭通常是急性或亚急性心脏瓣膜功能不全而不是心肌供血不足,多由于累及主动脉瓣(29%)、其次为二尖瓣(20%)所致,也是感染性心内膜炎手术最常见的指征。对于容量超负荷相关的瓣膜功能不全,心脏的承受能力有以下几个影响因素:在受累瓣膜功能不全的严重程度,容量超负荷的速度,承载超负荷容量的心腔大小和功能。例如,心内膜炎中的急性二尖瓣关闭不全瓣膜可能导致左心房动脉压力升高和随后的肺静脉充血。左心房动脉压力升高程度取决于在左心房的大小和反流量。二尖瓣反流容量超负荷但同时也会使左心室(LV)后负荷减少,这有助于理解它比急性主动脉瓣关闭不全更易于耐受的原因,后者的容量负荷和左心室后负荷都增加。严重主动脉瓣或二尖瓣关闭不全、心内瘘都可导致心衰。瓣膜梗阻少见,大的赘生物更易阻塞瓣膜口,也可导致心衰。导致心衰的 NVE 最有特征性病变是瓣膜破坏导致急性反流。瓣膜破坏可以是二尖瓣腱索破裂、瓣叶破裂(连枷型瓣叶)、瓣叶穿孔导致的。一种特殊的情况是与主动脉瓣感染性心内膜炎相关的、主动脉瓣反流所致二尖瓣前叶继发感染。心衰临床表现包括严重呼吸困难、肺水肿和心源性休克。除了临床表现外,TTE 是初诊和随访的至关重要评估行动。在急性伴有反流的感染性心内膜炎中,反流性流速是经常低,并伴短暂减速期,因为在左心房(二尖瓣关闭不全)或左心室(主动脉瓣)压力会迅速均衡。心腔大小通常是正常的。瓣膜穿孔、继发二尖瓣病变和动脉瘤强烈建议

TEE。TTE 发现升高的跨瓣梯度须疑似瓣膜梗阻。超声心动图对瓣膜功能不全的血流动力学评价、肺动脉的压力评估和左心室收缩功能的监测和左右心充盈压测量价值更高。脑钠肽(NTproBNP)对感染性心内膜炎的心衰诊断和监测有潜在用途。在治疗中,心衰程度还可以从轻到重进展,其中的 2/3 发生在活跃期。医院和 6 个月内病死率中重度心衰是最重要预测指标。

以下情况建议紧急手术:①主动脉或二尖瓣严重急性反流、心内瘘、心包瘘或瓣膜阻塞导致严重肺水肿或心源性休克。②主动脉瓣或二尖瓣感染性心内膜炎伴有严重的急性反流或瓣膜阻塞同时伴有持续性心衰或超声心动图示不良血流动力学表现(二尖瓣提前关闭或肺动脉高压)时。严重主动脉或二尖瓣急性反流但无心衰时可择期手术。

(2)感染难以控制:感染持续难以控制是手术的第二常见原因。持续感染(>7~10d)、局部难治性感染(脓肿、假性动脉瘤、瘘管、较大赘生物),建议紧急手术;耐药菌感染可紧急或择期手术。

在感染性心内膜炎治疗中,持续发热是经常碰到的难题。通常,合适的抗感染治疗后 10d 内体温会正常。持续发热与某些原因有关,包括抗感染治疗不足、微生物耐药、局部感染难以控制、栓塞并发症或心外灶性感染及抗生素的不良反应。持续发热的处理,包括更换静脉、重复的实验室检测、血培养和超声心动图,找寻心内或心外感染灶。感染性心内膜炎累及瓣周是感染难以控制的最常见原因,通常预后不良和并大多需要手术。瓣周并发症包括形成脓肿、假性动脉瘤和瘘。瓣环外感染的范围尤须关注,常需要手术治疗。以往发现,感染范围可以累及心肌,传导系统可受累,可以进展为真正的脓肿。瓣周脓肿形成初期并可能不会沟通主动脉管腔或心腔,但随着它进展,常会破溃入这些区域。感染范围一旦超过瓣环,则常意味着更高的病死率和更迫切的手术。脓肿可以直接在瓣膜小叶上形成,尤其易发生在二尖瓣心内膜炎中。

(3)栓塞事件:栓塞事件是感染性心内膜炎第二常见而危及生命的并发症,它与心内赘生物迁移有关。脑和最常见的栓塞部位,脑卒中是最严重的并发症,这种栓塞在二尖瓣比主动脉瓣的风险更大。事实上,因为栓子或真菌性动脉瘤所致的脑梗死比例可高达 14%。在伴有三尖瓣心内膜炎的静脉药瘾者中 66%~75%会发生肺栓塞,并通常是脓性的。栓塞还可能发生在其他器官,包括肝、脾、肾和腹部肠系膜血管。约 20%的感染性心内膜炎栓塞可能呈隐性,脾或脑栓塞可通过腹部和脑部 CT 来诊断。肾功能衰竭或血流动力学障碍者慎行冠脉造影,因其与抗生素毒性叠加,加重肾损害。与栓塞有关的因素包括赘生物的大小与活动性、二尖瓣赘生物、抗生素治疗后赘生物大小变化、特殊微生物感染、曾有栓塞事件、多瓣膜感染性心内膜炎及生物标志物。其中,赘生物的大小和活动性是新发栓塞事件最重要的独立预测因素。赘生物长度>10mm 栓塞风险明显增高。肾栓塞可以导致血尿和腰痛。脾脓肿可以进展,并引起长期的发热或左肩刺激引发疼痛。冠状动脉栓塞可以导致心肌梗死和末梢栓塞,有时可以产生外围转移性脓肿。

超声心动图在预测栓塞事件中起关键作用。及早选用适当抗生素是预防栓塞事件最佳方法,早期手术的确切作用目前尚存争议。栓塞事件发生率在早期有效的抗感染治疗后迅速下降,从治疗第一周的 13 次每 1000 人天降到治疗两周后的 1.2 次每 1000 人天。也有报道称,脑栓塞事件从适当抗感染治疗第一周的 4.8 次每 1000 人天降到治疗第二周的 1.7 次每 1000

人天。赘生物＞10mm、并伴有一种以上的危险因素时，应及早手术。赘生物＞15mm 和迁移性的风险更高，尤其是葡萄球菌感染二尖瓣时。

（4）肾功能不全：肾功能不全是心内膜炎常见并发症。而往往由于免疫复合物性肾小球肾炎（GN），近期的一个 62 例尸检和活检的研究显示，局灶性梗塞占 31％和急性 GN 占 26％。GN 的最常见类型是血管炎性的，在肾小球内不伴有免疫蛋白沉积。金黄色葡萄球菌感染患者中，超过一半的肾梗塞是脓性栓塞。急性间质性肾炎约 10％，可能同抗生素有关。肾皮质坏死约 10％。氮质血症同免疫复合物介导的 GN 有关，通常可以提高有效的抗生素治疗改善。许多患者肾功能不全的原因是多因素的，尤其是存在基线肾功能受损、血流动力学受损和抗菌药物使用相关的药物毒性时。

（5）风湿性并发症：在感染性心内膜炎中，骨骼肌肉症状（关节痛、肌肉痛、背痛）可以表现频繁，这类风湿性并发症可能是感染性心内膜炎的首发表现。外周关节炎在感染性心内膜炎患者中发生率 14％，椎间盘炎症发生率 3％～15％。在一项研究中，感染性心内膜炎确诊的患者中 30.8％有化脓性椎间盘炎，在链球菌感染和有心脏疾病易患因素者中易见。感染性心内膜炎中的背痛患者可行脊柱 MRI 或 CT 以诊断。相反，超声心动图也可在确诊风湿性疾病患者中发现感染性心内膜炎。

（6）感染性动脉瘤：感染性动脉瘤尤其是真菌性动脉瘤，可能导致 15％神经系统并发症，后者由于脓性栓子到动脉管腔内空间或脑血管的营养血管导致。血管分叉点是最常见的发生位置。临床表现可以有明显差异，可以从缓慢病变的轻微头痛和脑膜刺激到突然颅内出血和严重的神经功能障碍。

（7）脾脓肿：虽然脾栓塞常见，但脾脓肿罕见。患者出现持久性或反复发热和菌血症诊断，建议行腹部 CT、MRI 或超声波检查，宜选择适当抗生素治疗。脾脏破裂或大脓肿，单独抗生素效果欠佳时，可考虑在心脏瓣膜手术前行脾切除术，除非后者更为迫切。经皮引流是高风险手术的后备选择。

（8）心肌炎，心包炎：心脏衰竭也可能是心肌炎造成，后者与脓肿形成有关。区域心肌梗死可能是由于冠状动脉栓塞或压迫。室性心律失常可能表明心肌累及，意味着预后较差。TTE是评估心肌累及情况的最好方法。心包炎可能与脓肿、心肌炎或菌血症有关，往往由金黄色葡萄球菌感染所致。化脓性心包炎是罕见的，可能需要手术引流。假性动脉瘤破裂或瘘沟通罕见，但常常是极为严重和致命的。

（9）其他少见的并发症：如累及主动脉窦可能会导致主动脉关闭不全，感染性心内膜炎还可以并发心包积血和瘘管。

2.手术治疗

对于单纯抗生素治疗预期疗效不佳的高危患者，在感染性心内膜炎活动期即患者仍在接受抗生素治疗的阶段就可考虑早期手术干预。欧洲国家的最新调查显示，约半数感染性心内膜炎患者需要接受手术治疗。早期手术的目的是通过切除感染物质、引流脓肿和修复受损组织，避免心力衰竭进行性恶化、避免不可逆性结构破坏、预防栓塞事件。但是在疾病活动期进行手术的风险很大，因此须掌握适应证，尽早请心外科医师会诊，为患者确定最佳治疗方案。

目前，约 50％患者在住院期间接受外科手术。感染性心内膜炎早期手术的 3 个主要指征:心衰、难治性感染、栓塞事件。

九、出院后的结果和长期预后

1.复发

感染性心内膜炎的复发率2.7%～22.5%。一项5年随访研究显示,非IVDAs复发率为1.3%/(人年)。复发分为复发和再燃,分子技术及第二次患感染性心内膜炎时间有助于区别两者。同种病原微生物感染间隔＜6个月者多为复发,否则为再燃。故从心内膜分离出的菌类应保留至少1年。复发常见的原因有初始疗程不够、抗生素选择欠佳、持续局部感染。前者应适当延长治疗时间至4～6周。再燃在IVDAs(初次感染后1年内)、PVE、长期透析及有多种感染性心内膜炎危险因素者更常见,且患者死亡风险较高,常需瓣膜置换。

2.心衰

由于瓣膜损坏,感染治愈后仍可发生进行性心衰。传统指南要求,在抗感染稳定后,即可实施手术。近年,随着感染期手术率增加,心衰发生率也开始减少。

3.长期生存率

感染性心内膜炎的10年生存率60%～90%,尚无更长随访信息。

十、其他类型感染性心内膜炎

(一)人工心脏瓣膜性心内膜炎(PVE)

PVE是IE的最严重类型,发生在1%～6%的瓣膜修复患者中,每位患者每年发病率0.3%～1.2%。它占IE的10%～30%病例,对机械瓣膜和生物瓣膜影响相等。在ICE前瞻性队列研究中,2670例确诊IE患者中PVE占20%,其中法国的调查显示PVE占16%,欧洲心脏调查显示PVE占26%。PVE的诊断困难、缺少理想治疗方案和预后欠佳。

1.定义和病理生理学

早期PVE定义为手术1年内发生,相应的,晚期PVE为手术后超过1年。这是因为在这一时点前后的病原微生物谱是有显著差异的,这是人为做出的区别。事实上,重要的因素不是距离外科手术IE发病的时间,而是IE是否在围手术期获得以及涉及哪种微生物。最近,大型、前瞻性、多中心国际注册实验发现37%的PVE与医院内感染或非医院性卫生保健相关性感染有关,后者这些门诊患者同健康护理有着广泛接触。PVE发病机制因不同感染源类型和不同人工心脏瓣膜类型而有所区别。患者在围手术期受到污染,感染通常导致瓣周脓肿、开裂、假性动脉瘤和瓣周漏。晚期PVE存在相同机制和其他机制。例如,在PVE生物瓣膜性心内膜炎,感染是经常定植于人工瓣膜的瓣叶上,造成赘生物、瓣破裂和穿孔。PVE的后果是通常再装新的人工瓣膜。有时,巨大赘生物可以导致人工瓣膜阻塞,这可以通过荧光透视和(或)TEE来诊断。

2.诊断

PVE的诊断比NVE更困难。临床表现常常不典型,特别是在术后早期,这个时期不存在

IE 时也常伴有发热和炎症症候。同 NVE 一样,PVE 诊断主要基于超声心动图和血培养的结果。但是,这两种检测在 PVE 中更易阴性。虽然在怀疑 PVE 时,TEE 是必须的,但是其诊断价值在 PVE 中是低于 NVE 的。在 PVE 中超声心动图经常阴性,所以阴性心超并不能排除诊断。同样,PVE 相对 NVE 更容易血培养阴性。PVE 时时萄球菌和真菌感染要比 NVE 时更常见,而链球菌感染则少见。葡萄球菌、真菌和革兰阴性杆菌是早期 PVE 的主要病因。同时,晚期 PVE 的病原学则类似 NVE,葡萄球菌、口腔链球菌、牛链球菌和肠球菌是最常见的细菌,更有可能是由于社区获得性感染。改良 Duke 标准对于 NVE 诊断敏感性70%～80%,但对于 PVE 的敏感性很低,意义较小。

3.预后和治疗

PVE 的住院病死率很高,为 20%～40%。PVE 预后不佳的因素,包括老年、葡萄球菌感染、早期 PVE、心力衰竭、脑卒中和心内脓肿。复杂性 PVE 和葡萄球菌感染是最重要的预测因子。考虑 PVE 诊断并对这部分高危患者做侵袭性操作是至关重要的。抗微生物感染治疗类似于 NVE。金黄色葡萄球菌性 PVE 是例外,它需要更长时间的抗生素治疗(特别是氨基糖苷类),并常需应用利福平。

PE 手术原则同 NVE。大多数患者都需要手术和相应治疗。彻底清创意味着去除所有外源性材料,包括原先的人工瓣膜和早先手术的钙残余。在主动脉性 PVE 中,同种异体移植物、未掩饰的异种移植物或自体移植物可以考虑;在导致主动脉窦变形的主动脉根部异常时,可考虑异种移植物或同种根部移植物作为替代。尽管手术治疗常常是必要的,但 PVE 最佳治疗方案仍有争议。在有高危因素的 PVE 患者中(如合并心力衰竭、移植物严重异常、脓肿或持续发热)都建议手术治疗,虽然尚缺乏循证依据。同样,在早期葡萄球菌性 PVE、真菌性 PVE 或其他耐药性微生物所致 PVE 中,及早手术常常是必要。出于早期 PVE 多为葡萄球菌或其他侵袭性微生物所致的考虑,这类 PVE 需要手术。相对地,不复杂的非葡萄球菌性或非真菌性晚期 PVE 就能够保守治疗。当然,密切随访仍是必要的。

（二）起搏器和植入性除颤器相关的感染性心内膜炎

心脏器械的感染,包括永久起搏器(PPMs)和植入性复律除颤器(ICDs),病死率很高。装有心脏器械的患者数上升势必引起此类 IE 数上升。有报道称心脏器械感染率约每年 1.9/1000 例,相对 PPM,ICD 术后感染率更高些。这类患者的诊断和治疗均很困难。

1.定义和病理生理学

器械局部感染(LDI)和心脏器械相关 IE(CDRIE)之间有所差异。LDI 定义为感染局限于心脏器械的囊袋。当存在囊袋炎症的局部表现,包括发红、温度升高、波动感、创口裂开、破损、软化或脓液。CDRIE 定义为感染达到电极端、心脏瓣膜叶或心内膜表面。然而,区分 LDI 和 CDRIEH 比较困难。在一研究中,50 例表现局限于植入点的患者做心内电极部分做培养,结果 72%阳性。当然,手术中对导极的污染可能也不能被排除。近来的建议是,只是在不伴囊袋感染或已通过小切口或手术切除电极后的电极培养阳性才作为 CDRIE 的一项依据。

CDRIE 的主要机制,在器械植入时被当地细菌源污染,之后,感染从电极扩展到心内膜和电极顶端。接着是赘生物形成,可以位于从锁骨下静脉到上腔大静脉之间的任一部位,可以位于电极端、三尖瓣、右心房或右心室的心内膜。脓性肺栓塞是 CDRIE 的常见并发症。

CDRIE 其他可能的机制是从感染灶远处血行性播散。CD 感染相关因素包括植入前 24h 有发热、植入前临时起搏器和早期再植入。这提示抗生素预防是有保护性的。

2.诊断

CDRIE 是 IE 诊断最可能的类型之一。临床表现经常是缺失的,呼吸道、风湿性或局部感染症候较为显著。当一名装心脏器械的患者出现难以解释的发热就应当怀疑 CDRIE。在老年患者中,发热常不明显。同 IE 的其他类型类似,超声心动图和血培养是诊断基础。超声心动图在 CDRIE 诊断具有关键性作用,对于判断电极端赘生物、三尖瓣累及、量化三尖瓣反流、赘生物大小和电极拔除后随访都有重大帮助。虽然 TEE 相对 TTE 更敏感和特异,且具有成本效益性,建议用于疑似 CDRIE 中,但是 TTE 和 TEE 都有可能假阴性,普通超声不能排除 CDRIE。77% CDRIE 患者的血培养是阳性的。葡萄球菌是最常见病原体,金黄色葡萄球菌是急性 PPM 感染主要病原菌。

改良 DUKE 标准对于这部分患者的敏感性很低。加入局部感染症候和肺栓塞作为主要标准的 DUKE 改良正在讨论。肺 CT 和肺闪烁扫描法都有利于发现肺脓性栓塞。

3.治疗和预防

在绝大多数患者中,CDRIE 必须延长抗生素治疗和去除器械。对 PPM 感染的抗微生物治疗应根据培养和药物敏感性情况来特别对待。大多数治疗应该 4～6 周。阴性 TEE 时才提议单单抗生素治疗,而明确 CDRIE 时单单药物治疗的病死率和复发率都很高。总体预后不佳,有基础疾病的老年患者更差。

(三)右心感染性心内膜炎

1.流行病学

在 IE 中右心 IE 占 5%～10%。虽然它也可以发生在 PPM、ICD、中心静脉导管置管或 CHD 中,但是更易见于 IVDAs 中。IVDAs 中 IE 的准确发病率不详,但近期的数据显示静脉药瘾者(IVDAs)住院数在不断增加。在 HIV 阳性的 IVDAs 者中该病发病率更高,特别是已经进入免疫抑制期者。

注入的微粒对右心瓣膜有害,同注射时不良卫生情况、溶液污染和部分患者免疫功能不全有关。三尖瓣是右心心内膜炎常见感染位置,肺动脉瓣和腔静脉瓣感染也可见。金黄色葡萄球菌感染占 60%～90%,铜绿假单胞菌、其他革兰阴性菌、真菌、肠球菌、链球菌、多重菌感染也可见。

2.诊断和并发症

常见表现有持续发热、菌血症、胸痛、咳嗽和咯血,后三者由散在脓性肺栓塞所致。当发生全身性栓塞,则应考虑反常栓塞或由左心 IE 所致。右心衰竭罕见,但若肺动脉高压或严重右心瓣膜反流或阻塞时可以发生。因为三尖瓣位置较前并常为大赘生物,所以 TTE 常用于检测三尖瓣情况。但是 TEE 在肺性赘生物、脓肿以及左心累及时更敏感。

3.预后和治疗

右心 NVE 预后较佳,住院病死率低于 10%。赘生物长度 >20mm 和真菌性病原体是主要的病死预测因子。在 HIV 感染患者中,CD4 细胞低于 200 个/mm^3 具有预测价值。

(1)抗感染治疗:经验治疗须基于怀疑的微生物、药瘾者使用的"药物"和溶剂以及累及部位。在右心 NVE 中,金黄色葡萄球菌必须覆盖,特别是 IVDAs 或静脉导管相关感染时。治疗还应考虑当地 MRSA 流行情况选择耐青霉素酶青霉素或万古霉素。若静脉药物包括镇痛新(戊唑辛),则应加用抗铜绿假单胞菌药物。在要考虑 IVDAs 累及左心时,抗生素治疗应覆盖链球菌和肠球菌。若培养发现确切致病微生物,则应调整治疗。

欧洲指南中提示苯唑西林伴或不伴庆大霉素的 2 周疗程在满足以下全部条件时是合适的:

①青霉素敏感的金黄色葡萄球菌。

②治疗良好应答。

③不伴转移性感染灶或脓胸。

④不伴心内或心外并发症。

⑤没有人工瓣膜或左心瓣膜累及。

⑥赘生物小于 20mm。

⑦没有严重免疫抑制(CD4 细胞计数低于 $200/mm^3$)。

在以下情况时应使用标准 4~6 周疗程:

①抗生素治疗临床或微生物应答缓慢(>96h)。

②右心 IE 并发右心衰竭、赘生物>20mm、急性呼吸衰竭、肺外脓性转移灶(包括脓胸)或心外并发症如急性肾衰竭。

③除了耐青霉素酶青霉素外的抗生素治疗。

④有严重免疫抑制的 IVDAs(CD4 细胞计数低于 200 个/mm^3),伴或不伴 AIDS。

⑤有左心 IE。

在菌株敏感时口服环丙沙星(750mg,1 日 2 次)联合利福平(300mg,1 日 2 次)能够成功治疗 IVDAs 中右心金黄色葡萄球菌 IE,但须密切随访。MSSA 以外的微生物治疗,IVDAs 同其他非药瘾者没有区别。

(2)手术:右心 NVE 一般不需要手术治疗,仅当以下情况时考虑。

①继发于严重三尖瓣反流,利尿药应答不佳出现右心衰竭。

②IE 由难以根治微生物所致(如持续真菌),或充分抗微生物治疗仍持续菌血症超过 7d(如金黄色葡萄球菌、铜绿假单胞菌)。

③三尖瓣赘生物>20mm,伴反复肺栓塞。

参考文献

1.曾和松,汪道文.心血管内科疾病诊疗指南(第3版).北京:科学出版社,2016.

2.陈卫文.内科学.北京:高等教育出版社,2017.

3.郑和艳,吕翠红,边兴花.肿瘤科疾病临床诊疗技术.北京:中国医药科技出版社,2016.

4.胡品津,谢灿茂.内科疾病鉴别诊断学.北京:人民卫生出版社,2014.

5.樊新生.实用内科学.北京:科学出版社,2015.

6.郑煜,陈霞.呼吸系统.北京:人民卫生出版社,2015.

7.王拥军.神经内科学高级教程.北京:人民军医出版社,2015.

8.马爱群,王建安.心血管系统疾病.北京:人民卫生出版社,2015.

9.陈卫昌.内科住院医师手册.江苏:江苏科学出版社,2013.

10.陈灏珠,林果为.实用内科学(第14版).北京:人民卫生出版社,2013.

11.侯波.实用内科疾病诊断流程与治疗策略.北京:科技文献出版社,2014.

12.陈卫昌.内科住院医师手册(第3版).南京:江苏科学技术出版社,2013.

13.郭继鸿,王志鹏,张海澄,等.临床实用心血管病学.北京:北京大学医学出版社有限公司,2015.

14.廖玉华.心血管疾病临床诊疗思维.北京:人民卫生出版社,2013.

15.田安德.消化疾病诊疗指南.北京:科学出版社有限责任公司,2016.

16.林洁.慢阻肺的治疗研究进展.临床医药文献电子杂志,2016,(18):3600-3601.

17.徐萍.急性肾小球肾炎的抗感染治疗效果分析.大家健康(学术版),2014,(01):120.

18.杨春雷.肾小球肾炎内科治疗分析.临床合理用药杂志,2013,(33):115-116v19.罗量.冠心病治疗方法的研究进展.基层医学论坛,2013,(25):3363-3366.

20.吴迪,王珂.支气管哮喘治疗现状及进展.医学综述,2013,(04):664-667.

21.张宇,陈邓,徐达,等.脑卒中后疲劳危险因素的Meta分析.中国现代神经疾病杂志,2019(10):1-8.

22.施昕妤,郭刚强,林康明,等.人巨细胞病毒感染对单核细胞功能的影响.病毒学报:1-12.

23.熊信林,何川,冯坤,等.阻塞性睡眠呼吸暂停综合征增加急性心肌梗死后心力衰竭再入院.临床心血管病杂志,2019(11):1025-1028.

24.周冀玮,易岂建.原发性心内膜弹力纤维增生症治疗进展.儿科药学杂志,2019,25(11):58-60.

25.魏巧,杨少明,何全,等.2型糖尿病合并高脂血症患者颈动脉粥样硬化分级的相关性研究.心电图杂志(电子版),2019,8(04):56-59.